ClinicalGastroenterology (Language HINDI)

The training manual describes modern methods of treating diseases of the digestive system. The 3rd edition provides new data on the diagnosis and treatment The manual is revised according to new standard programs for students of medical and pediatric faculties. This manual is intended for students of medical, pediatric, medical-psychological faculties and interns, clinical interns, Chronic gastritisThe ulcer of the stomach and duodenumFunctional diseases of the tractGallstone diseaseChronic cholecystitisChronic hepatitisLiver cirrhosisChronic enteritis.

Eduard Kostyuk

क्लिनिकल गैस्ट्रोएंटरोलॉजी
गैस्ट्रोओसोफेगल रिफ्लक्स रोग

Gastroezofagealnaya भाटा रोग (गड) - एक पुरानी बीमारी के पुनरावर्तन रोग मोटर निकासी समारोह gastroezofagealnoy क्षेत्र का उल्लंघन की वजह से और सहज या नियमित रूप से दोहराया गैस्ट्रिक और ग्रहणी सामग्री के घेघा में ऊपर फेंक, क्षति, जिसके परिणामस्वरूप घेघा और विशिष्ट लक्षण (असंतोष, retrosternal दर्द की उपस्थिति distalnogo करने की विशेषता है, निगलने में कठिनाई)।

आईसीडी -10:
- K21 - ग्रासनलीशोथ भाटा ग्रासनलीशोथ के साथ
- K22 - ग्रासनलीशोथ भाटा ग्रासनलीशोथ के बिना

महामारी विज्ञान

रोग की वास्तविक व्यापकता का थोड़ा अध्ययन किया गया है, जो नैदानिक अभिव्यक्तियों की एक बड़ी परिवर्तनशीलता से जुड़ा हुआ है - एपिसोडिक ईर्ष्या से जटिल भाटा ग्रासनलीशोथ के उज्ज्वल संकेतों तक। लगभग 50% वयस्क आबादी में सावधानीपूर्वक सर्वेक्षण करके गैस्ट्रोओसोफेगल रिफ्लक्स रोग के लक्षणों का पता लगाया जाता है, और एंडोस्कोपिक परीक्षा से गुजरने वाले 10% से अधिक व्यक्तियों में एंडोस्कोपिक संकेतों का पता लगाया जाता है। बैरेट के अन्नप्रणाली 20% रोगियों में भाटा ग्रासनलीशोथ के साथ विकसित होती है और 376 प्रति 100 हजार (0.4%) जनसंख्या की आवृत्ति के साथ होती है। जीईआरडी की घटनाओं में वृद्धि की प्रवृत्ति 6 वें यूरोपीय गैस्ट्रोएंटेरोलॉजिकल सप्ताह (बर्मिंघम, 1997) के नारे को घोषित करने का आधार थी: "20 वीं शताब्दी पेप्टिक अल्सर की सदी है, 21 वीं सदी जीईआरडी की शताब्दी है"

एटियलजि

जीईआरडी एक बहुसांस्कृतिक बीमारी है। निम्नलिखित पूर्वगामी कारक प्रतिष्ठित हैं:
1. तनाव;
2. आसन;
3. मोटापा;
4. गर्भावस्था;
5. धूम्रपान;
6. हिटल हर्निया;
7. ड्रग्स (कैल्शियम विरोधी, एंटीकोलिनर्जिक ड्रग्स, पी-ब्लॉकर्स, आदि)।

रोग का विकास कई कारणों से जुड़ा हुआ है:
1. निचले एसोफेजियल स्फिंक्टर की अपर्याप्तता के साथ;
2. घुटकी में गैस्ट्रिक और ग्रहणी सामग्री के भाटा के साथ;
3. घुटकी निकासी में कमी के साथ;
4. इसोफेजियल म्यूकोसा के प्रतिरोध में कमी के साथ।

भाटा ग्रासनलीशोथ का तत्काल कारण ग्रासनली (हाइड्रोक्लोरिक एसिड, पेप्सिन) या एसोफैगल म्यूकोसा के साथ ग्रहणी संबंधी सामग्री (पित्त एसिड, ट्रिप्सिन) का लंबे समय तक संपर्क है।

रोगजनन

चूंकि पेट में दबाव छाती गुहा की तुलना में अधिक है, इसलिए गैस्ट्रिक सामग्री के अन्नप्रणाली में भाटा एक निरंतर घटना होना चाहिए। हालांकि, कार्डिया के लॉकिंग तंत्र के कारण, यह शायद ही कभी कम समय (5 मिनट से कम) के लिए होता है और इसलिए, इसे पैथोलॉजी के रूप में नहीं माना जाता है।
एसोफैगल रिफ्लक्स को पैथोलॉजिकल माना जाना चाहिए अगर उस दौरान पीएच 4.0 और नीचे तक पहुंचता है, तो कुल रिकॉर्डिंग समय का 4.2% से अधिक है।

कई कारक घुटकी में गैस्ट्रिक सामग्री के पैथोलॉजिकल रिफ्लक्स के विकास में योगदान करते हैं। उनमें से हैं:
1. निचले एसोफेजियल स्फिंक्टर की विफलता;
2. निचले एसोफेजियल दबानेवाला यंत्र की छूट के क्षणिक एपिसोड;
3. एसोफैगल निकासी की अपर्याप्तता;
4. पेट में पैथोलॉजिकल परिवर्तन, जो शारीरिक भाटा की गंभीरता को बढ़ाते हैं।

निचले ग्रासनली स्फिंक्टर की विफलता का कारण बनने वाले कारकों का समूह निचले एसोफेजियल स्फिंक्टर (एलईएस) के सुरक्षात्मक "एंटीरेफ्लक्स" फ़ंक्शन को इसकी मांसपेशियों, पर्याप्त स्फिंक्टेर क्षेत्र और पेट की गुहा में स्फिंक्टर क्षेत्र के स्थान को बनाए रखने के

द्वारा प्रदान किया जाता है।
आराम से एनपीएस में दबाव सामान्य रूप से 1035 मिमी एचजी होता है। कला।, जो घुटकी और पेट की गुहा में बेसल दबाव से अधिक है। स्फिंकर टोन श्वसन के चरणों, शरीर की स्थिति, भोजन का सेवन, आदि से प्रभावित होता है। इस प्रकार, रात में निचले एसोफेजियल स्फिंक्टर का टोन सबसे अधिक होता है; वह भोजन के साथ गिरावट आती है।
जीईआरडी से पीड़ित रोगियों का पर्याप्त रूप से बड़ा अनुपात पीएस में बेसल दबाव में कमी दर्शाता है; अन्य मामलों में, उसकी मांसपेशियों के क्षणिक विश्राम के एपिसोड देखे जाते हैं।
यह स्थापित किया गया है कि हार्मोनल कारक एनपीएस के स्वर को बनाए रखने में एक भूमिका निभाते हैं। माना जाता है कि प्रोजेस्टेरोन का आराम प्रभाव गर्भवती महिलाओं में जीईआरडी के लक्षणों के विकास में महत्वपूर्ण योगदान देता है।
कई दवाएं और कुछ खाद्य पदार्थ एनपीएस में बेसल दबाव को कम करने और पैथोलॉजिकल रिफ्लक्स के विकास या रखरखाव में योगदान करते हैं।

ड्रग्स, खाद्य घटक और "अन्य प्रतिकूल प्रभाव जो निचले एसोफेजियल स्फिंक्टर में दबाव को कम करते हैं

दवाओं	भोजन के घटक, बुरी आदतें
एंटीकोलिनर्जिक दवाएं	शराब
बीटा-एंड्रेनोसेप्टर एगोनिस्ट (आइसोप्रेनालाईन)	वसा युक्त
थियोफाइलिइन	कैफीन मुक्त
बेंज़ोडायज़ेपींस	चॉकलेट
कैल्शियम चैनल ब्लॉकर्स (निफ़ेडिपिन, वर्पामिल)	टकसाल
नशीले पदार्थों	निकोटीन

स्फिंक्टर ज़ोन की पर्याप्त लंबाई और एपीएस के इंट्रा-एब्डॉमिनल सेगमेंट भी एक महत्वपूर्ण एंटीरेफ़्लक्स कारक है। स्फिंक्टर ज़ोन की कुल लंबाई 2 से 5 सेमी तक होती है। इस मूल्य में कमी और / या स्फिंक्टर के इंट्रा-एब्डॉमिनल सेगमेंट की लंबाई में कमी के साथ पॉजिटिव इंट्रा-एब्डॉमिनल प्रेशर के प्रभाव के अधीन, एक पैथोलॉजिकल रिफ्लक्स बढ़ने की संभावना बढ़ जाती है।

डायाफ्राम के नीचे, पेट की गुहा में स्फिंक्टर ज़ोन के एक हिस्से का स्थान, एक बुद्धिमान अनुकूली तंत्र के रूप में कार्य करता है, जो गैस्ट्रिक सामग्री को साँस लेना की ऊंचाई पर घुटकी में फेंकने से रोकता है, ऐसे समय में जब इंट्रा-पेट का दबाव बढ़ जाता है। सामान्य परिस्थितियों में साँस लेना की ऊंचाई पर, डायाफ्राम के पैरों के बीच घेघा के निचले खंड का "क्लैम्पिंग" होता है। डायाफ्राम के अन्नप्रणाली उद्घाटन के हर्निया के गठन के मामलों में, घुटकी के अंतिम खंड को डायाफ्राम से ऊपर स्थानांतरित किया जाता है। डायाफ्राम पैरों के साथ पेट के ऊपरी हिस्से "क्लैम्पिंग" घुटकी से अम्लीय सामग्री की निकासी का उल्लंघन करता है।

क्षणिक विश्राम एपीएस सहज के एपिसोड हैं, भोजन के सेवन से असंबंधित, स्फिंक्टर में दबाव में कमी 10 से अधिक समय तक चलने वाले इंट्रागास्ट्रिक दबाव के स्तर तक। एनपीएस के क्षणिक विश्राम के विकास और इस विकार के चिकित्सा सुधार की संभावनाओं को अच्छी तरह से समझा नहीं गया है। एक संभावित ट्रिगर कारक पेट के शरीर को भोजन के बाद खींच सकता है। ऐसा लगता है कि पीएस की क्षणिक छूट सामान्य अवस्था में गैस्ट्रो-एसोफैगल रिफ्लक्स का कारण है और जीईआरडी के रोगियों में रिफ्लक्स के विकास का मुख्य रोगजनक तंत्र है जो पीएस में सामान्य दबाव रखते हैं।

कारकों का एक समूह जो एसोफेजियल क्लीयरेंस को कम करने में योगदान देता है। अन्नप्रणाली के पेरिस्टलसिस और एसोफैगल ग्रंथियों द्वारा बाइकार्बोनेट के स्राव के कारण, अम्लीय सामग्री से अन्नप्रणाली की प्राकृतिक निकासी ("सफाई") बनाए रखी जाती है, और आमतौर पर इंट्रापोसेफेल पीएच से अधिक नहीं होता है।

प्राकृतिक तंत्र जिसके द्वारा निकासी की जाती है, निम्नानुसार हैं:

1. गुरुत्वाकर्षण;

2. esophageal मोटर गतिविधि:

• प्राथमिक पेरिस्टलसिस (निगलने की एक क्रिया और निगलने से शुरु होने वाली एक बड़ी पेरिस्टाल्टिक लहर);

• माध्यमिक पेरिस्टलसिस, निगलने की अनुपस्थिति में मनाया जाता है, जो एसोफेजियल स्ट्रेचिंग और / या इंट्राल्यूमिनल पीएच इंडेक्स की प्रतिक्रिया में विकसित होता है जो निचले मूल्यों की ओर जाता है;

• लार; लार में शामिल बाइकार्बोनेट अम्लीय सामग्री को बेअसर करते हैं।

इन लिंक के हिस्से पर उल्लंघन अम्लीय या क्षारीय सामग्री से अन्नप्रणाली के "सफाई" को कम करने में मदद करते हैं।

पेट में पैथोलॉजिकल परिवर्तन जो शारीरिक भाटा की गंभीरता को बढ़ाते हैं।

पेट की स्ट्रेचिंग पीएस की लंबाई में कमी के साथ होती है, पीएस के क्षणिक छूट के एपिसोड की आवृत्ति में वृद्धि। सबसे आम स्थितियां जिनमें पृष्ठभूमि में पेट का खिंचाव होता है (या इसके बिना) इसके खाली होने के उल्लंघन का उल्लंघन होता है:

1. यांत्रिक रुकावट (सबसे अधिक बार पाइलोरस के ग्रहणी-अल्सरेटिव स्टेनोसिस की पृष्ठभूमि पर मनाया जाता है, ग्रहणी के बल्ब, ट्यूमर घाव) इंट्रागास्ट्रिक दबाव में वृद्धि, पेट में खिंचाव और घुटकी के लिए पैथोलॉजिकल रिफ्लक्स के विकास में योगदान देता है;

2. एक भोजन के दौरान पेट के शरीर के तंत्रिका विनियमन और विश्राम का उल्लंघन (सबसे अधिक बार vagotomy के परिणामस्वरूप, मधुमेह न्युरोपटी की अभिव्यक्ति; अज्ञातहेतुक गैस्ट्रोपैरेसिस के साथ, वायरल संक्रमण के बाद मनाया गया);

3. अधिक पेट भरने के साथ पेट का अत्यधिक विस्तार, एरोफैगी।

क्लिनिक

जीईआरडी की नैदानिक अभिव्यक्तियाँ काफी विविध हैं। रोग के मुख्य लक्षण ऊपरी गैस्ट्रोइंटेस्टाइनल ट्रैक्ट की बिगड़ा गतिशीलता से जुड़े होते हैं, जिसमें घुटकी और पेट की अतिसंवेदनशीलता शामिल हैं। जीईआरडी के अतिरिक्त-एसोफैगल (एटिपिकल) अभिव्यक्तियों की भी पहचान की जाती है।

गर्ड के मुख्य लक्षण:

1. हार्टबर्न (जलन) सबसे अधिक लक्षण है, 83% रोगियों में होता है। इस लक्षण के लिए विशेषता आहार, शराब सेवन, कार्बोनेटेड पेय, शारीरिक परिश्रम, झुकाव और एक क्षैतिज स्थिति में त्रुटियों के साथ ईर्ष्या बढ़ जाती है।

2. बेलिंग, जीईआरडी के प्रमुख लक्षणों में से एक के रूप में, अक्सर होता है, रोगियों के आधे में पाया जाता है; खाने के बाद, कार्बोनेटेड पेय लेना।

3. जीईआरडी के साथ कुछ रोगियों में देखा गया भोजन का पुनरुत्थान, शारीरिक परिश्रम के साथ बढ़ जाता है और ऐसी स्थिति के साथ होता है जो कि दुर्बलता को बढ़ावा देती है।

4. रोग बढ़ने पर डिस्फागिया प्रकट होता है। आंतरायिक डिस्पैगिया द्वारा विशेषता। इस डिस्पैगिया का आधार अन्नप्रणाली के हाइपरमोटर डिस्केनेसिया है। अधिक लगातार डिस्पैगिया की उपस्थिति और ईर्ष्या की एक साथ कमी, एसोफैगल सख्ती के गठन का संकेत दे सकती है।

5. ओडिनोफैगिया - अन्नप्रणाली के माध्यम से भोजन के पारित होने के दौरान दर्द एसोफैगल श्लेष्म के एक स्पष्ट सूजन घाव के साथ मनाया जाता है। डिस्पैगिया की तरह, इसमें एसोफैगल कैंसर के साथ विभेदक निदान की आवश्यकता होती है।

6. एपिगैस्ट्रिक दर्द जीईआरडी के सबसे विशिष्ट लक्षणों में से एक है। दर्द xiphoid प्रक्रिया के प्रक्षेपण में स्थानीयकृत होते हैं, खाने के तुरंत बाद प्रकट होते हैं, तिरछी गतिविधियों से बढ़ जाते हैं।

7. कुछ रोगियों को सीने में दर्द का अनुभव हो सकता है, जिनमें एंजाइना पेक्टोरिस भी शामिल है। जीईआरडी के 10% रोगियों में, यह रोग केवल छाती के दर्द से प्रकट होता है जो एनजाइना जैसा दिखता है। इसके अलावा, जीईआरडी के साथ-साथ एनजाइना के साथ सीने में दर्द, शारीरिक परिश्रम से उकसाया जा सकता है।

घुटकी और पेट की बिगड़ा गतिशीलता के साथ जुड़े लक्षण और / या स्ट्रेचिंग के लिए पेट की संवेदनशीलता में वृद्धि शामिल है:

1. शुरुआती तृप्ति, भारीपन, सूजन की भावना;
2. पेट में परिपूर्णता की भावना, भोजन के दौरान या तुरंत बाद।

गर्ड के गैर-एसोफैगल लक्षणों में शामिल हैं:
1. अपच
2. किसी न किसी पुरानी खांसी,

3. गले में कोमा की भावना,
4. स्वर बैठना
5. अपच,
6. घरघराहट
7. भीड़ और नाक से स्राव
8. साइनस में दबाव,
9. "चेहरे" सिरदर्द।

2 मुख्य तंत्र हैं जो अन्नप्रणाली के पास स्थित अंगों की रोग प्रक्रिया में शामिल होने में मदद करते हैं:

1. पड़ोसी अंगों में पेट की सामग्री के प्रवेश के साथ सीधा संपर्क, जिससे उनकी जलन होती है,

2. घुटकी और फेफड़ों के बीच योनि प्रतिवर्त।

ब्रोंकोपुलमोनरी जटिलताओं की घटना के लिए बहुत महत्व है:

1. श्वसन पथ की सुरक्षा सजगता (खांसी, निगलने, उल्टी, तालु),

2. ब्रोन्कियल ट्री की सफाई की क्षमता (म्यूकोसिकल क्लीयरेंस)।

इसलिए, गैस्ट्रोओसोफेगल रिफ्लक्स की सभी आकांक्षा जटिलताओं अक्सर रात में विकसित होती हैं जब रोगी सो रहा होता है। नींद की गोलियां, शराब, ड्रग्स लेने से आकांक्षा को बढ़ावा मिलता है।

दुर्भाग्य से, नैदानिक अभिव्यक्तियों की गंभीरता पूरी तरह से भाटा की गंभीरता को दर्शाती है। 85% से अधिक मामलों में, 4 से नीचे इंट्रा-एसोफैगल पीएच में कमी के एपिसोड किसी व्यक्तिपरक संवेदनाओं के साथ नहीं होते हैं।

जटिलताओं

1. घुटकी के पेप्टिक अल्सर, जीईआरडी के 2-7% रोगियों में देखे जाते हैं, उनमें से 15% वे छिद्र द्वारा जटिल होते हैं, अक्सर मीडियास्टीनम में। अलग-अलग डिग्री के तीव्र और पुरानी रक्तस्रावी लगभग सभी रोगियों में अन्नप्रणाली के पेप्टिक अल्सर में नोट किए जाते हैं, और उनमें से आधे मजबूत होते हैं।

2. घुटकी का स्टेनोसिस रोग को अधिक प्रतिरोधी बनाता है: डिस्पैगिया आगे बढ़ता है, स्वास्थ्य की स्थिति बिगड़ती है, शरीर का वजन घटता है। Esophageal सख्त जीईआरडी के लगभग 10% रोगियों में होता है। स्टेनोसिस (डिस्फेजिया) के नैदानिक लक्षण तब प्रकट होते हैं जब घुटकी के लुमेन को 2 सेमी तक संकुचित कर दिया जाता है।

3. जीईआरडी की एक गंभीर जटिलता बैरेट के अन्नप्रणाली है, क्योंकि यह तेजी से बढ़ जाती है (30-40 बार) गैस्ट्रोओसोफेगल रिफ्लक्स रोग, एडेनोकार्सिनोमा की सबसे गंभीर जटिलता विकसित होने का जोखिम। उपकला के बेलनाकार रूपक की पृष्ठभूमि के खिलाफ,

पेप्टिक अल्सर अक्सर बनते हैं और घेघा के कड़े विकसित होते हैं। बैरेट के अन्नप्रणाली का पता GERD के 8-20% रोगियों में एंडोस्कोपी द्वारा लगाया जाता है। नैदानिक रूप से, बैरेट के अन्नप्रणाली भाटा ग्रासनलीशोथ के सामान्य लक्षणों और इसकी जटिलताओं से प्रकट होता है। बैरेट के अन्नप्रणाली के निदान की पुष्टि ऊतकीय रूप से की जानी चाहिए (बायोप्सी नमूनों में स्तरीकृत स्क्वैमस उपकला के बजाय बेलनाकार का पता लगाना)।

4. जीईआरडी के 2% रोगियों में, मध्यम रक्तस्राव आवधिक रिलेप्स के साथ विकसित हो सकता है, कई दिनों तक रह सकता है और गंभीर एनीमिया का कारण बन सकता है। खूनी उल्टी या मेलेना के साथ महत्वपूर्ण रक्तस्राव अक्सर होता है। यदि हेपेटोलॉजिकल रोगियों में एसोफेजियल वैरिकाज़ नसों की पृष्ठभूमि पर कटाव विकसित हो, तो शिरापरक रक्तस्राव हो सकता है।

5. गर्ड के साथ अन्नप्रणाली का छिद्र शायद ही कभी देखा जाता है।

निदान

निदान के लिए, विभिन्न परीक्षणों और नैदानिक विधियों का उपयोग किया जाता है।

1. प्रोटॉन पंप इनहिबिटर्स (PPI) में से एक के साथ एक चिकित्सीय परीक्षण 7–14 दिनों के लिए मानक खुराक में दवा के प्रशासन (omeprazole 20 mg 2 बार एक दिन) के साथ किया जाता है। यदि इस अवधि के दौरान ईर्ष्या, छाती में दर्द और / या अधिजठर क्षेत्र में पारित हो गया है, तो जीईआरडी के निदान की पुष्टि की जाती है। आईआईटी के साथ चिकित्सीय परीक्षण का उपयोग ब्रोंकोपुलमोनरी और हृदय दर्द के साथ रोगियों की स्थिति को स्पष्ट करने के लिए किया जा सकता है। आईआईटी लेते समय इस लक्षण के गायब होने या कम होने से हृदय रोग को खत्म किया जा सकता है और / या सहवर्ती जीईआरडी का पता लगाया जा सकता है। कुछ मामलों में, आईआईटी के साथ एक चिकित्सीय परीक्षण एंडोस्कोपिक रूप से "नकारात्मक" जीईआरडी को प्रकट करने की अनुमति देता है, जो अक्सर इस बीमारी के गैर-एसोफैगल लक्षणों वाले रोगियों में होता है।

2. गैस्ट्रोओसोफेगल रिफ्लक्स का पता लगाने के लिए एक अधिक विश्वसनीय तरीका घेघा की 24-घंटे पीएच-मेट्री है, जो भाटा की आवृत्ति, अवधि और गंभीरता का अनुमान लगाने की अनुमति देता है। इस प्रकार, गैस्ट्रोओसोफेगल रिफ्लक्स के निदान के लिए 24-घंटे पीएच-मेट्री "गोल्ड स्टैंडर्ड" है।

3. गेज अध्ययन। जीईआरडी के रोगियों में, 43% मामलों में पीएस का दबाव सामान्य सीमा में है, 35% मामलों में यह कम हो जाता है, और 22% मामलों में यह बढ़ जाता है। 45% मामलों में वक्षीय (शरीर) अन्नप्रणाली के मोटर फ़ंक्शन का अध्ययन करते समय, यह सामान्य है, 27% मामलों में हाइपोमोटर का पता लगाया जाता है, और 28% मामलों में - हाइपरमोटर डिस्केनेसिया। एंडोस्कोपी (ग्रासनलीशोथ के चरणों) और मैनोमेट्री सूचकांकों के डेटा के बीच सहसंबंध विश्लेषण का आयोजन करते समय, पीएस और एंडोस्कोपिक डेटा (ग्रासनलीशोथ के चरणों) के कम दबाव के बीच एक सकारात्मक सहसंबंध प्रकट होता है।

4. GERD के लिए मुख्य नैदानिक विधि एंडोस्कोपिक है। एंडोस्कोपी का उपयोग करके, आप भाटा ग्रासनलीशोथ की उपस्थिति की पुष्टि कर सकते हैं और इसकी गंभीरता का आकलन कर सकते हैं।

2004 में अपनाए गए जीईआरडी के एंडोस्कोपिक वर्गीकरण के अनुसार, एसोफैगिटिस के 4 चरण हैं:

• स्टेज I - अन्नप्रणाली के श्लेष्म झिल्ली के रोग संबंधी परिवर्तनों के बिना (जीईआरडी के लक्षणों की उपस्थिति में), अर्थात् एंडोस्कोपिक रूप से "नकारात्मक" जीईआरडी;

• द्वितीय चरण - ग्रासनलीशोथ (इसोफेजियल श्लेष्म में फैलाना परिवर्तन की उपस्थिति में);

• स्टेज III - इरोसिव एसोफैगिटिस;

• स्टेज IV - अन्नप्रणाली के पेप्टिक अल्सर (इरोसिव-अल्सरेटिव एसोफैगिटिस)।

इस वर्गीकरण के अनुसार, रक्तस्राव, अन्नप्रणाली की पेप्टिक सख्ती, बैरेट के अन्नप्रणाली और एडेनोकार्सिनोमा को जीईआरडी की जटिलताओं के रूप में माना जाता है।

इसके अलावा, यह ध्यान दिया जा सकता है:

घुटकी में गैस्ट्रिक म्यूकोसा के आगे को बढ़ाव, विशेष रूप से उल्टी के साथ,

• एसोफैगल-गैस्ट्रिक जंक्शन के स्थान के साथ अन्नप्रणाली की सही कमी डायाफ्राम की तुलना में काफी अधिक है,

• गैस्ट्रिक या ग्रहणी सामग्री को घुटकी में फेंकना।

5. जीईआरडी (पेप्टिक सख्ती, ग्रासनली के अल्सर का छोटा होना), संबंधित घावों (डायाफ्राम, गैस्ट्रिक और ग्रहणी संबंधी अल्सर के ग्रासनलीश छिद्र के हर्निया) की जटिलताओं के निदान के दृष्टिकोण से अन्नप्रणाली की एक्स-रे परीक्षा सबसे उपयुक्त है प्रक्रिया।

6. टेक्नोशियम रेडियोधर्मी समस्थानिक के साथ एसोफैगस स्किन्टिग्राफी। 10 मिनट से अधिक के लिए घुटकी में विलंबित आइसोटोप। एसोफेजियल क्लीयरेंस को धीमा करने का संकेत देता है। दैनिक पीएच और कम-निकासी निकासी का अध्ययन आपको ग्रासनलीशोथ के विकास से पहले भाटा के मामलों की पहचान करने की अनुमति देता है।

विभेदक निदान

जीईआरडी अस्पष्ट छाती की पीड़ा, डिस्पैगिया, गैस्ट्रोइंटेस्टाइनल रक्तस्राव, ब्रोन्को-ऑब्सट्रक्टिव सिंड्रोम की उपस्थिति में विभेदक नैदानिक खोज की श्रेणी में शामिल है।

जीईआरडी और कोरोनरी हृदय रोग के बीच एक विभेदक निदान का संचालन करते समय, यह ध्यान में रखना होगा कि, स्टेनोकार्डिक के विपरीत, जीईआरडी में दर्द शरीर की स्थिति पर निर्भर करता है (क्षैतिज स्थिति और धड़ में होता है), भोजन के सेवन से जुड़ा होता है, नाइट्रोग्लिसरीन द्वारा नहीं रोका जाता है, लेकिन एंटासिड और एंटीसेक्ट्री दवाएं।

जीईआरडी विभिन्न हृदय ताल विकारों (एक्सट्रैसिस्टोल, हिज बंडल पैरों के क्षणिक नाकाबंदी) को भी भड़का सकता है। ऐसे रोगियों में जीईआरडी का समय पर पता लगाना और

इसके पर्याप्त उपचार अक्सर इन विकारों के गायब होने में योगदान करते हैं।

इलाज

उपचार का लक्ष्य लक्षणों को दूर करना, जीवन की गुणवत्ता में सुधार करना, ग्रासनलीशोथ का इलाज करना, जटिलताओं को रोकना या समाप्त करना है। जीईआरडी का उपचार रूढ़िवादी और सर्जिकल हो सकता है।

रूढ़िवादी उपचार।

रूढ़िवादी उपचार में शामिल हैं:

1. एक निश्चित जीवन शैली और आहार के रोगी को सिफारिश;
2. एंटासिड और एल्गिनिक एसिड डेरिवेटिव लेना;
3. एंटीसेकेरेटरी ड्रग्स (प्रोटॉन पंप अवरोधक और हिस्टामाइन एच 2 रिसेप्टर ब्लॉकर्स);
4. प्रोकेनेटिक्स, गतिशीलता को सामान्य करना (पेरिस्टलसिस को सक्रिय करना, एनपीएस गतिविधि को बढ़ाना, पेट से निकासी को तेज करना)।

शासन और आहार पर सामान्य सिफारिशें

रोगी द्वारा किए जाने वाले बुनियादी नियम:

1. खाने के बाद, आगे झुकने से बचें और बिस्तर पर न जाएं;
2. सिर ऊंचा करके सोएं;
3. तंग कपड़े और तंग बेल्ट न पहनें;
4. भारी भोजन से बचें;
5. रात को खाना नहीं;
6. उन खाद्य पदार्थों की खपत को सीमित करने के लिए जो पीएस के दबाव में कमी का कारण बनते हैं और परेशान कर रहे हैं (वसा, शराब, कॉफी, चॉकलेट, साइट्रस);
7. धूम्रपान छोड़ दें;
8. अधिक वजन के संचय से बचें;
9. रिफ्लक्स ड्रग्स (एंटीकोलिनर्जिक्स, सेडेटिव और ट्रैंक्विलाइज़र, कैल्शियम चैनल अवरोधक, बीटा-ब्लॉकर्स, थियोफिलाइन, प्रोस्टाग्लैंडिंस, नाइट्रेट्स) लेने से बचें।

एंटासिड और एल्गिनेट्स

एंटासिड थेरेपी का उद्देश्य गैस्ट्रिक जूस के एसिड-प्रोटियोलिटिक आक्रमण को कम करना है। इंट्रागास्ट्रिक पीएच को बढ़ाते हुए, ये दवाएं एसोफैगल म्यूकोसा पर हाइड्रोक्लोरिक एसिड और पेप्सिन के रोगजनक प्रभाव को समाप्त करती हैं। वर्तमान में, एल्कालाइजिंग एजेंट जटिल तैयारी के रूप में, एक नियम के रूप में, उत्पादित किए जाते हैं; उनका आधार एल्यूमीनियम हाइड्रॉक्साइड, मैग्नीशियम हाइड्रॉक्साइड या बाइकार्बोनेट है, अर्थात, नॉनबॉस्बोरबल एंटासिड्स

(फ़ेथलगेल, मैलोक्स, मेफिल, आदि)। GERD के लिए सबसे सुविधाजनक फार्मास्यूटिकल फॉर्म जैल हैं। आमतौर पर दवाओं को 40-60 मिनट में दिन में 3 बार लिया जाता है। खाने के बाद, जब नाराज़गी और रेटोस्टेरोनल दर्द सबसे अधिक बार होता है, और रात में। निम्नलिखित नियम का पालन करने की भी सिफारिश की जाती है: दर्द और नाराज़गी के प्रत्येक हमले को रोक दिया जाना चाहिए, क्योंकि ये लक्षण ग्रासनली श्लेष्म के प्रगतिशील नुकसान का संकेत देते हैं।

रिफ्लक्स ग्रासनलीशोथ के उपचार में अच्छी तरह से साबित दवाओं जिसमें अल्जिनिक एसिड होता है। एल्गिनिक एसिड एक फ्रॉटी एंटासिड निलंबन बनाता है, जो गैस्ट्रिक सामग्री की सतह पर तैरता है और गैस्ट्रोओसोफेगल रिफ्लक्स के मामले में अन्नप्रणाली में प्रवेश करता है, एक चिकित्सीय प्रभाव प्रदान करता है।

एंटीसेक्ट्री दवाएं

जीईआरडी के एंटीसेकेरेटरी उपचार का उद्देश्य गैस्ट्रोओसोफेगल रिफ्लक्स में एसोफैगल म्यूकोसा पर अम्लीय गैस्ट्रिक सामग्री के हानिकारक प्रभाव को कम करना है। भाटा ग्रासनलीशोथ में सबसे व्यापक रूप से इस्तेमाल किया जाने वाला आईपीपी (ओम्प्राजोल, लैंसोप्राजोल, पैंटोप्राजोल) पाया गया। प्रोटॉन पंप को बाधित करके, वे गैस्ट्रिक स्राव का एक स्पष्ट और लंबे समय तक दमन प्रदान करते हैं। प्रोटॉन पंप अवरोधक विशेष रूप से पेप्टिक इरोसिव-अल्सरेटिव एसोफैगिटिस में प्रभावी होते हैं, जो 4-5 सप्ताह के बाद प्रदान करते हैं। 90-96% मामलों में प्रभावित क्षेत्रों में जख्म का इलाज। आज, किसी भी स्तर पर जीईआरडी के उपचार में आईपीपी समूह की दवाओं को आवश्यक कहा जाता है।

कुछ रोगियों में, जब पीपीआई का प्रशासन होता है, तो पेट के एसिड-उत्पादक कार्य पर पूर्ण नियंत्रण प्राप्त करना संभव नहीं होता है - पीपीआई के 2 गुना प्रशासन के साथ, रात में गैस्ट्रिक स्राव पीएच 4 में कमी के साथ जारी रहता है। इस घटना को "रात के समय की एसिड सफलता" कहा जाता है। इसे दूर करने के लिए, पीपीआई के 2-गुना सेवन के अलावा, शाम में हिस्टामाइन एच 2 रिसेप्टर ब्लॉकर्स (फैमोडिडाइन) निर्धारित किए जाते हैं।

यह जोर दिया जाना चाहिए कि एंटीसेक्ट्री दवाएं, घुटकी के कटाव-अल्सरेटिव घावों के उपचार को बढ़ावा देती हैं, जैसे कि भाटा को खत्म न करें।

prokinetics

एंटी-रिफ्लक्स प्रभाव में प्रोकेनेटिक्स हैं। इस समूह में पहली दवाओं में से एक केंद्रीय डोपामाइन रिसेप्टर ब्लॉकर मेटोक्लोरामाइड था। मेटोक्लोप्रमाइड एनपीएस के स्वर को बढ़ाता है, पेट की निकासी को तेज करता है, एसोफैगल निकासी पर सकारात्मक प्रभाव पड़ता है और गैस्ट्रोओसोफेगल रिफ्लक्स को कम करता है। मेटोक्लोप्रमाइड के नुकसान में इसकी अवांछनीय केंद्रीय कार्रवाई शामिल होनी चाहिए।

हाल ही में, डॉम्परिडोन, जो परिधीय डोपामाइन रिसेप्टर्स का एक विरोधी है, को रिफ्लक्स एसोफैगिटिस के लिए मेटोक्लोप्रमाइड के बजाय सफलतापूर्वक उपयोग किया गया है। एक

समर्थक एजेंट के रूप में डोमेपरिडोन की प्रभावशीलता मेटोक्लोप्रमाइड से अधिक नहीं होती है, लेकिन दवा रक्त-मस्तिष्क बाधा से नहीं गुजरती है और इसका कोई दुष्प्रभाव नहीं होता है, 1 टैब में निर्धारित है। (10 मिलीग्राम) दिन में 3 बार 15-20 मिनट के लिए। भोजन से पहले।

जब रिफ्लक्स ग्रासनलीशोथ ग्रहणी सामग्री (मुख्य रूप से पित्त एसिड) के अन्नप्रणाली में इंजेक्शन के कारण होता है, जो आमतौर पर कोलेलिथियसिस में मनाया जाता है, तो नॉनटॉक्सिक सुरसोडॉक्सिकोलिक पित्त एसिड लेने पर एक अच्छा प्रभाव प्राप्त होता है।

वर्तमान में, GERD के उपचार में मुख्य समस्याएं निम्नलिखित हैं:

1. जीईआरडी एक "संपूर्ण जीवन" बीमारी है जिसमें आत्म-चिकित्सा का स्तर बहुत कम है।

2. जीईआरडी का इलाज करते समय, दवाओं की उच्च खुराक या उनके संयोजन की आवश्यकता होती है।

3. उच्च पुनरावृत्ति दर।

सर्जिकल उपचार

भाटा को समाप्त करने के उद्देश्य से संचालन का उद्देश्य, कार्डिया के सामान्य कार्य को बहाल करना है। सर्जिकल उपचार के लिए संकेत (एंटीरेफ्लक्स सर्जरी):

1. रूढ़िवादी उपचार की अक्षमता।

2. जीईआरडी की जटिलताओं (सख्ती, बार-बार खून बहना)।

3. बार-बार आकांक्षा निमोनिया।

4. बैरेट के अन्नप्रणाली (कुरूपता के खतरे के कारण)। विशेष रूप से अक्सर सर्जरी के संकेत तब होते हैं जब डायाफ्राम के एसोफेजियल उद्घाटन के हर्निया के साथ जीईआरडी का संयोजन होता है।

रिफ्लक्स एसोफैगिटिस के लिए मुख्य प्रकार की सर्जरी निसेन फंडोप्लीकेशन है। वर्तमान में लैप्रोस्कोपिक फंडोपैलेशन के विकसित और कार्यान्वित तरीके।

उपचार का विकल्प पाठ्यक्रम की ख़ासियत और जीईआरडी के कारण से संबंधित है। 2008 में, जीईआरडी के साथ मरीजों के उपचार पर एशिया-पैसिफिक सहमति प्रकाशित हुई, जिसके मुख्य बिंदु वर्तमान में उपयोग में हैं।

जीईआरडी (2008) के साथ रोगियों के उपचार पर एशिया-प्रशांत सहमति के मुख्य प्रावधान:

1. शरीर के वजन में कमी और बिस्तर के सिर के अंत में वृद्धि से जीईआरडी वाले रोगी में नैदानिक लक्षण कम हो सकते हैं। जीवनशैली में बदलाव के लिए अन्य सिफारिशों के लिए साक्ष्य उपलब्ध नहीं है (28: II-2, B)

2. जीईआरडी के एर्गोसिव और गैर-इरोसिव रूपों वाले रोगियों के लिए सबसे प्रभावी उपचार प्रोटॉन पंप अवरोधकों (29: 1, ए) का उपयोग है।

3. एच 2 ब्लॉकर्स और एंटासिड्स मुख्य रूप से एपिसोडिक ईर्ष्या (30: 1, ए) के उपचार के लिए इंगित किए जाते हैं

4. मोनोथेरेपी के रूप में या प्रोटॉन पंप अवरोधकों के साथ संयोजन चिकित्सा के भाग के रूप में प्रोकेनेटिक्स का उपयोग एशियाई देशों में जीईआरडी के उपचार के लिए उपयोगी हो सकता है (31: एच 3, एस)

5. जीईआरडी के गैर-इरोसिव रूप वाले मरीजों को कम से कम 4 सप्ताह (32: III, C) प्रोटॉन पंप अवरोधकों के साथ निरंतर प्रारंभिक उपचार की आवश्यकता होती है।

6. जीईआरडी के उन्मत्त रूप वाले मरीजों को कम से कम 4 से 8 सप्ताह (33: III, C) प्रोटॉन पंप अवरोधकों के साथ निरंतर प्रारंभिक उपचार की आवश्यकता होती है

7. भविष्य में, ऑन-डिमांड थेरेपी जीईआरडी (34: 1, ए) के गैर-इरोसिव रूप वाले रोगियों में पर्याप्त है।

8. जीईआरडी वाले मरीज जो एक स्थायी दवा उपचार को बंद करना चाहते हैं, उन्हें एक फंडोप्लिकेशन दिखाया जाता है, बशर्ते कि उनके पास ऑपरेटिंग सर्जन के साथ पर्याप्त अनुभव हो (35: 1, ए)

9. एंटी-रिफ्लक्स सर्जिकल उपचार बैरेट के एसोफैगिटिस (36: 1, ए) के साथ एक घातक नवोप्लाज्म के विकास के जोखिम को कम नहीं करता है।

10. GERD के एंडोस्कोपिक उपचार को ठीक से आयोजित डिज़ाइन (37: 1, A) के साथ नैदानिक अध्ययन के बाहर अनुशंसित नहीं किया जाना चाहिए।

11. ठेठ जीईआरडी लक्षणों की पृष्ठभूमि पर पुरानी खांसी और स्वरयंत्रशोथ के मरीजों को प्रोटिओम पंप अवरोधकों को दिन में 2 बार प्राप्त करना चाहिए, एटिओलॉजी के बहिष्करण के बाद जीईआरडी (38: 1, ^) _

नोट: प्रत्येक सिफारिश के बाद, निम्न जानकारी कोष्ठकों में प्रस्तुत किया जाता है: (स्थिति संख्या में आम सहमति: प्रमाण का स्तर, सिफारिश की डिग्री)।

निवारण

GERD की प्राथमिक रोकथाम के लिए सिफारिशों का पालन करना है:

1. स्वस्थ जीवन शैली (धूम्रपान को छोड़कर, मजबूत मादक पेय लेना);

2. उचित पोषण (जल्दी भोजन का बहिष्करण, भोजन की एक बड़ी मात्रा, विशेष रूप से रात में, बहुत गर्म और मसालेदार भोजन);

3. कई दवाओं को लेने से बचना जो घुटकी के कार्य का उल्लंघन करते हैं और इसके म्यूकोसा के सुरक्षात्मक गुणों को कम करते हैं, विशेष रूप से पीएस।

जीईआरडी की माध्यमिक रोकथाम का उद्देश्य: रिलेपेस की आवृत्ति को कम करना और रोग की प्रगति को रोकना। जीईआरडी की माध्यमिक रोकथाम का पहला और आवश्यक घटक इस बीमारी की प्राथमिक रोकथाम और गैर-दवा उपचार के लिए उपरोक्त सिफारिशों का

अनुपालन है।

इसके अलावा, जीईआरडी की माध्यमिक रोकथाम में बीमारी की गंभीरता को ध्यान में रखते हुए निम्नलिखित उपाय शामिल हैं:

1. ग्रासनली के साथ सभी रोगियों के डिस्पेंसरी अवलोकन ग्रासनलीशोथ के साथ;
2. जीईआरडी के विस्तार के लिए समय पर पर्याप्त फार्माकोथेरेपी;
3. बेलनाकार रूपक (बैरेट के अन्नप्रणाली) के विकास को रोकना;
4. बैरेट के अन्नप्रणाली में एसोफैगल कैंसर के विकास को रोकना;
5. ग्रासनलीशोथ के साथ ग्रासनलीशोथ की रोकथाम;
6. सर्जिकल उपचार का समय पर कार्यान्वयन।

गंभीर डिस्प्लेसिया की उपस्थिति में आत्मविश्वास के साथ, सर्जिकल उपचार आवश्यक है।

जीर्ण जठरशोथ

क्रोनिक गैस्ट्रिटिस (सीजी), एक स्वतंत्र, एकल नोसोलॉजिकल इकाई के रूप में, कोई महान प्रत्यक्ष नैदानिक महत्व नहीं है। एचजीएच ज्यादातर स्पर्शोन्मुख है, और यदि नैदानिक लक्षण दिखाई देते हैं, तो वे आम तौर पर सहवर्ती कार्यात्मक गैस्ट्रोडायोडेनेमिक विकारों से जुड़े होते हैं। क्रोनिक हेपेटाइटिस का कोर्स, गैस्ट्रिक म्यूकोसा के शोष की लगातार प्रगति के बावजूद, अपने आप में किसी भी गंभीर जटिलताओं और सामान्य स्थिति के बिगड़ने की ओर नहीं ले जाता है, लेकिन ऐसी पृष्ठभूमि प्रदान कर सकता है जिसके खिलाफ अन्य बीमारियां विकसित होती हैं (कैंसर, पेट के लिंफोमा, घातक एनीमिया)। गैस्ट्रिक म्यूकोसा में गैस्ट्रिक परिवर्तन के रूपजनन का अध्ययन, इन परिवर्तनों की प्रगति, आंतों के मेटाप्लासिया और डिसप्लेसिया का विकास पेट में गैस्ट्रिक कैंसर और लिम्फोपोलिटेटिव प्रक्रियाओं जैसी गंभीर समस्याओं को समझने की कुंजी है।

हाल के वर्षों में सीजी की समस्या के लिए बहुत कुछ लाया है। एच। पाइलोरी की खोज ने क्रोनिक हेपेटाइटिस के रोगजनन के कई पहलुओं और पेप्टिक अल्सर रोग के साथ इसके संबंध को उजागर करना संभव बनाया, साथ ही साथ एक व्यावहारिक रूप से महत्वपूर्ण रोगजनक वर्गीकरण बनाने के लिए।

क्रोनिक गैस्ट्रिटिस गैस्ट्रिक म्यूकोसा के भड़काऊ, डिस्ट्रोफिक और डिस्ग्रेनेरेटिव घावों को एकजुट करने वाली एक सामूहिक अवधारणा है, जो उनके रूपात्मक संरचना, एटियलजि और रोगजनन में अलग है। सीजी - नैदानिक और रूपात्मक की अवधारणा, लेकिन अंतिम निदान केवल हिस्टोलॉजिकल पुष्टि के साथ ही योग्य हो जाता है। विभिन्न स्रावी, संवेदी, मोटर-निकासी विकारों और नैदानिक रूप से प्रकट दर्द और अपच संबंधी सिंड्रोम के साथ रूपात्मक परिवर्तन हो सकते हैं।

आईसीडी -10:

- K29 - जठरशोथ और ग्रहणीशोथ
- C29.3 - क्रोनिक सतही जठरशोथ
- C29.4 - क्रॉनिक एट्रोफिक गैस्ट्रिटिस
- C29.5 - अनिर्दिष्ट एटियलजि के क्रॉनिक गैस्ट्राइटिस

महामारी विज्ञान

क्रोनिक गैस्ट्रिटिस एक आम बीमारी है जो दुनिया की वयस्क आबादी के 40-50% से अधिक को प्रभावित करती है। सीजी आंतरिक अंगों की सबसे आम बीमारी है। विभिन्न लेखकों के अनुसार, क्रोनिक हेपेटाइटिस की आवृत्ति पाचन तंत्र के सभी रोगों का लगभग 50% और पेट के 85% रोग हैं। जठरशोथ की व्यापकता उम्र के साथ बढ़ती है, इसलिए कुछ लेखक इस स्थिति को उम्र बढ़ने के साथ सहवर्ती के रूप में देखते हैं।

एटियलजि

सीजी एक बहुपत्नी रोग है:

1. संभावित कारण:
- ओटिपिटल कोशिकाओं (शरीर के गैस्ट्रिटिस) के लिए ऑटोएंटिबॉडी।
- एच. पाइलोरी (एचपी) और अन्य (बहुत कम) सूक्ष्मजीवों द्वारा गैस्ट्रिक म्यूकोसा का संक्रमण [गैस्ट्रोस्पिरिलम होमिनिस, हर्पीस वायरस, साइटोमेगालोवायरस, फंगल फ्लोरा] (एंट्रालिटिस)
- इसके रिफ्लेक्स के दौरान गैस्ट्रिक म्यूकोसा पर ग्रहणी सामग्री (पित्त एसिड, लियोस्कोसिथिन) का हानिकारक प्रभाव।

2. बाहरी कारक (कारण नहीं होने पर, क्रोनिक हेपेटाइटिस और रोग की प्रगति को कम करने में योगदान):
- असामान्य आहार।
- भोजन।
- धूम्रपान।
- शराब।

3. आंतरिक कारक (द्वितीयक जठरशोथ):
- आयरन की कमी से एनीमिया।
- मधुमेह।
- विषैले गोइटर को फैलाना।
- मोटापा।
- गाउट और अन्य।

रोगजनन

रोगजनन के अनुसार, सीजी के 4 मुख्य प्रकार हैं: ए, बी, सी (रिफ्लक्स-गैस्ट्राइटिस)

और विशेष रूप, जिनमें पॉलीपस, लिम्फोसाइटिक, ग्रैनुलोमेटस, विशाल हाइपरट्रॉफिक (मेनेट्री रोग), आदि शामिल हैं।

1. टाइप ए गैस्ट्रिटिस एक ऑटोइम्यून एट्रोफिक फंडल गैस्ट्रेटिस है, जो टाइप बी गैस्ट्रिटिस से कई गुना कम होता है। टाइप ए गैस्ट्रिटिस ग्रंथियों, एक्लोरहाइड्रिया, हाइपरगैस्ट्रिनिमिया, एंटीपैरीटल एंटीबॉडी के गठन और बी 12 की कमी वाले एनीमिया के प्रगतिशील शोष द्वारा विशेषता है। इस मामले में, गैस्ट्रिक रस में गैस्ट्रिटिस आंतरिक कारक के लिए एंटीबॉडी का पता चलता है। ग्रंथियों के तहखाने झिल्ली के माध्यम से सक्रिय लिम्फोसाइटों के प्रवेश के कारण आईजीए और आईजीजी का एक निम्न स्तर है, उपकला कोशिकाओं की त्वरित मौत।

सीजी ए प्रकार एक वंशानुगत बदल प्रतिरक्षा पृष्ठभूमि वाले व्यक्तियों में, परिजनों के बगल में पाया जाता है। इसे कभी-कभी ऑटोइम्यून थायरॉयडिटिस, हाइपोथायरायडिज्म, विटिलिगो के साथ जोड़ा जाता है।

2. टाइप बी गैस्ट्रिटिस - एच। पायलोरी (बैक्टीरियल गैस्ट्रिटिस) से जुड़े एंट्रेल गैस्ट्रिटिस। एन। पाइलोरी 1985 में ऑस्ट्रेलियाई वैज्ञानिकों बी। मार्शल और डी। वारेन द्वारा खोजा गया एक माइक्रोएरोफिलिक, ग्राम-नकारात्मक जीवाणु है। 9 प्रजातियों और 2 उपभेदों का वर्णन किया गया है। आज, तीव्र और जीर्ण गैस्ट्रेटिस, गैस्ट्रिक अल्सर और ग्रहणी संबंधी अल्सर और यहां तक कि गैस्ट्रिक कैंसर के रोगजनन में एचपी की भूमिका साबित हुई है।

एच। पाइलोरी किसी व्यक्ति का सबसे आम जीर्ण संक्रमण है, जिसमें कई वर्षों तक जीर्ण जठरशोथ और गैस्ट्रोडोडोडेनाइटिस से पीड़ित लोग अव्यक्त रूप से होते हैं। इस मामले में, एक व्यक्ति संक्रमण के प्राकृतिक भंडार के रूप में कार्य करता है, इसे आसपास के लोगों को मौखिक-मौखिक या मौखिक-मौखिक मार्ग द्वारा स्थानांतरित करता है। विभिन्न लेखकों के अनुसार, पश्चिम में लगभग 30-50% वयस्क आबादी एचपी से संक्रमित है।

माता-पिता, रिश्तेदारों के चुंबन और गंदे हाथों के माध्यम से अधिकांश लोग बचपन में उसके साथ संक्रमित हो जाते हैं। इसके अलावा, विकासशील देशों में जीवन के 10 वें वर्ष तक, 90% आबादी एचपी से संक्रमित है।

वयस्कों में, संक्रमण खराब रूप से संसाधित एंडोस्कोप और जांच के माध्यम से होता है - संक्रमण का संपर्क तंत्र।

संक्रमण जल स्रोतों के माध्यम से फैल सकता है, क्योंकि एचपी की खेती संक्रमित व्यक्तियों के दांतों पर मल, लार और पट्टिका से की गई थी।

यूरिया का उपयोग करके आक्रामक अम्लीय गैस्ट्रिक रस के खिलाफ एचपी खुद को बचाता है, एक एंजाइम जो यूरिया को तोड़ता है। अमोनियम आयन बैक्टीरिया को घेरते हैं, एक क्षारीय बादल बनाते हैं और, हाइड्रोजन आयनों को बेअसर करते हैं। एचपी पेट के एंट्रम को उपनिवेशित करता है, क्योंकि केवल यहां इस जीवाणु के लिए आसंजन रिसेप्टर्स हैं।

एच में सूजन पाइलोरी जठरशोथ जटिल जिसका मुख्य घटक हैं है: गैस्ट्रिक म्यूकोसा लामिना प्रोप्रिया और उपकला न्यूट्रोफिल घुसपैठ की घुसपैठ खुद लिम्फोसाइटों प्लेटलेट्स, प्लाज्मा कोशिकाओं, मैक्रोफेज, उपकला कोशिकाओं की सामान्य रूप से संगठित लसीकावत्

ऊतक (लसीकावत् कूप) असामान्य पेट और अध: पतन के गठन और अलग-अलग डिग्री के उपकला क्षति।

हेलिकोबैक्टीरियोसिस में न्यूट्रोफिल के साथ गैस्ट्रिक म्यूकोसा की घुसपैठ दो कारणों से होती है: सबसे पहले, एच। पाइलोरी विशेष नापा प्रोटीन के उत्पादन के परिणामस्वरूप; दूसरे, गैस्ट्रिक म्यूकोसा के उपकला कोशिकाओं को एन। पाइलोरी के आसंजन और आईएल -8 के संश्लेषण की उनकी उत्तेजना के कारण।

हेलिकोबैक्टर गैस्ट्रिटिस में, एचसी 1 स्राव आमतौर पर बढ़ जाता है। हाइपरसेरेट का रूपात्मक सब्सट्रेट पार्श्विका कोशिकाओं के द्रव्यमान में एक दुगुनी वृद्धि और उनकी कार्यात्मक गतिविधि में वृद्धि है। आमतौर पर यह एक आनुवंशिक रूप से निर्धारित घटना है, लेकिन एक सक्रिय प्रक्रिया भी स्वीकार्य है - एचपी संक्रमण की हाइपरगैस्ट्रिनिमिया विशेषता के परिणामस्वरूप पार्श्विका कोशिकाओं का हाइपरप्लासिया, साथ ही साथ पर्यावरणीय कारकों, सामाजिक आर्थिक स्थितियों और पोषण पैटर्न की कार्रवाई।

एचपी के कारण होने वाला क्रोनिक संक्रमण अंततः मल्टीफोकल (मल्टीफोकल) एट्रोफिक गैस्ट्रिटिस और गैस्ट्रिक उपकला के मेटाप्लासिया की ओर जाता है। शोष की प्रक्रिया हेलिकोबैक्टीरियोसिस के दौरान उपकला कोशिकाओं के प्रसार के लंबे और प्रगतिशील उल्लंघन के साथ बनती है। हेलिकोबैक्टर गैस्ट्रिटिस वाले रोगियों की दीर्घकालिक निगरानी

पता चला है कि एट्रोफिक गैस्ट्रेटिस के गठन के लिए काफी समय की आवश्यकता होती है। इसके अलावा, हाइड्रोक्लोरिक एसिड (एच 2-ब्लॉकर्स, एच +, के * -एटीपी-एसे अवरोधक) के स्राव को दबाने के उद्देश्य से उपचार के साथ, म्यूकोसल शोष अक्सर विकसित होता है, और इसलिए गैस्ट्रिक कैंसर के विकास का खतरा बढ़ जाता है।

3. टाइप सी गैस्ट्रिटिस रिफ्लक्स गैस्ट्रिटिस है, जो ग्रहणीशोथ रिफ्लक्स के उद्भव में योगदान देता है।

डुओडेनोगैस्ट्रिक रिफ्लक्स में, पित्त का भाटा गैस्ट्रिन के स्राव को उत्तेजित करता है, एंटीराम क्षेत्र में गैस्ट्रिन उत्पादक कोशिकाओं की संख्या बढ़ जाती है। पित्त एसिड, एक शक्तिशाली डिटर्जेंट होने के नाते, अग्नाशयी रस और हाइड्रोक्लोरिक एसिड की उपस्थिति में गैस्ट्रिक श्लेष्म बाधा के सुरक्षात्मक गुणों का उल्लंघन करता है, झिल्ली लिपिड के विलेयकरण का कारण बनता है; हाइड्रोजन आयनों के तीव्र पीठ प्रसार के साथ गैस्ट्रिक म्यूकोसा को नुकसान होता है।

पेट पर ऑपरेशन के बाद सच्चा भाटा गैस्ट्रेटिस विकसित होता है।

आकृति विज्ञान

सभी प्रकार के गैस्ट्रेटिस में होने वाले रूपात्मक परिवर्तन विभिन्न रोगजनक कारकों के जवाब में स्टीरियोटाइपिक म्यूकोसल प्रतिक्रियाएं हैं। जीर्ण गैस्ट्रेटिस के रूपात्मक चित्र को बनाने वाले मुख्य परिवर्तनों में सूजन, शोष, बिगड़ा हुआ सेलुलर नवीनीकरण, जिसमें मेटाप्लासिया और डिस्प्लाशिया शामिल हैं।

पुरानी सूजन। मोनोन्यूक्लियर तत्वों के साथ लैमिना प्रोप्रिया और एपिथेलियम की सूजन

सूजन की उपस्थिति का संकेत देती है। वर्तमान में, यह माना जाता है कि पेट के सामान्य श्लेष्म झिल्ली में 2 से 5 लिम्फोसाइट्स, प्लाज्मा सेल और मैक्रोफेज देखने के क्षेत्र (उद्देश्य x 40) या एक रोलर में 2–3 मोनोन्यूक्लियर कोशिकाओं से अधिक नहीं होते हैं। देखने के क्षेत्र में पहले से ही 1-2 प्लाज्मा कोशिकाओं की उपस्थिति पुरानी सूजन का संकेत देती है।

लसीका पिंड (रोम)। गैस्ट्रिक म्यूकोसा के बेसल भाग में जननांग केंद्रों के बिना छोटे लिम्फोइड समुच्चय भी सामान्य स्थिति में हो सकते हैं।

जननांग केंद्रों की उपस्थिति हमेशा पैथोलॉजी का प्रमाण है और सबसे ऊपर, एचपी-जुड़े गैस्ट्रिटिस में।

न्यूट्रोफिल घुसपैठ जीर्ण गैस्ट्रेटिस गतिविधि का मुख्य संकेतक है। आमतौर पर ल्यूकोसाइट घुसपैठ म्यूकोसल क्षति की गंभीरता के साथ संबंधित है।

श्लेष्म झिल्ली के शोष को सामान्य ग्रंथियों की संख्या में कमी की विशेषता है। इस प्रक्रिया में एक महत्वपूर्ण भूमिका एन। पाइलोरी को दी गई है। शोष के मामले में, गैस्ट्रिक ग्रंथियों की अपरिवर्तनीय हानि के साथ, उन्हें मेटाप्लासिया एपिथेलियम या रेशेदार ऊतक द्वारा प्रतिस्थापित किया जाता है।

आंतों के मेटाप्लासिया (आंत के साथ गैस्ट्रिक एपिथेलियम का प्रतिस्थापन) अक्सर होता है। बुढ़ापे में, यह व्यावहारिक रूप से स्वस्थ लोगों में भी पाया जाता है, लेकिन विशेष रूप से अक्सर पुरानी गैस्ट्रिटिस में। तो, एट्रोफिक गैस्ट्रिटिस के साथ आंतों का मेटाप्लासिया लगभग 100% में मनाया जाता है।

यह दो प्रकार के मेटाप्लासिया को भेद करने की प्रथा है - एक पूर्ण, एक छोटी आंत के समान, और एक अधूरी - एक मोटी।

क्रोनिक हेपेटाइटिस में सबसे आम पूर्ण रूपक है, और अधूरा रूपक, सौम्य गैस्ट्रिक रोगों के केवल 11% रोगियों में पाया जाता है। इसी समय, पेट के कैंसर के साथ, यह 94% रोगियों में मनाया जाता है। यह हमें इसे पूर्ववर्ती परिवर्तनों के रूप में रैंक करने की अनुमति देता है और आंतों के रूपकों के अपरिहार्य विभेदित मूल्यांकन की आवश्यकता होती है।

डिसप्लेसिया, जिसे प्रारंभिक परिवर्तन भी माना जाना चाहिए, दो डिग्री में विभाजित है:

1. कम-ग्रेड डिसप्लासिया की विशेषता गड्ढों को लंबा करना, नाभिक के व्यास और हाइपरक्रोमैटोसिस में वृद्धि, परमाणु-साइटोप्लास्मिक संबंधों में वृद्धि, द्विगुणित कोशिकाओं की प्रबलता है।

2. डिसप्लेसिया के एक उच्च डिग्री के मामले में, श्लेष्मा झिल्ली गाढ़ा हो जाता है, और डिसप्लेसिया का फॉसी श्लेष्म झिल्ली की सतह से ऊपर उठ सकता है। सेल्युलर एटिपिया मनाया जाता है, नाभिक के हाइपरक्रोमैटोसिस के साथ। डीएनए संश्लेषण के चरण में औसत डीएनए सामग्री और कोशिकाओं की संख्या में तेजी से वृद्धि हुई है। सेलुलर एनाप्लासिया इतना गंभीर हो सकता है कि कार्सिनोमा के साथ विभेदक निदान बहुत मुश्किल हो जाता है। इस मामले में कार्सिनोमा का सबसे महत्वपूर्ण लक्षण पी 53 जीन (एलआई अरुइन एट अल, 1998) का उत्परिवर्तन है।

हेलिकोबैक्टर गैस्ट्रिटिस पेट के गैर-हॉजकिन के लिंफोमा के विकास के साथ निकटता से जुड़ा हुआ है। पेट में एच। पाइलोरी के प्रभाव में, एंटेराल गैस्ट्रेटिस के साथ, लिम्फोइड नोड्यूल्स (कूप) के गठन के साथ श्लेष्मा झिल्ली (MALT) से जुड़ा एक असामान्य लिम्फोइड ऊतक दिखाई देता है जिसमें टर्मिनल (उज्ज्वल) होते हैं। वर्तमान में, लिम्फोइड टिशू के हाइपरप्लासिया और नियोप्लासिया के इस सीमावर्ती रूप को एक अलग नोसोलॉजिकल इकाई - माल्ट-पेट में अलग किया जाता है।

वर्गीकरण

सीजी का अध्ययन करने की लंबी अवधि में, कई वर्गीकरण प्रस्तावित किए गए हैं। उनमें से अधिकांश रूपात्मक मानदंडों पर आधारित थे।

1990 में, ऑस्ट्रेलिया में आयोजित IX इंटरनेशनल कांग्रेस ऑफ़ गैस्ट्रोएंटरोलॉजी में सिडनी सिस्टम नामक गैस्ट्रेटिस का वर्गीकरण प्रस्तुत किया गया था। वर्गीकरण में तीन खंड होते हैं।

पहला खंड - एटियलजि (एच। पाइलोरी से संबंधित, ऑटोइम्यून, रासायनिक गैस्ट्रिटिस, आदि)।

इस वर्गीकरण का दूसरा बहुत महत्वपूर्ण खंड स्थलाकृति है। कोई निदान बस "पुरानी गैस्ट्रिटिस नहीं है।" सीजी को अनिवार्य रूप से पेट के किसी भी हिस्से में "बंधे" होना चाहिए, उदाहरण के लिए, एंट्राम या फंडस विभाग के एट्रोफिक गैस्ट्रिटिस या पेट के सभी हिस्सों के गैस्ट्रिटिस - पैंगैस्ट्राइटिस। रोग का निर्धारण करने में जठरशोथ की स्थलाकृति विशेष रूप से महत्वपूर्ण है। यह स्थापित किया गया था कि धन की संरक्षित संरचना और कार्य के साथ, एट्रोफिक सहित, पृथक पृथक गैस्ट्रिटिस, एक मरीज में ग्रहणी संबंधी अल्सर के विकास का एक रोगसूचक संकेत है। यदि पेट के शरीर की श्लेष्म झिल्ली प्रभावित होती है और एंट्राम को संरक्षित किया जाता है, तो यह एक ऑटोइम्यून गैस्ट्रेटिस को इंगित करता है।

तीसरा खंड रूपात्मक परिवर्तन (सूजन, गतिविधि, शोष, आंतों का मेटाप्लासिया, एच। पाइलोरी का बीजारोपण) है। उनके अभिव्यक्तियों की डिग्री के अनुसार रूपात्मक परिवर्तनों का मूल्यांकन करने की सिफारिश की गई थी - कमजोर (1+), मध्यम स्पष्ट (2+) और गंभीर (3+)।

1994 में, ह्यूस्टन में सिडनी सिस्टम को संशोधित किया गया था। गैस्ट्राइटिस का नया अंतर्राष्ट्रीय वर्गीकरण 1996 के अंत में प्रकाशित किया गया था। यह सिडनी प्रणाली का एक संशोधन है, जिसे 1990 में अपनाया गया था, और इसके मूल सिद्धांत को बरकरार रखता है - एटियोलॉजी, स्थलाकृति और ऊतकीय विशेषताओं के निदान में एक संयोजन।

गैस्ट्रिटिस का अंतर्राष्ट्रीय वर्गीकरण

जठरशोथ का प्रकार	समानार्थी	एटिऑलॉजिकल कारक	
गैर एट्रोफिक	सतही, फैलाना एंट्रल,	एच। पाइलोरी, अन्य	

	अंतरालीय, हाइपरसेरेटरी, टाइप बी	कारक	
एट्रोफिक: ऑटोइम्यून मल्टीफोकल	टाइप ए, फैलाना गैस्ट्रिक निकायों pernicious एनीमिया के साथ जुड़े	ऑटोइम्यून एन पाइलोरी, आहार संबंधी आदतें, पर्यावरणीय कारक	
विशेष रूप			
रासायनिक		प्रतिक्रियाशील भाटा जठरशोथ, टाइप सी	रासायनिक अड़चन, पित्त, NSAIDs
विकिरण		-	विकिरण की चोटें
लिम्फोसाईटिक		वैरोलोमोर्फिक, सीलिएक रोग से जुड़ा हुआ है	इडियोपैथिक, प्रतिरक्षा तंत्र, लस, एच। पाइलोरी
गैर संक्रामक दानेदार		पृथक ग्रैनुलोमैटोसिस	क्रोहन रोग, सारकॉइडोसिस, वेगेनर के ग्रैनुलोमैटोसिस, विदेशी निकायों, अज्ञातहेतुक
इओसिनोफिलिक		खाद्य एलर्जी, अन्य एलर्जी	एलर्जी
अन्य संक्रमण		-	बैक्टीरिया (एच। पाइलोरी को छोड़कर), वायरस, कवक, परजीवी

सीजी को तीन प्रकारों में विभाजित किया गया है: गैर-एट्रोफिक, एट्रोफिक और विशेष रूप।

पेट के एंट्राम के एक प्रमुख घाव के साथ गैर-एट्रॉफ़िक, सतही गैस्ट्रिटिस हेलिकोबैक्टर पाइलोरी संक्रमण से जुड़ा सबसे अधिक बार होने वाला गैस्ट्रिटिस (टाइप बी गैस्ट्राइटिस) है, जिसमें पेट द्वारा एचसी 1 का सामान्य या बढ़ा हुआ स्राव लंबे समय तक बना रहता है।

एट्रोफिक गैस्ट्रिटिस को ऑटोइम्यून और मल्टीफोकल में विभाजित किया गया है। ऑटोइम्यून फंडल गैस्ट्रिटिस (टाइप ए गैस्ट्रिटिस), जिसके गठन में ऑटोइम्यून तंत्र शामिल होते हैं। मल्टीफोकल एट्रोफिक गैस्ट्रिटिस के बारे में केवल अनुभागीय या सर्जिकल सामग्री के हिस्टोटोपोग्राफिक अध्ययन से ही आंका जा सकता है।

रासायनिक, प्रतिक्रियाशील भाटा-जठरशोथ (टाइप सी गैस्ट्रेटिस), जिसके परिणामस्वरूप ग्रहणी-गैस्ट्रिक भाटा में ग्रहणी की सामग्री के गैस्ट्रिक म्यूकोसा पर साइटोटोक्सिक प्रभाव होता है, यह जीर्ण हेपेटाइटिस के एक विशेष रूप में शामिल है। गैस्ट्रिटिस के इस प्रकार के करीब गैस्ट्रिटिस है, गैस्ट्रिक म्यूकोसा को चिकित्सा क्षति के कारण।

विकिरण, लिम्फोसाइटिक, ग्रैनुलोमेटस, ईसिनोफिलिक और अन्य संक्रामक गैस्ट्रेटिस भी गैस्ट्रिटिस के विशेष रूपों से संबंधित हैं।

हस्टेन वर्गीकरण का एक महत्वपूर्ण खंड दृश्य एनालॉग स्केल है, जिस पर रूपात्मक परिवर्तनों के अर्ध-मात्रात्मक मूल्यांकन के मानक दिए गए हैं, और इसलिए किसी विशेष गुण की गंभीरता के आकलन पर व्यक्तिपरक कारक का प्रभाव काफी कम हो जाता है।

क्लिनिक

क्रोनिक गैस्ट्रिटिस का एक विशिष्ट पैटर्न नहीं है और अक्सर स्पर्शोन्मुख है। टाइप ए का सीजी मुख्य रूप से मध्य और बुढ़ापे में होता है, और टाइप बी का सीजी कम उम्र में होता है (सीजी के साथ रोगियों के 80% तक)।

नैदानिक अभिव्यक्तियाँ वैकल्पिक और गैर-विशिष्ट हैं। टाइप ए सीजी के साथ, "सुस्त पेट" के संकेत हो सकते हैं, और टाइप बी सीजी के साथ, "चिढ़ पेट" हो सकता है और अक्सर दर्द की प्रकृति और लय एक पेप्टिक अल्सर से भिन्न नहीं होती है। CG के इस रूप को प्री-अल्सर स्टेट माना जाता है। यह पेप्टिक अल्सर रोग में एंट्रल और डुओडेनल अल्सर के अधिकांश मामलों में निदान किया जाता है। कुछ रोगियों में, आंतों के अपच (पेट फूलना, रूखापन और पेट में संक्रमण, दस्त, कब्ज, अस्थिर कुर्सी) और asthenoneurotic syndrome के लक्षण व्यक्त किए जाते हैं। क्रोनिक हेपेटाइटिस ए के गंभीर मामलों में बी 12-डिफेक्ट एनीमिया के लक्षण - पीली त्वचा, ग्लोसिटिस, न्यूरोलॉजिकल विकार आदि।

मरीजों की जांच करते समय आमतौर पर बीमारी के कोई लक्षण नहीं होते हैं। वजन में कमी, त्वचा का पीलापन, हाइपोविटामिनोसिस के लक्षण (मुंह के कोनों में चिपके रहना, मसूड़ों से खून आना, भंगुर नाखून, बाल झड़ना) केवल ऑटोइम्यून गैस्ट्रेटिस के रोगियों में हो सकते हैं। जीभ को अक्सर सफेद या पीले-सफेद खिलने के साथ लेपित किया जाता है, पार्श्व सतह पर दांतों के निशान के साथ, ऑटोइम्यून गैस्ट्रेटिस के साथ एक लकीरदार जीभ पाई जाती है।

पेट नरम है, गहरे तालु के साथ, एपिगास्ट्रिअम में दर्द निर्धारित किया जा सकता है। रोग के बढ़ने के चरण में पेट के तालमेल पर एपिगास्ट्रिक क्षेत्र में क्रोनिक हेपेटाइटिस ए और स्थानीय दर्द के साथ आधे हिस्से में दर्द होता है जो क्रोनिक हेपेटाइटिस बी के मामलों में पाइलोरस के प्रक्षेपण क्षेत्र में एपिगास्त्रिअम के दाहिने आधे हिस्से में दर्द होता है।

गैस्ट्राइटिस के विशेष रूप:

1. एंट्रेल कठोर (स्क्लेरोज़िंग) गैस्ट्रिटिस। विकृति और एंट्रम के संकुचन के कारण पाइलोरिक स्टेनोसिस के सिंड्रोम।

2. मेनेट्रिया रोग (विशाल हाइपरट्रॉफिक गैस्ट्रिटिस)। गैस्ट्रिक म्यूकोसा के विशाल मुड़ मोड़, अक्सर कई कटाव और बलगम के प्रचुर संचय के साथ; एपिगास्ट्रिक क्षेत्र में दर्द, मतली, उल्टी, एडिमा (परिवर्तित म्यूकोसा के माध्यम से प्रोटीन की हानि के कारण), कैशेक्सिया, एनीमिया। हाइड्रोक्लोरिक एसिड का सामान्य या कम स्राव। सीजी के ये रूप दुर्भावना की एक महत्वपूर्ण संभावना से प्रतिष्ठित हैं। उनकी पहचान करने के लिए, गैस्ट्रोस्कोपी और रूपात्मक अनुसंधान करना आवश्यक है।

3. ईसिनोफिलिक, लिम्फोसाइटिक, ग्रैनुलोमैटस गैस्ट्रिटिस (क्रोहन रोग, तपेदिक, सारकॉइडोसिस, मायकोसेस)।

क्रोनिक हेपेटाइटिस के इन वेरिएंट्स का निदान रूपात्मक अनुसंधान विधियों पर आधारित है जो कुछ कोशिकाओं या गैस्ट्रो म्यूकोसा की घुसपैठ को अपने स्वयं के लामिना में

एपिथेलिओइड सेल ग्रैनुलोमास द्वारा प्रकट करते हैं।

ईसिनोफिलिक गैस्ट्रिटिस के लिए एलर्जी रोगों और कोलेजन रोगों से जुड़ा हुआ है, और लिम्फोसाइटिक गैस्ट्रेटिस में, गैस्ट्रिक म्यूकोसा के क्षरण लगभग हमेशा मनाया जाता है।

4. दवाओं, शराब, बहिर्जात विषाक्त पदार्थों की कार्रवाई से गैस्ट्रिटिस के मामले में या डुओडेनोगैस्ट्रिक रिफ्लक्स (लेकिन गैस्ट्रेटोमी या पुरानी हेपेटाइटिस सी के बाद भाटा गैस्ट्रिटिस के मामलों में नहीं), प्रतिक्रियाशील गैस्ट्रेटिस शब्द की अनुमति है।

जीर्ण जठरशोथ के लिए।

गैस्ट्रिक म्यूकोसा में एट्रोफिक परिवर्तनों की उपस्थिति सीधे रोगियों की उम्र और रोग की अवधि पर निर्भर करती है। एट्रॉफिक गैस्ट्रिटिस पेट के शरीर में एंट्राम से फैलता है, अर्थात्, क्रोनिक हेपेटाइटिस बी का फैलाना रूप धीरे-धीरे विकसित होता है। इस प्रकार का CGV संस्करण और CG प्रकार A + B के करीब उत्तरार्द्ध CG प्रकार A और प्रकार B के संयोजन से बनता है।

निदान

प्रयोगशाला अनुसंधान विधियों

1. जीर्ण गैस्ट्रेटिस के निदान के लिए, गैस्ट्रिक स्राव का अध्ययन फ्रैक्शनल सेंसिंग की विधि या इंट्रागास्ट्रिक पीएच-मीटर की विधि द्वारा किया जाना निश्चित महत्व का है। गैस्ट्रिक स्राव के अध्ययन में क्रोनिक हेपेटाइटिस ए के साथ एनाकिड (एक्लोरहाइड्रिया) तक हाइपोइसीडोनस्ट का पता चला; क्रोनिक हेपेटाइटिस बी के ज्यादातर मामलों में अतिसक्रियता या सामान्य स्थिति।

इंट्रागैस्ट्रिक पीएच-मीटर के संकेतक

राज्य	बेसल स्राव चरण का पीएच	उत्तेजित स्राव चरण का पीएच
एसिडिटी	1.5 और नीचे	1.2 और नीचे
normatsidnost	1,6–2	1,21–2
hypoacid	2,1–3	2.1 और ऊपर
गंभीर पाखंड	-	3,1–5,0
anatsidnyh	6.0 और ऊपर	6.0 और ऊपर

2. क्रोनिक हेपेटाइटिस ए प्रकार (ओसीसीपटल कोशिकाओं के शोष और हाइड्रोक्लोरिक एसिड के उत्पादन में कमी) गैस्ट्रिन स्राव को उत्तेजित करने वाले रोगियों में रक्त गैस्ट्रिन (100 एनजी / एल तक सामान्य) का उच्च स्तर होता है।

3. गैस्ट्रिटिस प्रकार बी में क्रोनिक हेपेटाइटिस ए और एचपी में ओसीसीपटल कोशिकाओं और आंतरिक कारक के एंटीबॉडी।

4. परिधीय रक्त (उच्च रंग सूचकांक, मैग्लोसाइट्स और मेगालोबलास्ट्स की उपस्थिति के साथ मैक्रो-एनिसोसाइटोसिस, न्युट्रोसाइटोसिस, न्युट्रोफिलिक नाभिक का सम्मोहन) और अस्थि मज्जा पंचर (अस्थि मज्जा पंचर की उपस्थिति) के अध्ययन के साथ बी 12 की कमी वाले एनीमिया के संकेत। क्रोनिक हेपेटाइटिस बी प्रकार और गैस्ट्रिक म्यूकोसा के गंभीर शोष के मामलों में)।

5. एच। पाइलोरी संक्रमण का निदान:

एन। पाइलोरी का प्राथमिक निदान। एच। पाइलोरी संक्रमण का निदान उन तरीकों से किया जाता है जो रोगी के शरीर में जीवाणु या उसके चयापचय उत्पादों की सीधे पहचान करते हैं।

उन्मूलन का निदान। उन्मूलन से पता चलता है कि पेट और ग्रहणी में जीवाणु एन। पाइलोरी (वनस्पति और कवक दोनों) का पूर्ण विनाश होता है। उन्मूलन का निदान एंटी-हेलिकोबेक्टर थेरेपी के पाठ्यक्रम के अंत या किसी भी एंटीबायोटिक दवाओं या संबंधित रोगों के एंटीसेरेक्ट्री एजेंटों के साथ उपचार के अंत के बाद 4-6 सप्ताह से पहले नहीं किया जाना चाहिए। उन्मूलन का निदान एक श्वास परीक्षण की मदद से किया जाता है, इसके कार्यान्वियन की असंभवता के मामले में, मल में एन पाइलोरी प्रतिजन के अध्ययन की सिफारिश की जाती है।

एच। पाइलोरी संक्रमण के निदान का विस्तृत विवरण पेप्टिक अल्सर पर अध्याय में दिया गया है।

वाद्य और रूपात्मक तरीके

एक्स-रे परीक्षा:

1. विधि CG के मुख्य रूपों की पहचान करने की अनुमति नहीं देती है। लेकिन इसका उपयोग मेन्टेरिया की बीमारी और एंट्रल गैस्ट्रिटिस के निदान के लिए किया जा सकता है, अल्सर, पॉलीप्स, कैंसर और पेट के अन्य रोगों को बाहर करने और अंग के मोटर फ़ंक्शन के उल्लंघन की पहचान करने के लिए।

2. गैस्ट्रोस्कोपी:

• पेट के घावों (पेट के एंट्राम और / या शरीर) के स्थानीयकरण को निर्धारित करता है और सतही (श्लेष्म झिल्ली के हाइपरमिया) और एट्रोफिक (श्लेष्म झिल्ली के पतले होने) गैस्ट्रिटिस में निहित संकेत देता है। हालांकि, यह केवल क्रोनिक हेपेटाइटिस के अंतिम निदान के लिए एक अनुमान है।

3. गैस्ट्रो-बायोप्सी नमूनों के रूपात्मक अध्ययन (क्रोनिक हेपेटाइटिस के विभिन्न रूपों के निदान के लिए महत्वपूर्ण):

• सीजी के हिस्टोलॉजिकल प्रकार: सतही, बिना ग्रंथियों के घावों के साथ, शोष, एट्रोफिक, एट्रोफिक-हाइपरप्लास्टिक।

• टाइप बी गैस्ट्रिटिस के साथ, भड़काऊ परिवर्तन प्रबल होते हैं। टाइप ए गैस्ट्रिटिस एक प्राथमिक एट्रोफिक प्रक्रिया की विशेषता है।

• गैस्ट्रिक म्यूकोसा में पूर्ववर्ती परिवर्तनों में इसके उपकला के आंत्र मेटाप्लासिया और डिस्प्लासिया (एटिपिया) शामिल हैं।

विभेदक निदान

CG का विभेदक निदान निम्नलिखित रोगों के साथ किया जाता है:

1. **कार्यात्मक गैस्ट्रिक अपच,**
2. **पेप्टिक अल्सर की बीमारी**
3. **सौम्य ट्यूमर और पेट का कैंसर।**

संरक्षित और कम स्रावी कार्य के साथ पुरानी गैस्ट्रेटिस की विभेदक नैदानिक विशेषताएं

संकेतक	संरक्षित स्रावी कार्य के साथ क्रोनिक गैस्ट्रिटिस	कम स्रावी कार्य के साथ क्रोनिक गैस्ट्रिटिस
आयु	ज्यादातर युवा	40 साल से अधिक बार
दर्द सिंड्रोम	व्यक्त, खाने के तुरंत बाद या 20-30 मिनट के बाद होता है	खाने के तुरंत बाद
रोग के लक्षण	लगातार नाराज़गी, खट्टी डकारें आना, भोजन की अशुद्धियों के साथ उल्टी होना	खिली हुई हवा, कभी-कभी सड़े हुए अंडे की गंध के साथ, मतली, कभी-कभी उल्टी और नाराज़गी
दुग्ध असहिष्णुता	शायद ही कभी	अक्सर
भूख	बचाया	आमतौर पर कम
कुरसी	अक्सर कब्ज	अक्सर दस्त
बेसल एसिड उत्पादन (प्रवाह दर / घंटा)	सामान्य या ऊंचा (2 mmol / h से अधिक)	कम (1.5 mmol / h से कम)
0.08–0.1 मिलीग्राम / किग्रा की खुराक पर हिस्टामाइन के प्रशासन के बाद सबमैक्सिमल एसिड उत्पादन (प्रवाह दर / घंटा)	सामान्य या ऊंचा (8 mmol / h से अधिक)	कम (6 mmol / h से कम)
बेसल - और सबमैक्सिमल का	1:3; 1:4	1:2; 1:1,5

अनुपात एसिड उत्पादों		
बेसल कुल अम्लता	40 mmol / l से अधिक	40 mmol / l से कम है
संकेतक	संरक्षित स्त्रावी कार्य के साथ क्रोनिक गैस्ट्रिटिस	कम स्त्रावी कार्य के साथ क्रोनिक गैस्ट्रिटिस
बेसल मुक्त हाइड्रोक्लोरिक एसिड	20 mmol / l से अधिक	20 mmol / l से कम है
बेसल पेप्सिन स्त्राव (प्रवाह दर / घंटा)	सामान्य या ऊंचा (10 mg / h से अधिक)	कम (10 mg / h से कम)
सबमैक्सिमल पेप्सिन स्त्राव (प्रवाह दर / घंटा)	सामान्य या ऊंचा (50 mg / h से अधिक)	कम (50 mg / h से कम)
गैस्ट्रिक रस में गैस्ट्रोमुकोप्रोटीन की सामग्री	साधारण	कम
डेटा पीएच-मेट्री फंड	सामान्य (पीएच 2.0 से कम)	पीएच 3.0 से अधिक
gastroscopy	श्लेष्म झिल्ली के अक्सर सतही परिवर्तन, कभी-कभी फंडस के श्लेष्म झिल्ली के हाइपरप्लासिया के संयोजन में, शायद ही कभी कटाव और रक्तस्त्राव	श्लेष्म झिल्ली की सिलवटों को पतला किया जाता है, श्लेष्म का रंग भूरा होता है, रक्त वाहिकाएं दिखाई देती हैं
रूपात्मक विशेषताएं (पंचर बायोप्सी से डेटा)	सतही जठरशोथ	शोष के बिना ग्रंथियों के घावों के साथ श्लेष्म झिल्ली या गैस्ट्रिटिस का शोष

पुरानी गैस्ट्रेटिस के व्यक्तिगत रूपों की विशेषताएं

टाइप बी गैस्ट्रिटिस

क्रोनिक नॉन-एट्रोफिक मुख्य रूप से एंटीरियल गैस्ट्रिटिस हेलिकोबैक्टर पाइलोरी

संक्रमण से जुड़ा हुआ है

एटियलजि और रोगजनन।

सीजी के इस रूप की एक विशेषता रूपात्मक विशेषता पेट के एंट्राम के श्लेष्म झिल्ली पर बैक्टीरिया एन। पाइलोरी का पता लगाना है। उपकला के भेदभाव की प्रक्रियाओं पर प्रसार की प्रक्रियाओं की प्रबलता क्रोनिक हेलिकोबैक्टर गैस्ट्रेटिस के रोगजनन में एक प्रमुख कारक है। अंत में, आंतों के मेटाप्लासिया के साथ एट्रोफिक गैस्ट्रेटिस वाले रोगियों का एक समूह बनता है, जो तब कैंसर का विकास कर सकता है।

महामारी विज्ञान।

एच। पाइलोरी से संबंधित गैस्ट्रिटिस (टाइप बी गैस्ट्रिटिस) एचसीजी के बीच सबसे आम रूप है। यह विभिन्न प्रकार के क्रोनिक हेपेटाइटिस की संरचना में 85% पर कब्जा कर लेता है, जो एच.पायलोरी संक्रमण की महामारी विज्ञान द्वारा निर्धारित किया जाता है।

क्लिनिकल तस्वीर पेप्टिक अल्सर के लक्षण लक्षण द्वारा प्रकट होती है: एपिगैस्ट्रियम, मतली और उल्टी में भूख और रात में दर्द, खट्टी और नाराज़गी। इससे कब्ज की प्रवृत्ति होती है। ये लक्षण एंट्राम की हार के जवाब में एसिड बनाने वाले कार्य में वृद्धि के कारण होते हैं। रोग स्पर्शोन्मुख हो सकता है।

रोग की एक विशेषता नैदानिक तस्वीर के आधार पर निदान किया जाता है; एंडोस्कोपिक परीक्षा, जो स्थानीयकरण, गैस्ट्रिक म्यूकोसा में परिवर्तन की प्रकृति को स्पष्ट करने की अनुमति देती है। रोग के लिए एक पूर्ण नैदानिक मानदंड है जीवाणु का पता लगाना, इसकी महत्वपूर्ण गतिविधि के उत्पादों - एच। पाइलोरी, साथ ही बायोप्सी नमूनों में पुरानी गैस्ट्रिटिस के रूपात्मक लक्षण।

एचपी से जुड़े पुरानी सक्रिय गैस्ट्रेटिस के एंट्रल और फैलाना रूपों के लिए मुख्य मानदंड

मापदंड	सीजी रूपों	
आयु	अक्सर युवा	अक्सर बुजुर्ग
अतिरंजना के दौरान विशेष अभिव्यक्तियाँ	अक्सर अपच: आवर्तक दर्द, झुकाव। भूख, नाराज़गी, कभी-कभी खट्टी, कब्ज	गैस्ट्रिक "अपच, भारीपन की भावना, पूर्णता, अधिजठर क्षेत्र में सुस्त दर्द, मुंह में अप्रिय स्वाद, भूख में कमी, मतली, पेट में हवा, अस्थिर कुर्सी
पेट का फूलना परिणाम	पाइलोरोडुओडेनल ज़ोन में पेट की दीवार का स्थानीय तनाव	अधिजठर में पूर्वकाल पेट की दीवार का तनाव तनाव
एंडोस्कोपी के परिणाम	एंटेराल डिब्बे के हाइपरमिया और एडिमा की पृष्ठभूमि पर, सबम्यूकोसल रक्तस्राव और	पैलोर, चिकनाई, पतलेपन, कभी-कभी शरीर में धब्बेदार हाइपरमिया और पेट, ट्रांसलूसेंट

	कटाव (फ्लैट, उठाया), गुना हाइपरप्लासिया, एक्सयूडेशन, एंट्रल स्टैसिस, पाइलोरिक ऐंठन अक्सर देखा जाता है।	वाहिकाओं के एंट्राम, भेद्यता बढ़ जाती है। हाइपोटेंशन, हाइपोकिनेसिया, पित्त भाटा
हिस्टोलॉजिकल परिणाम बायोप्सी अध्ययन	उच्चारण एंट्रल गैस्ट्रिटिस (सीओ की अपनी प्लेट की घुसपैठ और लिम्फोसाइटों, प्लाज्मा कोशिकाओं, न्यूट्रोफिल के साथ उपकला)। आंतों के मेटाप्लासिया का Foci। कई एचपी सतह पर और गड्ढों की गहराई में	ग्रंथियों के उपकला, आंतों के मेटाप्लासिआ, एट्रम सीओ की एक छोटी मात्रा में और पेट के शरीर में, सूजन की न्यूनतम गतिविधि

ऑटोइम्यून फंडिक एट्रोफिक गैस्ट्रेटिस (टाइप ए गैस्ट्रिटिस)

एटियलजि और रोगजनन।

ऑटोइम्यून फंडिक एट्रोफिक गैस्ट्रिटिस एक ऑटोसोमल प्रमुख बीमारी है जिसमें ऑटोइम्यून प्रतिक्रिया पेट के पार्श्विका कोशिकाओं और कैसल के आंतरिक कारक के खिलाफ निर्देशित होती है। गैस्ट्रिटिस ए की एक विशेषता पेट के कोष में घाव का स्थानीयकरण है, जबकि इस प्रकार के गैस्ट्रिटिस के साथ एंटीरल म्यूकोसा, एक नियम के रूप में, इसकी संरचना को बरकरार रखता है, इसमें केवल सतही गैस्ट्रिटिस के चित्र हैं। ऑटोइम्यून गैस्ट्रेटिस में निहित फंडिक ग्रंथियों के शोष में एक्लोरहाइड्रिया होता है, और इसके कारण, जी-कोशिकाओं की निरंतर उत्तेजना के कारण, पाइलोरिक ग्रंथि क्षेत्र में उनका हाइपरप्लासिया होता है, जो हाइपरस्टैस्ट्रीनिमिया में प्रकट होता है जो लगभग ज़ोलिंगर-एलिसन सिंड्रोम के समान मूल्यों तक पहुंचता है।

महामारी विज्ञान।

ऑटोइम्यून एट्रोफिक फंडल गैस्ट्रिटिस दुर्लभ है - पुरानी हेपेटाइटिस वाले सभी रोगियों का 5%। मैक्रोसाइटिक हाइपरक्रोमिक एनीमिया वाले रोगियों में, 16% मामलों में इसका निदान किया जाता है।

क्लिनिकल तस्वीर।

सबसे अधिक बार, टाइप ए गैस्ट्रिटिस तब तक स्पर्शोन्मुख होता है जब तक बी 12 की कमी वाले मेगालोब्लास्टिक (खतरनाक) एनीमिया विकसित नहीं हो जाता। कभी-कभी नैदानिक तस्वीर गैस्ट्रिक अपच के लक्षणों (सुस्त दर्द और खाने के बाद एपिगास्ट्रिअम में भारीपन, मुंह में अप्रिय स्वाद) की विशेषता है; आंतों के अपच के लक्षण (पेट फूलना, दस्त)। जांच करने

पर, वे एक लच्छेदार जीभ, त्वचा का पीलापन और उपदंश श्वेतपटल पाते हैं; रीढ़ की हड्डी के पार्श्व और पीछे के स्तंभों को नुकसान के संकेत (कंपन संवेदनशीलता, जोड़ों की निष्क्रिय गतिशीलता, चाल की गड़बड़ी, आदि)। टाइप ए गैस्ट्रिटिस अक्सर कई जाने-माने ऑटोइम्यून रोगों के साथ जोड़ा जाता है: हाशिमोटो थायरॉयडाइटिस, एडिसन रोग, हाइपोपैरैथायरॉइडिज्म आदि।

निदान। एक अनुमानित निदान सूचीबद्ध नैदानिक संकेतों और विशेषता एंडोस्कोपिक चित्र (शरीर के पेट के श्लेष्म झिल्ली और पेट के निचले हिस्से के आधार पर किया जाता है, जिसके माध्यम से संवहनी पैटर्न स्पष्ट रूप से दिखाई देता है)।

श्लेष्म झिल्ली के गैस्ट्रोबियोपैथिस के रूपात्मक अध्ययन में, शोष और मेटाप्लासिया पेट के फंडस तक सीमित हैं। ऑटोइम्यून गैस्ट्रेटिस की सबसे विशेषता विशेषता पार्श्विका कोशिकाओं के खिलाफ और आंतरिक कारक के खिलाफ एंटीबॉडी की उपस्थिति है। सीरम में हाइपरगस्ट्रीनमिया निर्धारित किया जाता है। अस्थि मज्जा की जांच और मेगालोब्लास्टिक हेमटोपोइजिस के संकेतों की पहचान करके पेरिनेमियल एनीमिया का निदान स्थापित किया गया है।

रासायनिक (प्रतिक्रियाशील) भाटा जठरशोथ (टाइप C गैस्ट्राइटिस)

एटियलजि और रोगजनन।

रिफ्लक्स गैस्ट्रिटिस एक पुरानी स्थिति है जिसमें पित्त एसिड, लियोकोसिथिन सहित आंतों की सामग्री का निरंतर भाटा (भाटा) गैस्ट्रिक म्यूकोसा को नुकसान पहुंचाता है और डायस्ट्रोफिक और नेक्रोबायोटिक परिवर्तनों के विकास की ओर जाता है। गैस्ट्रेक्टोमी, पाइलोरोप्लास्टी और आंशिक गैस्ट्रेक्टोमी के बाद लगभग सभी रोगियों में टू रिफ्लक्स गैस्ट्राइटिस विकसित होता है।

श्लेष्म झिल्ली में इसी तरह के परिवर्तन नॉनस्टेरॉइडल एंटी-इंफ्लेमेटरी ड्रग्स (एनएसएआईडी), अल्कोहल, लोहा और पोटेशियम लेते समय देखे जाते हैं।

जठरशोथ के इस रूप की महामारी कई कारणों से होती है: पेट का लगातार उच्छेदन, NSAIDs का उपयोग, मादक बीमारी का प्रसार, आदि।

आकृति विज्ञान।

गैस्ट्रिटिस टाइप सी को इस तरह के विशिष्ट रूपात्मक अभिव्यक्तियों की विशेषता है, जैसे कि उपकला कोशिकाओं के पैच एपिथेलियम, एडिमा, नेक्रोबियोसिस और नेक्रोसिस के हाइपरप्लासिया के रूप में, उनके टीकाकरण, सेल वेक्यूल में म्यूकिन की अनुपस्थिति, एडिमा और लैमिना प्रोप्रिया की संख्या चिकनी मांसपेशियों की संख्या में वृद्धि के साथ चिकनी फाइबर की संख्या में वृद्धि। डिम्पल शोटोकोरोब्रैज़ी अत्याचारी उपस्थिति (फ़्यूओलर हाइपरप्लासिया) लेते हैं। रासायनिक जठरशोथ में शोष और मेटाप्लासिया श्लेष्म झिल्ली के लंबे समय तक कई

घावों के साथ दिखाई देता है।

क्लिनिकल तस्वीर।

भाटा जठरशोथ की नैदानिक अभिव्यक्तियों की गंभीरता हमेशा एंडोस्कोपी और हिस्टोलॉजिकल परीक्षा के दौरान मनाए गए गैस्ट्रिक घाव की डिग्री के अनुरूप नहीं होती है। अक्सर गंभीर एंटीरल एट्रोफिक रिफ्लक्स गैस्ट्रेटिस के स्पष्ट संकेत स्पर्शोन्मुख हैं।

निदान को खाने के दौरान या तुरंत बाद, एपिगॉस्ट्रिअम में दर्द की उपस्थिति और भारीपन की भावना के आधार पर माना जा सकता है, मतली, उल्टी, नाराज़गी का विकास। भाटा जठरशोथ या रासायनिक जठरशोथ के कारण को स्पष्ट करना आवश्यक है। गैस्ट्रिटिस के इस रूप को सत्यापित करें गैस्ट्रिक श्लेष्म के बायोप्सी के रूपात्मक अध्ययन की अनुमति देता है। रासायनिक जठरशोथ में, या भाटा जठरशोथ में, पेट का एंट्रल क्षेत्र मुख्य रूप से प्रभावित होता है, और सूजन के रूपात्मक लक्षण न्यूनतम होते हैं।

विकिरण गैस्ट्रिटिस

विकिरण चिकित्सा के उपयोग से गैस्ट्रिक म्यूकोसा के मध्यम या गंभीर जमावट परिगलन हो सकता है, जिसमें माध्यमिक भड़काऊ घुसपैठ होती है। पेट के घाव की गंभीरता रेडियोधर्मी विकिरण की खुराक पर निर्भर करती है। मध्यम परिवर्तन आमतौर पर प्रतिवर्ती होते हैं और 4 महीने के भीतर श्लेष्म की बहाली के साथ पुन: प्राप्त करते हैं। गंभीर विकिरण क्षति अल्सर, फाइब्रोसिस और संवहनी hyalinosis obliterans के गठन के साथ है।

लिम्फोसाइटिक गैस्ट्रिटिस

लिम्फोसाइटिक गैस्ट्रिटिस में एक स्पष्ट हिस्टोलॉजिकल लक्षण है - इंटरफिथेलियल लिम्फोसाइट्स का एक प्रमुख घुसपैठ है। आम तौर पर, उनकी संख्या प्रति 100 उपकला कोशिकाओं में 3-5 होती है। यदि यह 30-50 तक बढ़ जाता है, तो यह चित्र गैस्ट्रेटिस का एक विशेष रूप माना जाता है। लिम्फोसाइटिक गैस्ट्रिटिस और एच। पाइलोरी के बीच एक लिंक हो सकता है। लिम्फोसाइटिक गैस्ट्रिटिस की रूपात्मक तस्वीर अक्सर सीलिएक एंटरोपैथी के साथ देखी जाती है। इन रोगियों की एंडोस्कोपिक जांच में नोड्यूल्स, गाढ़े सिलवटों और कटाव का पता चला। लिम्फोसाइटिक गैस्ट्रिटिस में सभी गैस्ट्रिटिस का लगभग 4.5% हिस्सा होता है।

कणिकागुल्म जठरशोथ

एक अन्य विशेष रूप ग्रैनुलोमैटस गैस्ट्रेटिस है, जो क्रोहन रोग और सरकोइडोसिस, परजीवी आक्रमण की अभिव्यक्ति के रूप में अधिक सामान्य है, जब एक विदेशी शरीर (जैसे, ड्रग्स) द्वारा निगला जाता है, लेकिन यह इडियोपैथिक ग्रैनुलोमैटस गैस्ट्रेटिस के रूप में भी विकसित हो सकता है। ग्रैनुलोमेटस गैस्ट्रिटिस के रूपात्मक उपकला उपकला सेल ग्रैनुलोमा हैं, कभी-कभी विशाल बहुराष्ट्रीय कोशिकाओं के मिश्रण के साथ।

ईसिनोफिलिक (एलर्जी) गैस्ट्रिटिस

यह न केवल श्लेष्म झिल्ली, बल्कि पेट की दीवार की अन्य परतों में भी, ईसिनोफिलों के एक स्पष्ट घुसपैठ की विशेषता है। ईसिनोफिल्स के साथ, पॉलीमोर्फोन्यूक्लियर ल्यूकोसाइट्स, लिम्फोसाइट्स, मैक्रोफेज, आईजीई प्लाज्मा कोशिकाएं पाई जाती हैं। जब ईसिनोफिलिक जठरशोथ मुख्य रूप से एंट्रम को प्रभावित करता है।

एटियलजि अज्ञात है। एलर्जी के इतिहास वाले 25% रोगियों में एलर्जी, ब्रोन्कियल अस्थमा या एक्जिमा का उल्लेख किया जाता है। कुछ रोगियों में खाद्य प्रोटीन के लिए अतिसंवेदनशीलता स्थापित की जाती है।

अन्य गैर-संक्रामक गैस्ट्रेटिस

अन्य संक्रामक जठरशोथ (नहीं एच। पाइलोरी संबद्ध) वायरस, रोगाणुओं, कवक और परजीवी के कारण होता है जो एक गैस्ट्रोएन्टेरोलॉजिस्ट के अभ्यास में दुर्लभ हैं। उनके महामारी विज्ञान, आकृति विज्ञान, निदान और उपचार की विशेषताएं एटियलॉजिकल कारक पर निर्भर करती हैं और संक्रामक रोगों पर विशेष साहित्य और दिशानिर्देशों में वर्णित हैं।

हाइपरट्रॉफिक गैस्ट्रोपैथी

क्रोनिक गैस्ट्रिटिस को अक्सर हाइपरट्रॉफिक गैस्ट्रोपैथी के लिए जिम्मेदार ठहराया जाता है - मेनेट्रिया रोग। रोग का मुख्य रूपात्मक लक्षण विशाल सिलवटों है, मस्तिष्क के दृढ़ संकल्प जैसा दिखता है, अधिक बार शरीर के क्षेत्र में और पेट के नीचे सिलवटों का स्थानीय संचय होता है। हिस्टोलॉजिकल परीक्षा में, श्लेष्म झिल्ली को लंबे समय तक मंद होने के कारण गाढ़ा किया जाता है। गड्ढे जटिल दिखते हैं, अक्सर बलगम से भरे एक विस्तारित मार्ग के साथ, गड्ढे श्लेष्म के आधार तक पहुंच सकते हैं। पूर्ण आंतों के मेटाप्लासिया के क्षेत्र हैं, साथ ही विभिन्न आकारों के अल्सर भी हैं। कुछ रोगियों में कोई पार्श्विका और मुख्य कोशिकाएं नहीं होती हैं, जो एक्लोरहाइड्रिया द्वारा प्रकट होती हैं।

चिकित्सकीय रूप से, मेनेट्रिया रोग एनोरेक्सिया, मतली, उल्टी, गैस्ट्रोइंटेस्टाइनल रक्तस्राव, दस्त, 25 किलो तक वजन घटाने, एपिगैस्ट्रिक दर्द, हाइपोक्लोरहाइड्रिया और प्रोटीन हानि से प्रकट होता है, 20-100% रोगियों में हाइपोलेबूमिनामिक (प्रोटीन-मुक्त) एडिमा के विकास के लिए।

इलाज

जठरशोथ, नैदानिक अभिव्यक्तियाँ, स्राव की विशेषताएं और रोग के चरण को ध्यान में रखते हुए चिकित्सीय और रोगनिरोधी उपाय अलग-अलग किए जाते हैं।

उपचार के सामान्य सिद्धांत।

आमतौर पर, रोगियों का उपचार एक आउट पेशेंट के आधार पर किया जाता है। अस्पताल में भर्ती होने की आवश्यकता केवल बीमारी के तीव्र प्रसार के कारण या अंतर निदान में कठिनाइयों के मामले में उत्पन्न होती है।

पुरानी गैस्ट्रिटिस वाले रोगियों में दर्द और अपच संबंधी विकारों का उपचार जटिल होना चाहिए, जिसमें जीवन शैली का सामान्यीकरण, आहार की सिफारिशों का अनुपालन, दवा शामिल है।

मोड।

जीवनशैली के सामान्यीकरण में तनाव कारकों (नकारात्मक भावनाओं, तंत्रिका अधिभार, शारीरिक ओवरस्ट्रेन, आदि) का उन्मूलन शामिल है जो पूरे शरीर को प्रतिकूल रूप से प्रभावित करते हैं, जिसमें जठरांत्र संबंधी मार्ग की गतिशीलता को नकारात्मक रूप से प्रभावित करना शामिल है, जिससे अपच संबंधी शिकायतों की उपस्थिति में योगदान होता है। आवश्यक मामलों में, अधिमानतः एक मनोचिकित्सक के साथ अतिरिक्त परामर्श के बाद, तर्कसंगत मनोचिकित्सा को अंजाम देने के लिए शामक दवाओं और अवसादरोधी (डायजेपाम, एमिट्रिप्टिलाइन) का उपयोग करना संभव है।

पुरानी हेपेटाइटिस की फार्माकोथेरेपी पेट की मोटर और स्रावी कार्यों के उल्लंघन की प्रकृति से निर्धारित होती है।

1. हाइपरसेकेरेटेशन के मामले में, एंटासिड और एंटीसेकेरेटरी दवाएं निर्धारित की जाती हैं, विशेष रूप से एच 2-ब्लॉकर्स, प्रोटॉन पंप ब्लॉकर्स में, हालांकि ऐसे रोगियों में उनकी प्रभावशीलता अल्सर की बीमारी में उतनी अधिक नहीं होती है।

2. स्रावी अपर्याप्तता में प्रतिस्थापन चिकित्सा के लिए तैयारी:

• हाइड्रोक्लोरिक एसिड, भोजन के दौरान प्रति कप पानी में 10-15 बूंदें पतला होता है;

• 1/4 कप पानी में या चाय के साथ चाकू की नोक पर साइट्रिक एसिड; भोजन के साथ प्राकृतिक गैस्ट्रिक रस 1-2 चम्मच;

• एसिडिन-पेप्सिन (बीटासिड, एसिसेप्सोल) भोजन के दौरान 1 / 4–1 / 2 कप पानी में 0.25–0.5 ग्राम। हालांकि, हाइपरसेक्रेशन की पृष्ठभूमि पर इन दवाओं के उपयोग से क्रोनिक गैस्ट्रिटिस का प्रसार हो सकता है।

3. एंजाइम की तैयारी: 1-3 गोलियों की इस श्रृंखला के अग्नाशय, पैनज़िनॉर्म, फेस्टल, पॉलीज़िम, ट्राइन्ज़ाइम और अन्य साधन। भोजन करते समय। क्रोनिक हेपेटाइटिस के रोगियों के उपचार में आम गलतफहमी में से एक है, जो डिस्पेप्टिक विकारों के साथ होता है, एंजाइम की तैयारी (अक्सर लंबे समय तक, उच्च खुराक में) की नियुक्ति है। एंजाइम की तैयारी केवल गंभीर एक्सोक्राइन अग्नाशयी अपर्याप्तता (विशेष रूप से, स्टीटॉरिया) की उपस्थिति में नैदानिक प्रभाव देती है। अग्नाशयी अपर्याप्तता के संकेतों के बिना पुरानी हेपेटाइटिस वाले रोगियों में, एंजाइम की तैयारी की कार्रवाई के लिए कोई पुलहेड नहीं है।

4. जीर्ण जठरशोथ के साथ रोगियों में अपच संबंधी शिकायतों की घटना में गैस्ट्रोडोडोडेनल मोटर हानि की महत्वपूर्ण भूमिका को देखते हुए, हाल के वर्षों में ऐसे रोगियों के उपचार में प्रोकिनेटिक्स के उपयोग में बहुत रुचि रही है - दवाएं गैस्ट्रोइंटेस्टाइनल ट्रैक्ट के मोटर फ़ंक्शन को सामान्य करती हैं। इस समूह के ड्रग्स में, विशेष रूप से, डोपामाइन रिसेप्टर ब्लॉकर्स शामिल हैं। मेटोकोप्रामाइड, 30 मिनट के लिए डोमेरिडोन 10 मिलीग्राम मौखिक रूप से। भोजन से पहले। तैयारी, स्वर और पेट के क्रमाकुंचन को बढ़ाने, मतली, पेट और अन्य अपच संबंधी अभिव्यक्तियों को खत्म करना। एग्लोनिल (दिन में 3 बार 50 मिलीग्राम) भी एक अवसादरोधी प्रभाव पड़ता है।

5. जब दर्द में एंटीस्पास्मोडिक दवाओं का उपयोग किया जाता है: मायोट्रोपिक दवाएं - पहनें, हलाइडॉर, फेनिकैबेरन।

6. ड्रग्स जो भूख को उत्तेजित करते हैं (कड़वाहट): कृमिवुड, शमरॉक, डंडेलियन रूट, कैलमस राइजोम आदि।

7. शामक तैयारी (मदरवॉर्ट, वैलेरियन, नागफनी की टिंचर) और ट्रैंक्विलाइज़र (डायजेपाम, मेडाज़ेपम, आदि)।

8. प्रकार बी के गैस्ट्रिटिस के लिए एचपी संक्रमण (न्यूनतम 14 दिन) के उपचार के लिए दवाएं। उपचार मास्ट्रिच समझौते III, 2005 पर आधारित है (उन्मूलन योजनाएं पेप्टिक अल्सर के उपचार के लिए अनुभाग में उल्लिखित हैं)।

9. विरोधी भड़काऊ दवाएं: सुक्रालफेट (वेंटर) भोजन से पहले रोजाना 1 जी 3 बार, जो पेट के श्लेष्म झिल्ली पर एक सुरक्षात्मक परत बनाता है और पाचन प्रक्रियाओं को प्रभावित नहीं करता है। 30 मिनट में 1/4 गिलास गर्म पानी में 1 / 2–1 चम्मच पर दानों के रूप में अंदर प्लांटाग्ल्युकिड। भोजन से पहले दिन में 3 बार या केला, पुदीना, कैमोमाइल, ट्रेफिल, 30 मिनट के लिए 1/2 कप के लिए सेंट जॉन पौधा के जलसेक। 4 सप्ताह के लिए भोजन से पहले।

सर्जिकल उपचार को एंटेरल रेगीओटिक गैस्ट्रेटिस वाले रोगियों के लिए संकेत दिया जाता है।

पुरानी गैस्ट्रिटिस के प्रकार के आधार पर फार्माकोथेरेपी

विभिन्न प्रकार के पुराने हेपेटाइटिस के उपचार के लिए एक विशेष चिकित्सीय दृष्टिकोण की आवश्यकता होती है।

क्रोनिक हेलिकोबैक्टर से संबंधित गैस्ट्रिटिस की फार्माकोथेरेपी (टाइप बी गैस्ट्रिटिस)

वर्तमान में, एच। पाइलोरी से जुड़े क्रोनिक हेपेटाइटिस के इलाज की एक वास्तविक संभावना है, इसकी प्रगति को रोकना, और कुछ मामलों में प्रक्रिया को उल्टा किया जा सकता है। एच। पाइलोरी का उन्मूलन किया जा रहा है।

ऑटोइम्यून फंडिक एट्रोफिक गैस्ट्रेटिस की फार्माकोथेरेपी (टाइप ए गैस्ट्रिटिस)

टाइप ए गैस्ट्रिटिस के लिए कोई विशेष उपचार नहीं है। जब अपच संबंधी विकार दिखाई देते हैं, तो प्रोकेनेटिक्स को असाइन करना उचित है। अतिसार की अवधि में, शुक्राणु झिल्ली की रक्षा और विरोधी भड़काऊ प्रयोजनों के लिए सुक्रालफेट (वेंटर) दिन में 1 बार 3 जी 30 मिनट के लिए इस्तेमाल किया जा सकता है। भोजन से पहले और 4 सप्ताह के लिए रात भर।

बिगड़ा हुआ गैस्ट्रिक स्राव के सुधार के लिए एक विभेदित दृष्टिकोण की आवश्यकता होती है। संरक्षित, लेकिन कुछ हद तक स्रावी कार्य के साथ, उत्तेजक चिकित्सा निर्धारित है। हालांकि, थेरेपी की प्रभावशीलता जो पेट के स्रावी कार्य को उत्तेजित करती है, छोटी है, और अब शायद ही कभी इसका उपयोग किया जाता है। पाचन क्रिया के उल्लंघन के मामले में, पहले, हाइड्रोक्लोरिक एसिड की तैयारी के साथ प्रतिस्थापन चिकित्सा, एबोमिन, एसिडिन-पेप्सिन, आदि को व्यापक रूप से निर्धारित किया गया था। हालांकि, कम प्रभावशीलता के कारण, इस चिकित्सा का उपयोग हाल ही में कम बार किया गया है। सहवर्ती एक्सोक्राइन अग्नाशयी अपर्याप्तता के साथ, जो आमतौर पर स्टीटोरिया द्वारा प्रकट होता है, अग्नाशयी एंजाइमों का इलाज किया जाता है।

अस्थि मज्जा अध्ययन द्वारा पुष्टि की गई मेगालोब्लास्टिक एनीमिया के साथ ऑटोइम्यून एट्रोफिक गैस्ट्रेटिस में, ड्रग थेरेपी में शामिल हैं: ऑक्सीकोबालिन के 0.1% समाधान के 1 मिलीलीटर का इंट्रामस्क्युलर प्रशासन (6 दिनों के लिए विटामिन बी 12 का 1000 μg), फिर एक महीने के लिए एक ही खुराक में दवा 1 प्रशासित किया जाता है सप्ताह में एक बार, और बाद में लंबे समय तक (जीवन के लिए) दो महीनों में 1 बार।

पुरानी रासायनिक भाटा गैस्ट्रेटिस की फार्माकोथेरेपी

भाटा जठरशोथ का दवा उपचार पाचन तंत्र की गतिशीलता और पित्त एसिड के बंधन को सामान्य करने के उद्देश्य से होना चाहिए।

गैस्ट्रिक म्यूकोसा पर पित्त एसिड के हानिकारक प्रभाव को बेअसर करने के लिए, 6-8 सप्ताह के लिए प्रति रात 250-500 मिलीग्राम की ursodeoxycholic एसिड की तैयारी का उपयोग किया जाता है। मामले में जब डुओडेनोगैस्ट्रिक रिफ्लक्स ग्रहणी के कार्बनिक अवरोध का परिणाम है, तो शल्य चिकित्सा उपचार के प्रश्न को संबोधित किया जाना चाहिए। गैस्ट्रेक्टोमी, पाइलोरोप्लास्टी या पेट के आंशिक उच्छेदन के बाद एक रोगी में विकसित गंभीर भाटा गैस्ट्रिटिस के साथ, सर्जरी का मुद्दा भी है।

जब NSAID-प्रेरित गैस्ट्रेटिस, NSAIDs को रद्द करना वांछनीय है, अगर रद्द करना असंभव है, तो COX-2 प्रकार के चयनात्मक अवरोधकों का उपयोग करें। वर्तमान में, आईपीपी अधिक व्यापक रूप से उपयोग हो गए हैं, जिन्हें एनएसएआईडी के साथ एक साथ उपयोग किया जा सकता है, अगर उन्हें रद्द करना असंभव है।

रोकथाम और नैदानिक परीक्षा

दुर्भाग्य से, सीजी की प्राथमिक रोकथाम के कट्टरपंथी तरीके मौजूद नहीं हैं। क्रोनिक हेपेटाइटिस की प्राथमिक रोकथाम, साथ ही साथ इसके विस्तार को रोकना, जीवन शैली को सामान्य बनाने, तर्कसंगत पोषण को व्यवस्थित करने, पेट पर हानिकारक प्रभावों को समाप्त करने (एनएसएआईडी, धूम्रपान, मजबूत मादक पेय), और व्यावसायिक खतरों को समाप्त करने के उद्देश्य से होना चाहिए। गैस्ट्राइटिस हो सकता है, जिसके आधार पर बीमारियों की समय पर पहचान और व्यवस्थित उपचार द्वारा एक महत्वपूर्ण भूमिका निभाई जाती है। तीव्र जठरशोथ, आंतों में संक्रमण, हेलमंथ संक्रमण, यकृत के पुराने रोग, पित्त पथ, अग्न्याशय की पहचान और प्रभावी उपचार पर अधिक ध्यान दिया जाना चाहिए।

आधुनिक विचारों के अनुसार, यह मानना तर्कसंगत है कि एंट्रल गैस्ट्रिटिस और एट्रोफिक (गैर-ऑटोइम्यून) गैस्ट्रिटिस की प्राथमिक रोकथाम में एच। पाइलोरी का उन्मूलन शामिल है। स्वस्थ लोगों द्वारा एच। पाइलोरी पाए जाने पर भी रोगनिरोधी उन्मूलन करना अनुचित है। ऑटोइम्यून गैस्ट्रिटिस की प्राथमिक रोकथाम और क्रोनिक हेपेटाइटिस के विशेष रूपों को विकसित नहीं किया गया है।

क्रोनिक गैस्ट्रिटिस की माध्यमिक रोकथाम H.pylori उन्मूलन का एक सफल पाठ्यक्रम संचालित करना है। यह क्रॉपी-पॉजिटिव रोगियों पर क्रोनिक हेपेटाइटिस के साथ लागू होता है। सफल एंटीहेलोबेक्टर थेरेपी गैस्ट्रिक म्यूकोसा की नैदानिक तस्वीर और रूपात्मक विशेषताओं में सुधार या महत्वपूर्ण सुधार के साथ रोगियों के बहुमत प्रदान करता है। H.pylori का उन्मूलन आपको गैस्ट्रिक म्यूकोसा (सूजन -> शोष -> मेटाप्लासिया -> डिस्प्लासिया -> कैंसर) में परिवर्तनों की प्रगति के दुखद अनुक्रम को बाधित करने की अनुमति देता है।

भाटा जठरशोथ के प्रसार को रोकने के लिए, रोगियों को लगातार भोजन (दिन में 4-5 बार) की सलाह दी जाती है, प्रचुर भोजन से बचें और उन कारणों को खत्म करें जिससे इंट्रा-पेट दबाव (कब्ज, पेट फूलना, तंग बेल्ट, और पेट तनाव से जुड़े व्यायाम) में वृद्धि होती है।

NSAID- प्रेरित क्रोनिक हेपेटाइटिस के माध्यमिक प्रोफिलैक्सिस में इन दवाओं को लेने से इनकार करना या चयनात्मक COX-2 अवरोधकों का उपयोग करना, या मिसोप्रोस्टोल या प्रोटॉन पंप अवरोधकों के साथ NSAIDs का उपयोग करना शामिल है।

क्रोनिक एचजीएच की नैदानिक अभिव्यक्तियों की रोकथाम के लिए, "मांग पर" चिकित्सा का तर्कसंगत उपयोग: रोगी को परिचित लक्षणों की पहली उपस्थिति में, तुरंत एक एंटासिड, प्रोकेनेटिक या अन्य दवाओं का सेवन करें, जिसका सकारात्मक प्रभाव वह पहले से जानता है। ऐसी स्व-दवा 2-3 दिनों तक रह सकती है, सुधार की अनुपस्थिति में, डॉक्टर से परामर्श करें।

स्पा उपचार की रोकथाम में एक महत्वपूर्ण भूमिका। सेनेटोरियम उपचार में पीने का पानी, स्वास्थ्य भोजन, बाल्नो- और क्लाइमेटोथेरेपी, फिजियोथेरेपी शामिल हैं। मिनरल वाटर पीना एक प्रभावी चिकित्सीय कारक है।

नैदानिक परीक्षा। क्रोनिक हेपेटाइटिस से पीड़ित व्यक्तियों को नियमित रूप से चिकित्सा जांच के तहत निवारक परीक्षाओं के साथ एक वर्ष में 2 बार सही उपचार और एक सर्वेक्षण योजना विकसित करनी चाहिए।

दृष्टिकोण

सीजी रोगियों के जीवन की अवधि और गुणवत्ता को महत्वपूर्ण रूप से प्रभावित नहीं करता है। बीमारी के लंबे समय तक सहज उपचार संभव हैं। इन मामलों में गैस्ट्रिक कैंसर के विकास के बढ़ते जोखिम के कारण क्रोनिक हेपेटाइटिस ए और एट्रोफिक पैन्गैस्ट्राइटिस के रोगियों में विशाल हाइपरट्रॉफिक गैस्ट्रिटिस के साथ रोग का निदान होता है।

गैस्ट्रिक और ग्रहणी संबंधी अल्सर

पेप्टिक अल्सर रोग (पीआईडी) एक पुरानी आवर्तक बीमारी है जो बारी-बारी से फैलने और छूटने के साथ होती है, जिसका मुख्य लक्षण पेट या ग्रहणी की दीवार में एक दोष (अल्सर) का निर्माण होता है, जो अपरदन के विपरीत, सबम्यूकोसल परत में प्रवेश करता है।

यूरोप और अमेरिका में, पेप्टिक अल्सर शब्द अधिक सामान्य है। रूस में, सीआईएस देशों - पेप्टिक अल्सर शब्द।

आईसीडी -10:
- K25 - गैस्ट्रिक अल्सर
- K26 - ग्रहणी संबंधी अल्सर
- K27 - अनिर्दिष्ट एटियलजि के पेप्टिक अल्सर
- K28 - जठराग्निजन्य अल्सर।

महामारी विज्ञान

पेप्टिक अल्सर दुनिया के सभी देशों में व्यापक है, 8% वयस्क आबादी इस बीमारी से पीड़ित है। शहरी आबादी ग्रामीण लोगों की तुलना में अधिक बार अल्सर से पीड़ित होती है, पुरुष महिलाओं की तुलना में 6-7 गुना अधिक बीमार होते हैं (विशेषकर ग्रहणी अल्सर अल्सर)। 50 वर्ष तक के आयु वर्ग में, पुरुष अधिक बार बीमार होते हैं। गैस्ट्रिक अल्सर और ग्रहणी संबंधी अल्सर का अनुपात 1: 4 है, और युवा लोगों में अधिक महत्वपूर्ण 1:13 है।

इसके अलावा, गैस्ट्रिक और ग्रहणी संबंधी अल्सर का अनुपात देश की भौगोलिक स्थिति पर निर्भर करता है। इसलिए, यदि उत्तरी अमेरिका और यूरोप में गैस्ट्रिक और ग्रहणी संबंधी अल्सर का अनुपात 1: 4 है, तो भारत में यह 1:19 है, और जापान में यह 2: 1 है। इन अंतरों के कारण पूरी तरह से स्पष्ट नहीं हैं।

हाल के वर्षों में, विकसित देशों में पेप्टिक अल्सर रोग से रुग्णता और मृत्यु दर में वैश्विक कमी आई है। यह 60 के दशक के अंत में शुरू हुआ, वर्तमान तक जारी है, और एक तरफ हेलिकोबैक्टरियोसिस के प्रचलन में कमी के साथ जुड़ा हुआ है, और एक पेप्टिक अल्सर के एंटी-

हेलिकोबेक्टर पाइलोरी थेरेपी के सक्रिय परिचय के साथ।

एटियलजि

“एक साधारण अल्सर के कारणों का इतिहास गहरे अंधेरे में छाया हुआ है, और इसके बजाय, यह रोग गैस्ट्रेटिस के सभी लक्षणों को दर्शाता है। लेकिन एक बिंदु, पेट का एक बिंदु, गहराई से प्रभावित क्यों होता है, जबकि अंग के अन्य सभी बिंदु पूर्ण अखंडता की स्थिति में होते हैं?”- क्रूविलियर, 1835। वर्तमान समय में यह समझाने के लिए काफी मुश्किल है।

पेप्टिक अल्सर रोग (यांत्रिक - एशोफा, 1912, एसिड-पेप्टिक - बर्नार्ड, 1856, भड़काऊ - पामर, 1926, संवहनी - विर्खोव, 1852, न्यूरो-हार्मोनल - रस एस.एम., एट अल।) के विकास के लिए कई सिद्धांत प्रस्तावित किए गए हैं। 1963)। हालांकि, उनमें से कोई भी बीमारी की उत्पत्ति और नैदानिक पाठ्यक्रम को पूरी तरह से समझाने में सक्षम नहीं था। लेमाइर और औसानेयर (1948) ने लिखा: "गैस्ट्रोडुओडेनल अल्सर का रोगजनन, और, बेहतर, पेप्टिक अल्सर, रहस्यमय (रहस्यमय) बना हुआ है।"

इसलिए, वर्तमान में, यह एलएबी को अल्सरेटिवनेस के विभिन्न लिंक के साथ एक पॉलीटियोलॉजिकल बीमारी के रूप में विचार करने के लिए प्रथागत है।

YAB या इसके प्रसार के विकास के लिए अग्रणी etiological कारकों में से, उत्सर्जन (जोखिम कारक):

1. तनाव प्रभाव, लंबे समय तक या अक्सर दोहराया न्यूरो-भावनात्मक तनाव।
2. संवैधानिक और वंशानुगत विशेषताएं, एक संवैधानिक प्रकृति के गैस्ट्रिक रस की अम्लता में लगातार वृद्धि सहित।
3. पुरानी गैस्ट्रिटिस, ग्रहणीशोथ, पेट के कार्यात्मक विकार और हाइपरस्टेनिक प्रकार के ग्रहणी (पूर्व-अल्सर राज्य) की उपस्थिति।
4. आहार का उल्लंघन।
5. धूम्रपान।
6. मजबूत मादक पेय पीना।
7. ड्रग्स (नॉनस्टेरॉइडल एंटी-इंफ्लेमेटरी ड्रग्स - एनएसएआईडी, ग्लूकोकोर्टिकोस्टेरॉइड)।
8. संक्रमण - हेलिकोबैक्टर पाइलोरी (Hp)।
9. YAB (रसायन, गैस्ट्रिनोमा, आदि) के अन्य दुर्लभ एटियोलॉजिकल कारक।

मनो-भावनात्मक तनाव के महत्व की पुष्टि उन व्यक्तियों में बीमारी की आवृत्ति से होती है, जिनका पेशा न्यूरो-मनोवैज्ञानिक तनाव से जुड़ा है। 1949 में केएम बाइकोव और आई। टी। कुरत्सिन द्वारा प्रस्तावित कॉर्टिको-विस्फारिक सिद्धांत में न्यूरोसाइकिक कारकों की निर्णायक भूमिका की मान्यता को दर्शाया गया था। इस सिद्धांत के अनुसार, उपसंहारक केंद्रों में कॉर्टेक्स का निरोधात्मक प्रभाव स्पष्ट भावनात्मक तनाव के प्रभाव में कमजोर होता है, जो "स्थिर" उत्तेजना के foci का गठन किया जाता है, जो स्रावी और मोटर फ़ंक्शन के विघटन की ओर जाता है, गैस्ट्रोडोडोडेनल क्षेत्र के श्लेष्म झिल्ली में ट्रॉफिक परिवर्तन और अंततः - अल्सरेशन। हालांकि,

वर्तमान में, अल्सर के रोगजनन में मनोवैज्ञानिक कारकों की भूमिका विवादास्पद बनी हुई है। पिछले विचारों के विपरीत, "yazhennik" की कोई विशिष्ट पहचान नहीं है। हालांकि, लंबे समय तक चिंता और भावनात्मक overstrain अल्सर के तेज करने में योगदान कर सकते हैं।

आनुवांशिक (वंशानुगत) पूर्वसूचना एटियलॉजिकल कारकों के बीच एक महत्वपूर्ण स्थान रखती है। इस प्रकार, रोगियों के रिश्तेदारों के बीच अल्सर का प्रचलन स्वस्थ लोगों के रिश्तेदारों की तुलना में 5-10 गुना अधिक है। ग्रहणी संबंधी अल्सर वाले श्वेत पुरुषों में एचएलए-बी 5 होने की संभावना अधिक होती है।

कई आनुवंशिक कारक स्थापित किए गए हैं जो विभिन्न रोगजनन लिंक में महसूस किए जाते हैं। यह है:

1. कवर कोशिकाओं के द्रव्यमान में एक वंशानुगत वृद्धि,
2. गैस्ट्रिन के लिए उनकी अतिसंवेदनशीलता,
3. पेप्सिनोजेन की वृद्धि - I,
4. जेजीए उत्पादन में कमी,
5. एचएलए की उपस्थिति - एंटीजन बी 5, बी 15, बी 35 और अन्य,
6. के बारे में (मैं) रक्त प्रकार (रोग का खतरा 30-40% तक बढ़ जाता है),
7. सकारात्मक आरएच कारक (रोग का खतरा 10% बढ़ जाता है),
8. गैर-स्रावी स्थिति (यानी, एबीएन सिस्टम के एंटीजन को स्रावित करने की क्षमता की कमी),
9. विशेषता dermatoglyphic चित्र।

हालांकि, अन्य अतिरिक्त कारकों के संपर्क में आने पर अल्सर कैंसर का आभास होता है।

जीर्ण जठरशोथ। गैस्ट्रिटिस, इसकी स्थलाकृति और गंभीरता के आधार पर, पेप्टिक अल्सर के जोखिम को बढ़ा और घटा सकता है। इस प्रकार, एंट्रल गैस्ट्रिटिस अल्सर (क्रोनिक गैस्ट्रिटिस के अल्सरेटिव फेनोटाइप) के जोखिम को बढ़ाता है, जबकि शोष के साथ फंडिक गैस्ट्रेटिस (क्रोनिक गैस्ट्रेटिस का कैंसरयुक्त फेनोटाइप) कम हो जाता है।

पोषण की प्रकृति में व्यवधान अब कम ध्यान देने लगा है। हालांकि, हर रोज का अनुभव यह बताता है कि भोजन की त्रुटियों के बाद अल्सर की शुरुआत और पुनरावृत्ति होती है और सबसे महत्वपूर्ण बात यह है कि खाने की लय का उल्लंघन होता है। प्राथमिक कारकों से, आप परिष्कृत कार्बोहाइड्रेट, कॉफी की लत, "मेडिकल भुखमरी" के दुरुपयोग को इंगित कर सकते हैं।

निकोटीन पेट के स्राव और गतिशीलता को बढ़ाता है, गैस्ट्रिक स्राव पर सेक्रेटिन के निरोधात्मक प्रभाव को बाहर निकालता है, क्षारीय अग्नाशयी एंजाइमों के इंट्राडायोडेनल सेवन को कम करता है, पाइलोरिक स्पेंटर के पैरेसिस का कारण बनता है, हाइड्रोजन आयनों के रिवर्स प्रसार की प्रक्रियाओं को बढ़ाता है। धूम्रपान अल्सर के खतरे को बढ़ाता है, उपचार के प्रभाव को कम करता है और मृत्यु दर को बढ़ाता है। धूम्रपान पेट में हाइड्रोक्लोरिक एसिड के उत्पादन को सीधे प्रभावित नहीं करता है।

अल्कोहल के मजबूत समाधान से बलगम निर्माण, सतह के उपकला कोशिकाओं की अवनति, हाइड्रोजन आयनों के रिवर्स प्रसार, बिगड़ा हुआ रक्त प्रवाह में वृद्धि होती है।

NSAIDs की हार के साथ, "NSAIDs - गैस्ट्रोपैथी" शब्द का उपयोग किया जाता है। लगभग 40% रोगियों में एंडोस्कोपी के दौरान पेट और ग्रहणी (अपच या असममित के साथ) के इरोसिव और अल्सरेटिव घावों का पता लगाया जाता है, जो लंबे समय तक एनएसएआईडी लेते हैं। NSAIDs लेने पर जठरांत्र संबंधी मार्ग के श्लेष्म झिल्ली को नुकसान COX-1 के निषेध के कारण साइटोप्रोटेक्टिव महत्व के प्रोस्टाग्लैंडिंस के संश्लेषण में कमी के कारण होता है। PGE2 और PGE1 जैसे प्रोस्टाग्लैंडिन्स, श्लेष्म झिल्ली द्वारा व्यक्त COX-1 द्वारा संश्लेषित होते हैं, पेट के पार्श्विका कोशिकाओं द्वारा एसिड के स्राव को कम करते हैं, स्थानीय रक्त प्रवाह को बढ़ाते हैं, बलगम गठन को उत्तेजित करते हैं और बाइकार्बोनेट का स्राव करते हैं।

NSAIDs कई बार श्लैष्मिक क्षति का कारण बनते हैं:
1. अवशोषण के दौरान (मुंह या प्रति मलाशय के माध्यम से);
2. अवशोषण के बाद प्रणालीगत प्रभावों के कारण;
3. जिगर द्वारा उत्सर्जन के बाद जब पित्त के साथ NSAIDs आंत में प्रवेश करते हैं;
4. जब ग्रहणी-जननांग भाटा के कारण पेट में फिर से प्रवेश;
5. जब आंत्रशोथ के दौरान आंत में फिर से प्रवेश करना।

यह ज्ञात है कि एचपी क्रोनिक एंट्रेल गैस्ट्रेटिस का प्रेरक एजेंट है। एचपी स्वयं पेप्टिक अल्सर रोग का कारण नहीं बनता है। अल्सर के विकास में एचपी की भूमिका की पुष्टि इस तथ्य से होती है कि इन सूक्ष्मजीवों के सफल उन्मूलन के कारण रिलेप्स की आवृत्ति में तेज कमी (5% से अधिक नहीं) होती है, जबकि सफल उन्मूलन की अनुपस्थिति में, वर्ष के 50-80% मामलों में अल्सर के अवशेष होते हैं। यह जीवाणु लगभग 100% मामलों में और पेट के शरीर के अल्सर वाले 70% मामलों में एंथ्रोपिलोरोडोडोडेनल ज़ोन में अल्सर के स्थानीयकरण के साथ अल्सर में पाया जाता है। दूसरी ओर, एक अल्सर केवल 15-20% एचपी वाहकों में विकसित होता है, जो अन्य कारकों की भागीदारी को इंगित करता है।

अल्सर के दुर्लभ एटियोलॉजिकल कारक:
1. रसायन।
2. गैस्ट्रिनोमा, ज़ोलिंगर-एलिसन सिंड्रोम।
3. मास्टोसाइटोसिस।
4. हाइपरपरथायरायडिज्म।
5. कुछ संक्रमण (दाद सिंप्लेक्स वायरस टाइप I)।

रोगजनन

अल्सर जटिल और विषम है। अलग-अलग समय पर प्रस्तावित वाईबी रोगजनन के सिद्धांतों पर ध्यान दिए बिना, यह सबसे प्रसिद्ध और वर्तमान में मान्यता प्राप्त सिद्धांत पर ध्यान

केंद्रित करना आवश्यक है, जिसके अनुसार वाईएबी का विकास "आक्रामकता" और गैस्ट्रिक म्यूकोसा और ग्रहणी के "संरक्षण" के कारकों के बीच असंतुलन के कारण होता है। यह सिद्धांत प्रसिद्ध "एच। Shay तराजू" (1961) में परिलक्षित होता है, जहां पैमाने के एक तरफ अल्सर के गठन में योगदान करने वाले "आक्रामक" कारक होते हैं, और दूसरे पर - "सुरक्षात्मक" कारक इस प्रक्रिया में बाधा डालते हैं। पिछले वर्षों में, "आक्रामकता" और "संरक्षण" के विशिष्ट तंत्रों में महत्वपूर्ण परिवर्तन हुए हैं, लेकिन अवधारणा ही अपरिवर्तित रही है।

वर्तमान में "आक्रामकता" के कारकों में शामिल हैं:

1. हाइड्रोक्लोरिक एसिड और पेप्सिन का एक उच्च स्तर, जो गैस्ट्रिक ग्रंथियों के आवरण कोशिकाओं के द्रव्यमान में वृद्धि के साथ जुड़ा हो सकता है, भटकने वाली नसों और गैस्ट्रिन के साथ उनकी अत्यधिक उत्तेजना। पेट और ग्रहणी का सामान्य श्लेष्मा झिल्ली सामान्य (सामान्य) सांद्रता में गैस्ट्रिक और ग्रहणी सामग्री के आक्रामक कारकों के लिए प्रतिरोधी है।

2. गैस्ट्रो-ग्रहणी संबंधी डिस्केनेसिया। पाइलोरोस्पाजम के कारण पेट में सामग्री की देरी के साथ, गैस्ट्रिक अल्सर के गठन की स्थिति बनती है। ड्ओडेनम ("अम्लीय" झटका) में अम्लीय सामग्री के गहन प्रवाह के साथ, ग्रहणी के अल्सर के रूप। पेट में ग्रहणी संबंधी सामग्री का रिफ्लेक्स एंटी-पेरिस्टाल्टिक ग्रहणी और पाइलोर के "गैपिंग" के कारण बिगड़ा हुआ गैस्ट्रिक बैरियर फ़ंक्शन के कारण संभव है, जो कि मेडोगोगैस्ट्रिक अल्सर के गठन में योगदान देता है।

3. "आक्रामकता" के कारकों के रूप में, लिपिड (पीओएल) के मुक्त कण ऑक्सीकरण की सक्रियता की भूमिका पर भी चर्चा की गई है।

पैमाने के दूसरी तरफ, "रक्षा" के कारक चिह्नित हैं।

1. श्लेष्म झिल्ली में 2 "रक्षा की रेखाएं" होती हैं।

• इनमें से पहला श्लेष्म-बाइकार्बोनेट अवरोध है, जिसमें दृश्य (अघुलनशील) बलगम होता है, जिसमें जेल संरचना होती है और इसमें प्रोटीन-कार्बोहाइड्रेट परिसरों होते हैं। बलगम परत के नीचे एक एकल बैरियर के रूप में, बाइकार्बोनेट की एक परत होती है। ग्रहणी के लुमेन में, पेट की अम्लीय सामग्री को अग्नाशयी रस बाइकार्बोनेट के साथ भी क्षारित किया जाता है।

• दूसरी "रक्षा की रेखा" एक एकल-परत सतही उपकला है।

2. "सुरक्षा" का सबसे महत्वपूर्ण कारक रक्त प्रवाह के कारण माना जाना चाहिए। जब वाहिकाओं में YAB इंट्रावास्कुलर, संवहनी, पेरिवास्कुलर परिवर्तन देखा गया, जो बिगड़ा जमावट और रक्त प्रणाली के एंटीकोआग्यूलेशन के साथ संयुक्त है।

3. प्रोस्टाग्लैंडिंस श्लेष्म बाइकार्बोनेट रक्त अवरोध और पुनर्जनन के नवीकरण के रखरखाव में भी शामिल हैं।

4. प्रतिरक्षा सुरक्षा। अल्सर की बीमारी वाले रोगियों में, टी- और बी-लिम्फोसाइटों के स्तर में विभिन्न असामान्यताएं नोट की जाती हैं (टी-लिम्फोसाइट्स में कमी और बी-लिम्फोसाइट्स में वृद्धि)।

5. आक्रामकता और संरक्षण के कारकों के बीच संतुलन न्यूरोएंडोक्राइन विनियमन द्वारा

बनाए रखा जाता है। पाचन तंत्रों की गतिविधि को नियंत्रित करने वाले न्यूरोएंडोक्राइन सिस्टम में, स्वायत्त तंत्रिका तंत्र के पैरासिम्पेथेटिक लिंक शामिल हैं:

- सहानुभूति प्रणाली;
- प्रणाली हाइपोथैलेमस - पिट्यूटरी - परिधीय सभी अंतःस्रावी ग्रंथियां।
- गैस्ट्रोइंटेस्टाइनल हार्मोन।

इस प्रकार, "आक्रामकता" कारकों की प्रबलता के पक्ष में असंतुलन एक अल्सर के गठन की ओर जाता है। इसी समय, पेट के पाइलोरिक क्षेत्र के ग्रहणी संबंधी अल्सर और अल्सर की उत्पत्ति में, आक्रामक कारकों का गहनता अधिक महत्वपूर्ण है, और मध्ययुगीन अल्सर के जीनसिस में - सुरक्षा कारकों का कमजोर पड़ना।

हाल के वर्षों में, पीयूडी के रोगजनन में एचपी संक्रमण की भूमिका को स्पष्ट किया गया है। Hp आक्रामकता कारकों को बढ़ा सकता है और म्यूकोसल सुरक्षा कारकों को कमजोर कर सकता है।

सबसे पहले, एचपी सुरक्षा कारकों में एक महत्वपूर्ण कमी की ओर जाता है। शरीर में एक बार, एचपी मुख्य रूप से पेट के एंट्राम में बस जाता है, जो सक्रिय क्रोनिक सूजन (उपकला के न्युट्रोफिलिक घुसपैठ और श्लेष्म झिल्ली के लैमिना प्रोप्रिया), साथ ही साथ मोनोन्यूक्लियर घुसपैठ के विकास की ओर जाता है। उपकला कोशिकाओं को एचपी के आसंजन पर, उत्तरार्द्ध साइटोकिन्स की एक संख्या के उत्पादन के साथ प्रतिक्रिया करता है, मुख्य रूप से आईएल -8। ल्यूकोसाइट्स और मैक्रोफेज्स टीएनएफ-ए और वाई-इंटरफेरॉन को स्रावित करते हुए सूजन के फोकस में चले जाते हैं, जो सूजन में शामिल अगली कोशिकाओं को आकर्षित करता है। न्यूट्रोफिल द्वारा उत्पादित प्रतिक्रियाशील ऑक्सीजन प्रजातियों के मेटाबोलाइट्स भी श्लेष्म झिल्ली को नुकसान पहुंचाते हैं। एसिड आक्रामकता के जवाब में गैस्ट्रिक मेटाप्लासिया के foci के गठन के बाद ग्रहणी म्यूकोसा और पेट का उपनिवेश संभव है।

एचबी वाईएबी में आक्रामकता के कारकों से निकटता से संबंधित है। आज तक, कई एचपी पौरुष कारकों का अध्ययन किया गया है। मुख्य हैं फ्लैगेला, कई एंजाइमों के उत्पाद (यूरेस, सुपरऑक्साइड डिसम्यूटेज) और सेल आसंजन अणु। इन कारकों के अलावा, सभी एचपी उपभेदों की विशेषता, उनमें से कुछ के द्वारा ही कई प्रकार के विषाणु कारक उत्पन्न होते हैं। इनमें विशेष रूप से, वाया साइटोटॉक्सिन वैका और साइटोटॉक्सिन से संबंधित कैगा एंटीजन शामिल हैं। साइटोटॉक्सिक उपभेदों और / या एंटी-कैगा सीरम एंटीबॉडी के साथ संक्रमित मरीजों में बाद के शोष, अल्सरेशन और दुर्दमता के साथ सक्रिय क्रोनिक गैस्ट्रेटिस विकसित होने की अधिक संभावना है। उसी समय, एचपी उपभेद जो कि टीके-साइटोटॉक्सिन का उत्पादन करते हैं, जीर्ण जठरशोथ के रोगियों की तुलना में पेप्टिक अल्सर रोग के रोगियों में अधिक आम हैं। इसलिए, साइटोटोक्सिक एचपी उपभेद गैर-साइटोटोक्सिक की तुलना में अधिक अल्सरेटिव हैं। यह माना जाता है कि Hp सीधे, और अप्रत्यक्ष रूप से भड़काऊ घुसपैठ के साइटोकिन्स के माध्यम से, जी-कोशिकाओं (गैस्ट्रिन का उत्पादन) और डी-कोशिकाओं (सोमैटोस्टैटिन का उत्पादन और पार्श्विका कोशिकाओं के कामकाज में एक भूमिका निभा रहा है) के बीच असहमति की ओर जाता है। हाइपरगैस्ट्रीनिमिया पार्श्विका कोशिकाओं की संख्या में वृद्धि और हाइड्रोक्लोरिक एसिड के

उत्पादन में वृद्धि के साथ है। उसी समय, पेट की एक अजीब प्रेरणा विकार विकसित होती है, जिस पर ग्रहणी में अम्लीय गैस्ट्रिक सामग्री का एक प्रारंभिक निर्वहन होता है, जो ग्रहणी बल्ब की सामग्री के "अम्लीकरण" की ओर जाता है।

इस प्रकार, एचपी गैस्ट्रोडोडोडेनल क्षेत्र में वृद्धि का समर्थन करने का मुख्य कारण है। हालांकि, गैस्ट्रिक म्यूकोसा की संरचना और कामकाज की ख़ासियत के कारण, कुछ लोग आनुवंशिक रूप से एचपी के लिए प्रतिरक्षा हैं। इस श्रेणी के लोगों में, एचपी, शरीर में प्रवेश कर, उपकला को चिपकने (चिपकाने) में सक्षम नहीं है और इसलिए इसे नुकसान नहीं पहुंचाता है।

अल्सर चरण (चरण) अल्सर के रोगजनन को समझने के लिए अलग करें

1. प्रारंभिक चरण की अवधि 48-72 घंटे है। पेट या ग्रहणी के श्लेष्म झिल्ली के सीमित क्षेत्र में सुरक्षात्मक अवरोध की एक सफलता है और आक्रामक कारकों का अधिकतम प्रभाव है जो गहराई और चौड़ाई में अल्सर के प्रसार का कारण बनता है।

2. तेजी से पुनर्जनन (या प्रारंभिक चिकित्सा) का चरण। इसकी अवधि लगभग 2 सप्ताह है। आक्रामकता और रक्षा के कारकों के बीच फिर से एक संतुलन है। इस चरण में संवहनी क्षति की विशेषता है, बड़ी संख्या में नेक्रोटिक द्रव्यमान की उपस्थिति, लिम्फ और केशिकाओं के साथ श्लेष्म झिल्ली के शोफ। मैक्रोफेज, लिम्फोसाइट्स, प्लाज्मा कोशिकाएं, साथ ही वृद्धि कारक (एपिडर्मल, ट्रांसफॉर्मिंग, आदि) क्षति क्षेत्र के लिए आकर्षित होते हैं; विभिन्न एंटीबॉडी का गठन, क्षय उत्पादों से अल्सर की शुद्धि; कोलेजन गठन और एपिथेलियम पुनर्जनन की गहन प्रक्रियाएं चल रही हैं, जिसके लिए महत्वपूर्ण ऊर्जा खपत की आवश्यकता होती है। अल्सर के गठन की शुरुआत से 12 घंटे के बाद, गहन डीएनए संश्लेषण निर्धारित किया जाता है।

3. धीमी गति से उत्थान की अवस्था (या बाद में चिकित्सा)। इस चरण की अवधि 3-4 सप्ताह है। विकास कारकों का प्रभाव, प्रतिरक्षा तंत्र जो सुरक्षा की मुख्य भूमिका पर चलते हैं, एंजाइम-हार्मोनल कारक अधिक तीव्रता से कार्य करते हैं। ये सभी तंत्र अल्सर के उपकलाकरण को पूरा करने के लिए नेतृत्व करते हैं, microcirculation का पुनर्निर्माण, सेल भेदभाव और उनकी परिपक्वता।

4. श्लेष्म झिल्ली की कार्यात्मक गतिविधि की बहाली। यह चरण कोशिकाओं की कार्यात्मक गतिविधि (वसूली या लंबे समय तक छूट) की पूरी बहाली के साथ पूरा किया जा सकता है या पूरा नहीं हुआ है; उत्तरार्द्ध मामले में, छूट कम होगी, बीमारी अक्सर या लगातार पुनरावृत्ति होती है। इस चरण में हार्मोनल और एंजाइमी कारक मुख्य रूप से सक्रिय होते हैं।

आकृति विज्ञान

तीव्र चरण में YAB का मुख्य रूपात्मक सब्सट्रेट श्लेष्म झिल्ली का अल्सरेटिव दोष और इसके साथ जुड़े सक्रिय गैस्ट्रेटिस, गैस्ट्रोडुओडेनाइटिस, और, अक्सर, रिफ्लक्स एसोफैगिटिस है, और श्लेष्म झिल्ली के पश्च-पश्च-घाव निशान परिवर्तन और एक निष्क्रिय पुरानी प्रक्रिया में।

वर्गीकरण

हां, रूप, स्थानीयकरण, पाठ्यक्रम में विभाजित है।

एटियोलॉजी के अनुसार
1. हेलिकोबैक्टर पाइलोरी के साथ जुड़ा
2. हेलिकोबैक्टर पाइलोरी_ के साथ संबद्ध नहीं

स्थानीयकरण द्वारा
1. पेट के अल्सर:
• कार्डियक और सबकार्डियल डिवीजन
• शरीर
• एंट्रल
• पाइलोरिक नहर
2. ग्रहणी संबंधी अल्सर:
• बल्ब
• ज़ालुकोवी विभाग (गैर-अल्सर अल्सर)
3. पेट और ग्रहणी के संयुक्त अल्सर

अल्सर के प्रकार से:
1. एकल
2. बहुवचन

अल्सर के आकार (व्यास) द्वारा
1. छोटा, व्यास 0.5 सेमी तक
2. मध्यम, व्यास 0.5-1 सेमी
3. बड़ा, व्यास 1.1-2.9 सेमी
4. विशाल, व्यास 3 सेमी और पेट के अल्सर के लिए अधिक, ग्रहणी संबंधी अल्सर के लिए 2 सेमी से अधिक

क्लिनिकल कोर्स के अनुसार
1. विशिष्ट
2. Atical:
• एटिपिकल दर्द सिंड्रोम के साथ
• दर्द रहित (लेकिन अन्य नैदानिक अभिव्यक्तियों के साथ)
• स्पर्शोन्मुख

गैस्ट्रिक स्राव के स्तर तक
1. बढ़े हुए स्राव के साथ
2. सामान्य स्राव के साथ

Clinical Gastroenterology

3. कम स्राव

प्रवाह की प्रकृति से
1. पहली बार पेप्टिक अल्सर का पता चला
2. आवर्तक पाठ्यक्रम:
- दुर्लभ स्थितियों के साथ (2-3 साल में 1 बार और उससे कम)
- वार्षिक परीक्षाओं के साथ
- बार-बार होने वाली ऐंठन के साथ (वर्ष में 2 बार और अधिक बार) _

बीमारी के चरण द्वारा
1. उग्रता
2. छूट:
- नैदानिक
- शारीरिक:
© उपकला
© scarring (लाल निशान चरण और सफेद निशान चरण)
- कार्यात्मक_

जटिलताओं की उपस्थिति से
1. रक्तस्राव
2. पेनेट्रेशन
3. वेध
4. स्टेनोसिस
5. लचक

क्लिनिक

अल्सर की मान्यता रोग की नैदानिक तस्वीर के अध्ययन से शुरू होती है।

तीव्र चरण में प्रमुख लक्षण दर्द है। इसकी विशिष्ट विशेषताओं पर विचार किया जाना चाहिए:
1. आवृत्ति (विस्तार और छूट की अवधि का विकल्प),
2. ताल (भोजन सेवन के साथ दर्द का संबंध),
3. मौसमी (वसंत और शरद ऋतु में दर्द का शमन)
4. खाने के बाद दर्द का गायब हो जाना, दवाएं (एंटासिड्स, एंटीकोलिनर्जिक्स)।

दर्द की शुरुआत के समय तक, उन्हें वी में विभाजित किया जाता है, खाने के बाद वी - 1 घंटे के बाद उत्पन्न होता है, देर से (1 V -2 घंटे के बाद) और "भूख", काफी समय (6-7 घंटे के बाद) के बाद दिखाई देता है, अर्थात् खाली पेट पर, और भोजन के बाद गायब हो जाना। "भूखा"

रात दर्द के करीब। प्रारंभिक दर्द पेट की अधिक विशेषता है, और देर, रात और भूख - ग्रहणी संबंधी अल्सर के लिए।

अल्सर के "विशिष्ट" लक्षण केवल 25% रोगियों में देखे जाते हैं। दर्द के लिए विभिन्न विकल्प हैं:
1. ग्रहणी संबंधी अल्सर के रोगियों में खाने के बाद दर्द का उद्भव या वृद्धि;
2. भोजन सेवन और दर्द के बीच निर्भरता की कमी;
3. लगातार, पैरॉक्सिस्मल या एपिसोडिक दर्द।

अल्सर की बीमारी के atypical अभिव्यक्तियों में डिस्पेप्टिक लक्षण, आंतों के विकार (कब्ज), वजन घटाने या एस्टेनो-न्यूरोटिक सिंड्रोम की नैदानिक तस्वीर में एक प्रमुखता के साथ दर्द रहित कोर्स के मामले भी शामिल हैं।

दर्द सिंड्रोम के अलावा, अल्सर की नैदानिक तस्वीर विभिन्न डिस्पेप्टिक घटनाओं द्वारा प्रकट होती है:
1. 30-80% रोगियों में नाराज़गी होती है। यह दर्द के साथ वैकल्पिक रूप से हो सकता है, कई वर्षों से पहले हो सकता है, या बीमारी का एकमात्र लक्षण हो सकता है।
2. मतली, पेट कम बार देखा। ये लक्षण पेट की निकासी के उल्लंघन का संकेत देते हैं।
3. YAB के साथ उल्टी, दर्द की ऊंचाई पर होती है, बिना किसी मिचली के होती है और आराम पहुंचाती है। यह अल्सर के साथ एक लगातार शिकायत है, एमेटिक द्रव्यमान मुख्य रूप से खाद्य अशुद्धियों से मिलकर बनता है।
4. अल्सर के गैर-जटिल रूपों के लिए भूख आमतौर पर कम नहीं होती है, और अक्सर भी बढ़ जाती है, खासकर ग्रहणी संबंधी अल्सर ("भूख की दर्दनाक भावना") में।
5. अल्सर के अधिकांश रोगियों को कब्ज होता है, जो अक्सर योनि मूल के बृहदान्त्र के स्पास्टिक डिस्केनेसिया के कारण होता है।
6. तीव्र चरण में सामान्य स्थिति बिगड़ जाती है, वहाँ थकान, कमजोरी, पसीना होता है, अवसाद होता है या, इसके विपरीत, बढ़ी हुई उत्तेजना होती है।
7. कभी-कभी, रोगियों का वजन कम हो जाता है, लेकिन उपचार की प्रक्रिया में, शरीर का वजन जल्दी से ठीक हो जाता है।

शारीरिक परीक्षा एपिगैस्ट्रियम और पाइलोरोडायोडेनल ज़ोन में वनस्पति संबंधी शिथिलता, स्थानीय दर्द और मांसपेशियों में तनाव के लक्षणों को निर्धारित करती है, और अल्सर के स्थल पर मेंडल का सकारात्मक सिंड्रोम स्थानीय पर्क्यूशन दर्द है।

अल्सर का एक विशिष्ट प्रकटन पाइलोरोडुओडेनल अल्सर स्थानीयकरण में पाया जाता है और कम से कम मध्ययुगीन क्षेत्र के एक अल्सर में होता है।

पेप्टिक अल्सर के नैदानिक रूप हैं:
1. अल्सर के स्थानीयकरण के आधार पर अल्सर के नैदानिक रूप

• पेट के कार्डियक और सबकार्डियल क्षेत्रों के अल्सर सभी गैस्ट्रोडोडोडेनल अल्सर का लगभग 3% बनाते हैं। अधिक बार, 40-60 वर्ष की आयु के पुरुष बीमार होते हैं। दर्द epigastric क्षेत्र में या xiphoid प्रक्रिया के पीछे स्थानीयकृत है, खाने के तुरंत बाद या 15-20 मिनट के बाद होता है, 1.5-2 घंटे तक रहता है, कभी-कभी हृदय क्षेत्र में विकिरण होता है। लगातार असंतोष और पेट भरने वाला भोजन होता है, क्योंकि रोगियों को अक्सर कार्डियक पल्प और गैस्ट्रो-एसोफैगल रिफ्लक्स की विफलता होती है। दर्द एंटासिड से छुटकारा दिलाता है। पेट के एसिड बनाने के कार्य का औसत मूल्य अन्य स्थानीयकृत अल्सर वाले रोगियों की तुलना में कम है।

• कम वक्रता के अल्सर और पेट के शरीर की पूर्वकाल की दीवार, लगभग 14% में होती है। मध्यम और बुढ़ापे के व्यक्ति बीमार हैं। तीखेपन से शुरू करें। भोजन भोजन के 1-1.5 घंटे बाद होता है और अक्सर स्थायी होता है। बार-बार पेट में जलन, नाराज़गी, कम उल्टी। एसिड उत्पादों को सामान्य या थोड़ा कम किया जाता है।

• पेट की अधिक वक्रता और पीछे की दीवार के अल्सर 40-70 साल के पुरुषों में लंबे गैस्ट्रिटिस इतिहास के साथ 2% अधिक बार होते हैं। दर्द सिंड्रोम का भोजन सेवन, मौसमी से रहित होने के साथ कोई स्पष्ट संबंध नहीं है। अक्सर घातक और कभी-कभी तुरंत कैंसर के प्राथमिक अल्सरेटिव रूप का चरित्र होता है।

• एंट्राल अल्सर 3% में होता है, और 75% मामलों में अल्सर कम वक्रता के साथ स्थानीयकृत होता है। प्रमुख सिंड्रोम दर्द है, आमतौर पर देर से। अक्सर मतली, उल्टी, वजन घटाने के साथ। विशेषता लगातार, आवर्तक पाठ्यक्रम। मौसमी परिवेष्टन का उल्लेख किया गया है। जब अधिक से अधिक वक्रता या पीछे की दीवार पर स्थानीयकरण अक्सर घातक होता है।

• पाइलोरिक नहर का अल्सर “5%” होता है। कम वक्रता (60%) पर अधिक बार स्थानीयकृत। युवा लोगों में, पीठ के निचले हिस्से, दाहिने हाइपोकॉन्ड्रिअम में तीव्र दर्द के साथ। दर्द खाने से जुड़ा नहीं है। वहाँ पेट में जलन, नाराज़गी, लगातार उल्टी, तेज वजन घटाने हैं। कोई भी मौसम नहीं। गैस्ट्रिक स्राव का स्तर अधिक है। लगातार रक्तस्राव और वेध। ऐसे रोगी चिकित्सा के प्रति प्रतिरोधी होते हैं। उपचार की समाप्ति के बाद, जल्दी से राहत मिलती है।

• ग्रहणी के बल्ब के अल्सर में एक विशिष्ट नैदानिक तस्वीर होती है, जो सभी अल्सर के 2/3 मामलों में देखी जाती है। देर से "भूख" दर्द द्वारा विशेषता।

• बल्ब (पोस्टबुलार) अल्सर कम आम हैं - 7%, अधिक बार युवा पुरुष बीमार होते हैं। Syndromes बल्बस अल्सर के क्लिनिक के समान हैं। बल्बस अल्सर के विपरीत, भोजन तुरंत नहीं बल्कि 15-20 मिनट के बाद दर्द से राहत देता है। दर्द का विकिरण विविध है, अक्सर अग्न्याशय और पित्त पथ प्रक्रिया में शामिल होते हैं। 4/5 रोगियों में रक्तस्राव होता है, अक्सर पेरिप्रोसिस, ग्रहणी 12 की स्टेनोसिस, शायद ही कभी छिद्र। अक्सर आंत की पीठ या भीतरी दीवार पर स्थानीयकृत।

• पेट और ग्रहणी के संयुक्त घावों को 12% रोगियों में मनाया जाता है। संयुक्त अल्सर के लिए 3 विकल्प हैं:

© विकल्प 1 - 75% रोगियों में सबसे अधिक बार - शरीर के अल्सर, एंट्रल या

पाइलोरिक नहर के अलावा ग्रहणी संबंधी अल्सर का विकास होता है। एक्सर्बीशन की मौसमी प्रकृति व्यक्त की। देर से दर्द सिंड्रोम। गैस्ट्रिक स्राव को बचाया। अलग-थलग स्थानीयकरण की तुलना में अधिक कठिन नहीं है।

© विकल्प 2 - पेट में एक मूल अल्सर, फिर ग्रहणी में। यह 14% मामलों में होता है। अधिक गंभीर के लिए। वेध और रक्तस्राव की आवृत्ति अधिक है। एक ही समय में वैकल्पिक रूप से विभिन्न स्थानीयकरण के अल्सर के तीव्र exacerbations और कम बार।

© 3 प्रकार - गैस्ट्रिक और ग्रहणी संबंधी अल्सर का एक साथ विकास - सभी मामलों में 11%। कम उम्र में अधिक बार, अल्सर को एंट्राम या पाइलोरिक में स्थानीयकृत किया जाता है। आमतौर पर अल्सर का एक साथ सामना करना पड़ता है। भारी करंट। अक्सर गैस्ट्रोइंटेस्टाइनल रक्तस्राव में, 1/3 रोगियों में एक निशान-अल्सरेटिव स्टेनोसिस का गठन होता है।

2. उम्र और लिंग के आधार पर अल्सर की नैदानिक अभिव्यक्तियाँ

किशोरों में पेप्टिक अल्सर की बीमारी 2 रूपों में होती है: अव्यक्त और दर्द।

© अव्यक्त रूप को आवधिक और मौसमी दर्द की अनुपस्थिति की विशेषता है। कभी-कभी रोग का एकमात्र लक्षण नाराज़गी होता है, साथ ही ठेठ उल्टी, लार, चिड़चिड़ापन। अच्छे स्वास्थ्य की पृष्ठभूमि के खिलाफ (जिसकी अवधि 3 से 7 साल तक है) अचानक रक्तस्राव होता है (17% रोगियों में)। तेज़ होने की अवधि के दौरान, एसिड का उत्पादन बढ़ जाता है, और छूट के दौरान, सामान्य होता है।

© घटना की शुरुआत से एक दर्दनाक रूप बीयू के पैटर्न को प्रकट करता है। किशोरों में, अधिवृक्क ग्रंथियों के मिनरलोकोर्टिकोइड फ़ंक्शन में कमी का पता लगाया जाता है।

• बुज़ुर्ग और बूढ़े रोगियों में बीयू 3 प्रकारों में मनाया जाता है:

© 1 प्रकार - लंबे समय तक चलने वाला YAB। यह एक युवा और मध्यम आयु में होता है। यह युवा जैसा दिखता है, लेकिन अधिक गंभीर पाठ्यक्रम में भिन्न होता है, अधिक लगातार रिलेपेस के साथ, लेकिन कम स्पष्ट दर्द सिंड्रोम के साथ। भूख में कमी, वजन में कमी, अक्सर 12 ग्रहणी अल्सर से पेट में अल्सर की ओर पलायन होता है।

© विकल्प 2 - YAB, जो पुराने सेनेई उम्र ("देर" YAB) में शुरू हुआ था। डिस्पेप्टिक घटनाओं की व्यापकता विशेषता है, लेकिन 1/3 रोगियों में यह एक विशिष्ट वाईबी के रूप में आगे बढ़ता है। संरक्षण कारकों में कमी से रोगजनन का प्रभुत्व है।

© 3 विकल्प - "सेनील अल्सर", जिसे अच्छे कारण के साथ लक्षणात्मक माना जा सकता है। यह गैस्ट्रिक दीवार का एक प्रकार का "रोधगलन" है, "स्केलेरोटिक अल्सर।"

• महिलाओं में बीयू गोनैड्स की उम्र और कार्य पर निर्भर करता है।

© विकल्प 1 - एक छोटी उम्र में सेक्स ग्रंथियों की एक सामान्य कार्यात्मक गतिविधि के साथ, प्रवाह में आसानी और एक हल्के दर्द सिंड्रोम ठेठ अल्सर पैटर्न के साथ विशिष्ट हैं। पूर्व और मासिक धर्म की अवधि में ज्यादातर मामलों में अल्सर का प्रकोप होता है। गर्भावस्था के साथ विमुद्रीकरण (80% मामलों में) होता है। 1/3 मामलों में रोग के बढ़ने से गर्भपात हो जाता है।

© 2 प्रकार - पर्वतारोही अवधि में YAB मुश्किल होता है: एक्सर्साइज़ की अवधि लंबी

हो जाती है, उपचार थोड़ा प्रभाव देता है।

© 3 विकल्प - अनियमित मासिक धर्म के साथ युवा महिलाओं में एक गंभीर पाठ्यक्रम देखा जाता है।

3. युद्ध में वाईएबी के पाठ्यक्रम की कई विशेषताएं नोट की गई हैं।

• मस्तिष्काघात में, दर्द सिंड्रोम अपनी आवधिकता खो देता है, दर्द स्थायी होता है, जो उपचार के लिए दृढ़ता से होता है। उपचार समय दोगुना हो गया है। रक्तस्राव के मामले, वेध बढ़ रहे हैं। यह वाईएबी के लिए विशिष्ट है, जो युद्ध के समय पैदा हुआ था।

• युद्ध की पूर्व अवधि में YAB से पीड़ित व्यक्तियों, पर्यावरण की कठिन परिस्थितियों में गिरने, किसी भी निरंतर लड़ाई को महसूस नहीं किया। जाहिर है, सीमित निषेध अधिनियम के पावलोवस्क कानून ने द्वितीय विश्व युद्ध के उदाहरण पर वर्णित किया।

के लिए।

अल्सर के लिए अतिरंजना और उत्सर्जन के विकल्प की विशेषता है, मौसमी (वसंत और शरद ऋतु में अधिक बार, और सर्दियों और गर्मियों में शायद ही कभी)।

तीव्र चरण में सक्रिय श्लेष्म परिवर्तन (गैस्ट्रिटिस, डुओडेनाइटिस, गैस्ट्रोडुडेनाइटिस) के साथ अल्सर होता है, नैदानिक तस्वीर की गंभीरता की परवाह किए बिना।

भीग जाने की अवस्था में तेजपन, ताजा पोस्ट-अल्सर सिकाट्रिक परिवर्तन और श्लेष्मा झिल्ली की सक्रिय सूजन (आमतौर पर एंटेरियल गैस्ट्रिटिस, बल्ब) की अनुपस्थिति की विशेषता है। यानी यह अधूरी छूट की स्थिति है।

रोग, नैदानिक, एंडोस्कोपिक (अल्सर, कटाव, एडिमा, हाइपरमिया, आदि) और हिस्टोलॉजिकल (लामिना प्रोप्रिया के न्यूट्रोफिलिक घुसपैठ और म्यूकोसा के अंतर-उपकला रिक्त स्थान) रोग और एचपी श्लेष्मा के उपनिवेशण की अभिव्यक्तियों की अनुपस्थिति की विशेषता है।

रोग के हल्के रूप में - एक वर्ष में एक बार से अधिक नहीं, स्पर्शोन्मुख।

मध्यम गंभीरता के साथ - वर्ष में 2 बार, दर्द सिंड्रोम दवाओं द्वारा बंद कर दिया जाता है।

अल्सर का एक गंभीर रूप एक रिलेप्सिंग कोर्स और गंभीर लक्षणों की विशेषता है, जटिलताओं के अलावा, प्रक्रिया में अन्य अंगों की भागीदारी।

औसतन, पेट के अल्सर की "लाल" निशान की चिकित्सा 5-6 सप्ताह में होती है, और ग्रहणी 3 से 4 सप्ताह में होती है। "सफेद" निशान का गठन 2-3 महीनों में समाप्त हो जाता है। तीव्र अल्सर 7 से 14 दिनों में ठीक हो सकता है।

जटिलताओं

अल्सर की सभी जटिलताओं को 2 समूहों में विभाजित किया जा सकता है

1. जटिलताओं जो अचानक और सीधे रोगी के जीवन को खतरा देती हैं (रक्तस्राव, वेध);
2. जटिलताओं जो धीरे-धीरे विकसित होती हैं और एक क्रोनिक कोर्स (पैठ, पाइलोरिक

स्टेनोसिस और ग्रहणी संबंधी अल्सर, दुर्दमता, पेरिविसेराइट्स, प्रक्रिया में अन्य अंगों की भागीदारी - प्रतिक्रियाशील अग्नाशयशोथ, आदि) होती है।

रक्तस्राव अल्सर की सबसे आम जटिलता है (15-20% अल्सर के रोगियों), 15 से 25 साल की अल्सर अवधि के साथ, पेट के अल्सर की तुलना में ग्रहणी के अल्सर के साथ अधिक बार होता है। अधिक बार पेट के पीछे की दीवार के रक्तस्रावी अल्सर, रोगसूचक, पोस्ट-बल्बर। आमतौर पर केवल बड़े पैमाने पर (विपुल) रक्तस्राव का निदान किया जाता है।

रक्तस्राव होता है:

1. रक्त की उल्टी (रक्तगुल्म)। जब पेट जल्दी से खूनी खून से भर जाता है, तो उल्टी शुद्ध रक्त से होती है। मामूली रक्तस्राव के साथ उल्टी तुरंत नहीं होती है, और उल्टी "कॉफी के मैदान" का रंग बन जाती है। एचसीएल के साथ रक्त का संपर्क हाइड्रोक्लोरिक एसिड हेमेटिन के गठन के कारण कॉफी में रंग बदलता है।

2. टैरी स्टूल (मेलेना)। कुर्सी मटमैली है, कोयले की चमक से चिपचिपी है, टार की तरह। मेलिना तब होता है जब 200 मिलीलीटर से अधिक रक्त खो जाता है। एक स्यूडोमेलेनिक कुर्सी (लोहे, बिस्मथ, ब्लूबेरी, आदि लेने के बाद) में एक सामान्य स्थिरता और आकार होता है।

3. तीव्र रक्त की हानि के लक्षण, जो रक्तस्राव की गति और मात्रा पर निर्भर करते हैं। अचानक कमजोरी, विपुल पसीना, पीला त्वचा, ठंड की चरम सीमा, एक नरम, त्वरित नाड़ी, रक्तचाप में कमी से भारी रक्तस्राव प्रकट होता है।

कभी-कभी जब रक्तस्राव दर्द (बर्गमैन का एक लक्षण) गायब हो जाता है। आयरन की कमी वाले एनीमिया और ग्रेगर्सन की सकारात्मक प्रतिक्रिया के संकेत से गुप्त (छिपी हुई) रक्त की कमी प्रकट होती है। रक्तस्राव 500 मिलीलीटर से अधिक नहीं होता है, आमतौर पर उज्ज्वल लक्षण नहीं होते हैं। और बड़े पैमाने पर रक्तस्राव के साथ, जब 1500 मिलीलीटर से अधिक रक्त खो जाता है (या बीसीसी का 25%), पतन विकसित होता है, और निरंतर रक्तस्राव के साथ, हाइपोवॉलेमिक शॉक।

छिद्र YAB की एक गंभीर जटिलता है। यह जटिलता 5 से 20% रोगियों में होती है, अधिक बार पुरुषों में (1020 बार)। 25% रोगियों में अल्सर की नैदानिक शुरुआत हो सकती है। एंट्रल, प्रीपीलोरिक, डुओडेनम की पूर्वकाल की दीवार पर अल्सर के स्थानीयकरण के साथ अधिक बार होता है। वेध अक्सर बढ़े हुए दर्द से पहले होता है, पेट की दीवार (प्रीपरोफ़ेरेटिव स्टेट) की मांसपेशियों का अनिश्चित तनाव। वेध के सबसे विशिष्ट लक्षण हैं: एपिगैस्ट्रिक क्षेत्र में तेज "डैगर" दर्द, पूर्वकाल पेट की दीवार की मांसपेशियों का पूर्व-तनाव, विशेष रूप से एपिगास्ट्रिअम में, शेटेकिन का सकारात्मक लक्षण - ब्लमबर्ग, यकृत सुस्तता, ब्रैडीकार्डिया, पीला त्वचा का गायब होना। तीव्र शुरुआत के बाद, रोगी की स्थिति में एक अल्पकालिक सुधार संभव है, इसके बाद फैलाना पेरिटोनिटिस की तस्वीर का विकास होता है। शुरुआत से 6-8 घंटे के बाद, पेरिटोनिटिस विकसित होता है, जो रोगी की सामान्य स्थिति

Clinical Gastroenterology

में तेज गिरावट (अक्सर पल्स-जैसे पल्स, हाइपोटेंशन, बुखार, गतिशील आंतों की रुकावट, एक बाएं शिफ्ट, न्यूट्रोफिलिया के साथ ल्यूकोसाइटोसिस) की विशेषता है। पहले घंटों में, मल और गैस का निर्वहन संभव है, फिर पेट फूलना, विलंबित मल और यहां तक कि मूत्र में शामिल हो जाता है। उल्टी होना दुर्लभ है। निदान निर्विवाद हो जाता है यदि हेमी-चन्द्रमा के प्रकार के उप-स्थान में पेट की गुहा में गैस का पता लगाया जाता है।

बूढ़े पुरुषों में, स्पष्ट दर्द सिंड्रोम के बिना छिद्र उत्पन्न होता है।

पैठ के तहत पेट की दीवारों या आसपास के ऊतकों और अंगों में 12 ग्रहणी अल्सर से परे अल्सर के प्रसार को समझते हैं। अधिक बार, पीछे की दीवार के अल्सर घुसना करते हैं। इस प्रकार, बल्ब और पोस्टबुलर के पीछे और पार्श्व की दीवारों के अल्सर अक्सर अग्न्याशय, पित्त पथ, यकृत, जठरांत्र या ग्रहणी के लिगामेंट के सिर में घुस जाते हैं, बड़ी आंत और इसके मेसेंटरी में। पेट का अल्सर अग्न्याशय के छोटे ओमेंटम और शरीर में होता है। अल्सर का एक लंबा इतिहास द्वारा विशेषता, पीठ में विकिरण के साथ लगातार दर्द, हाइपोकॉन्ड्रिअम; उपचार विफलता पेनेट्रेटिंग अल्सर अक्सर खून बहता है। प्रवेश के दौरान दर्द दैनिक आहार और भोजन सेवन के साथ संचार खो देता है, दर्द एंटासिड लेने से कम नहीं होता है; मतली, उल्टी, सूजन के संकेत - सबफेब्राइल टी °, ल्यूकोसाइटोसिस, ईएसआर में वृद्धि।

6-15% मामलों में, अल्सर स्टेनोसिस द्वारा जटिल है। सबसे अक्सर स्टेनोसिस तब होता है जब अल्सर पाइलोरस, बल्ब में स्थानीयकृत होते हैं, और पोस्टबुल अल्सर में कम बार। पश्च-अल्सरेटेड सिसेट्रिक परिवर्तन के कारण कार्बनिक स्टेनोसिस होते हैं, और कार्यात्मक संकीर्णता होती है जो स्पास्टिक घटना के कारण अल्सर के तेज होने के दौरान होती है।

कार्बनिक स्टेनोसिस पेट और ग्रहणी की निकासी गतिविधि का एक स्थायी उल्लंघन के साथ है। कार्यात्मक संकीर्णता के साथ, स्टेनोसिस की नैदानिक तस्वीर गायब हो जाती है क्योंकि अल्सर ठीक हो जाता है और सूजन कम हो जाती है।

कार्बनिक स्टेनोसिस की नैदानिक तस्वीर इसकी गंभीरता पर निर्भर करती है।

मुआवजा चरण में, रोगी की सामान्य स्थिति परेशान नहीं होती है, हालांकि खाने के बाद भारीपन की भावना होती है, खट्टी, उल्टी होती है, जिससे राहत मिलती है।

अवक्षेपित अवस्था में, अधिजठर क्षेत्र में तीव्र दर्द होता है, भोजन की थोड़ी मात्रा के घूस के बाद परिपूर्णता की भावना, सड़ा हुआ (हाइड्रोजन सल्फाइड की गंध के साथ), प्रचुर मात्रा में उल्टी, राहत लाती है। इमेटिक मास में भोजन एक दिन पहले खाया जाता है।

विघटित अवस्था में, रोगी की उल्टी, निर्जलीकरण में वृद्धि होती है, त्वचा शुष्क, पिलपिला, भारी वजन कम हो जाता है, देर से "तेज शोर" होता है, सामान्य स्थिति गंभीर हो जाती है, जब एपिगैस्ट्रिक क्षेत्र में देखा जाता है।

अल्सर की विकृति की आवृत्ति पर राय तेजी से बढ़ जाती है। कुछ का मानना है कि अस्वस्थता गैस्ट्रिक अल्सर की विशिष्ट है, अक्सर जब वे अधिक से अधिक वक्रता, पीछे की दीवार और अत्यधिक स्थित पर स्थानीय होते हैं, और ग्रहणी के अल्सर व्यावहारिक रूप से पुन:

उत्पन्न नहीं होते हैं। 210% मामलों में गैस्ट्रिक अल्सर की विकृति होती है। हालांकि, वर्तमान में, अधिक सामान्य दृष्टिकोण यह है कि यह गैस्ट्रिक कैंसर का एक प्राथमिक अल्सरेटिव रूप है। कमजोरी, भूख न लगना, वजन कम होना, दर्द की प्रकृति में बदलाव, जो स्थायी हो जाते हैं और खाने या एंटासिड्स से कम नहीं होते हैं, एनीमिक सिंड्रोम की अभिव्यक्तियाँ मुख्य नैदानिक संकेत हैं जो अल्सर के घातक विकृति का संकेत देते हैं। लेकिन घातक और सौम्य अल्सरेशन के कोई पूर्ण विभेदक नैदानिक संकेत नहीं हैं। इसलिए, प्रत्येक गैस्ट्रिक अल्सर को संभावित रूप से घातक माना जाना चाहिए, और यहां तक कि नियंत्रण फाइब्रोगैस्ट्रोस्कोपी के साथ, एक लक्षित बायोप्सी (अल्सर के किनारों से कम से कम 5 से 6 बायोप्सी) किया जाना चाहिए, इसके बाद हिस्टोलॉजिकल जांच की जानी चाहिए।

पेरिविसेरसाइट्स (पेरिगास्ट्राइटिस, पेरिडुओडेनाइटिस) तीव्र चरण में, एक नियम के रूप में, सीरप झिल्ली की प्रतिक्रिया होती है, जिसे पैल्पेशन (स्थानीय मांसपेशी तनाव सिंड्रोम) और मेंडल के लक्षण द्वारा पता लगाया जाता है, जो कि रिमिशन चरण में गायब हो जाते हैं। वहाँ भी चिपकने वाले, पेरीयूलज़रोज़नी प्रक्रियाएं हैं जो अल्सर के क्लिनिक को बदलते हैं। अधिक बार पाइलोरोबुलबार विभाग और अग्न्याशय के बीच, पेट और यकृत के बीच आसंजन बनते हैं। पेरिविसेरिटा के साथ, दर्द अधिक तीव्र हो जाता है, भोजन के तुरंत बाद बढ़ जाता है, शारीरिक परिश्रम के दौरान, और शरीर को हिलाकर रख देता है। पेरीविसेराइट्स सबफ़ेब्रल तापमान के साथ हो सकते हैं, ईएसआर में वृद्धि हुई है। हाइपरफिब्रिनोजेमिया नोट किया गया है, सी-प्रतिक्रियाशील प्रोटीन और रक्त में सूजन के अन्य संकेतक दिखाई देते हैं।

निदान

प्रयोगशाला अध्ययनों में केवल YAB की मान्यता में एक सापेक्ष, अनुमानित मूल्य होता है।

अपूर्ण अल्सर के साथ एक रक्त परीक्षण सामान्य रहता है।

गैस्ट्रिक स्राव के अध्ययन का नैदानिक मूल्य छोटा है। पेट के कार्यात्मक विकारों का पता लगाने के लिए अल्सर के निदान के लिए गैस्ट्रिक स्राव का अध्ययन आवश्यक नहीं है। ग्रहणी अल्सर वाले लगभग आधे रोगियों में हाइड्रोक्लोरिक एसिड के स्राव के सामान्य संकेतक हैं। ऐसे मामलों में जब बेसल एसिड रिलीज (बेसल एसिड आउटपुट, बीएओ) का अनुपात अधिकतम एसिड रिलीज (अधिकतम एसिड आउटपुट, एमएओ) - एचएलडब्ल्यू / एमएओ ›0.6 है, यह जिंजर-एलिसन सिंड्रोम (गैस्ट्रिनोमस) को बाहर करने के लिए रक्त गैस्ट्रिन के स्तर को निर्धारित करना आवश्यक है। हालांकि, ग्रहणी संबंधी अल्सर में HLW को बढ़ाया जा सकता है। गैस्ट्रिक अल्सर वाले रोगियों में हाइड्रोक्लोरिक एसिड के स्राव के लिए अलग-अलग विकल्प होते हैं। इन रोगियों में हिस्टामाइन-प्रतिरोधी एक्लोरहाइड्रिया की पहचान गैस्ट्रिक कैंसर के अल्सरेटिव रूपों के साथ भेदभाव के लिए अतिरिक्त परीक्षा विधियों की आवश्यकता होती है (गैस्ट्रिक कैंसर में एक्लोरहाइड्रिया लगभग 25% मामलों में निर्धारित किया जाता है)।

वाईबी के निदान के लिए एक सामान्य तरीका आर-लॉजिक अनुसंधान है। हालांकि, 15-30% मामलों में, अल्सर आर-तार्किक रूप से पता नहीं चलता है। YAB का एक सीधा R- तार्किक संकेत एक "आला" है। हां के अप्रत्यक्ष संकेतों में शामिल हैं:

एक विपरीत एजेंट के "डिपो";

2. भड़काऊ शाफ्ट;

3. सिलवटों का अभिसरण, "उंगली" पीछे हटना;

4. हाइपरसेरेट की अभिव्यक्तियाँ;

5. अध्ययन के दौरान पैल्पेशन के दौरान स्थानीय दर्द;

6. पाइलोरिक ऐंठन और टोन और पेरिस्टलसिस के अन्य विकार;

7. इसके स्वागत के बाद 6 घंटे से अधिक समय तक पेट में बेरियम सल्फेट की देरी;

8. पाइलोरोडोडोडेनल क्षेत्र के स्टेनोसिस के लक्षण।

वाद्य अनुसंधान के तरीके।

अल्सर के निदान में सबसे विश्वसनीय एंडोस्कोपिक विधि (एफजीडीएस) है। एक अल्सर (95%) के एंडोस्कोपिक निदान की सटीकता रेडियोग्राफिक (60-75%) की तुलना में काफी अधिक है। मतभेद की अनुपस्थिति में अनुसंधान की एंडोस्कोपिक विधि रेडियोलॉजिकल के लिए बेहतर है।

एंडोस्कोपिक विधि (FGDS), जो आपको निम्नलिखित की अनुमति देती है:

1. रोग के निदान की पुष्टि करें और

2. बायोप्सी का उपयोग करके अल्सरेशन की प्रकृति को स्पष्ट करने के लिए,

3. अल्सर चिकित्सा की गति का पालन करें,

4. ऊपरी जीआई पथ के श्लेष्म झिल्ली के सहवर्ती घावों की पहचान करना।

हालांकि, यहां तक कि एक अल्सर के उपचार चरण में किए गए एंडोस्कोपिक परीक्षा के साथ, एक दृश्यमान पोस्ट-अल्सर निशान का पता नहीं लगाया जा सकता है। और ऐसे मामलों में YAB पर अंतिम निर्णय केवल गतिशील अवलोकन के तहत किया जा सकता है।

एंडोस्कोपिक विधि का उपयोग पेट के एसिड बनाने वाले कार्य (पीएच मेट्री) को निर्धारित करने के लिए भी किया जाता है।

हेलिकोबैक्टर पाइलोरी का निदान। एचपी संक्रमण का निदान उन तरीकों से किया जाना चाहिए जो रोगी के शरीर में जीवाणु या उसके चयापचय के उत्पादों की सीधे पहचान करते हैं। निम्नलिखित नैदानिक विधियाँ इन आवश्यकताओं को पूरा करती हैं:

1. जीवाणुविज्ञानी - विभेदक निदान माध्यम पर गैस्ट्रिक श्लेष्म के बायोप्सी नमूनों को बोना।

2. आकृति विज्ञान:

• हिस्टोलॉजिकल - जाइमेसा, वर्टीनु-स्टारीं, गेंट, टोल्यूडीन ब्लू के अनुसार गैस्ट्रिक

म्यूकोसा की हिस्टोलॉजिकल तैयारी में बैक्टीरिया का धुंधला;

• साइटोलॉजिकल - गाइमेसा और ग्राम के अनुसार गैस्ट्रिक म्यूकोसा के बायोप्सी नमूनों के स्मीयर-छापों में बैक्टीरियल दाग।

3. मूत्र - एक सब्सट्रेट, बफर और संकेतक युक्त तरल या जेल माध्यम में रखकर गैस्ट्रिक म्यूकोसा की बायोप्सी में मूत्र गतिविधि का निर्धारण।

4. श्वसन - साँस रोगी की हवा में 14C या 13C आइसोटोप का निर्धारण; वे एचआरए जीवाणु के यूरिया की कार्रवाई के तहत लेबल किए गए यूरिया के साथ एक रोगी के पेट में दरार के परिणामस्वरूप जारी किए जाते हैं।

5. एचपी के लिए एंटीबॉडी के निर्धारण के लिए इम्यूनोसैस विधि।

6. मल में पोलीमरेज़ चेन रिएक्शन (पीसीआर) के माध्यम से एचपी का निर्धारण।

एचपी के निदान के लिए हिस्टोलॉजिकल विधि "सोना" मानक है। मूल्यांकन निम्नलिखित मानदंडों के अनुसार किया जाता है:

0 - तैयारी में कोई बैक्टीरिया नहीं;

1 - कमजोर संदूषण (देखने के क्षेत्र में 20 माइक्रोबियल निकायों तक);

2 - मध्यम संदूषण (देखने के क्षेत्र में 20 से 50 माइक्रोबियल निकायों से);

3 - गंभीर संदूषण (देखने के क्षेत्र में 50 माइक्रोबियल निकायों पर)।

स्मियर-प्रिंट बैक्टीरियोस्कोपी, एचपी के निदान के लिए एक अत्यधिक संवेदनशील तरीका है, जो अध्ययन के समय को कम करता है (हिस्टोलॉजिकल परीक्षा के लिए 5-7 दिनों के बजाय 15-20 मिनट तक)। विधि का नुकसान प्रसार की डिग्री निर्धारित करने में असमर्थता है।

एचपी के महत्वपूर्ण कार्यों को निर्धारित करने के लिए सबसे आशाजनक श्वसन परीक्षण है, क्योंकि यह गैर-आक्रामक है और आपको सक्रिय रूप से कार्य करने वाले जीवाणुओं की पहचान करने की अनुमति देता है, जो विशेष रूप से निष्पादित उन्मूलन की प्रभावशीलता का आकलन करने के लिए महत्वपूर्ण है। हालांकि, विधि को विशेष उपकरण की आवश्यकता होती है, जो वर्तमान में इसके व्यापक उपयोग को सीमित करता है। इसलिए, एचपी के महत्वपूर्ण कार्यों को निर्धारित करने के लिए अक्सर यूरेस टेस्ट का उपयोग किया जाता है।

व्यावहारिक उद्देश्यों के लिए, एचपी संक्रमण के तेजी से निदान और उन्मूलन की प्रभावशीलता का मूल्यांकन करने के लिए यूरेस परीक्षण के लिए बैक्टीरियोस्कोपी सबसे सुविधाजनक तरीका है।

मास्ट्रिच -3 एचपी संक्रमण के निदान के लिए वर्तमान दृष्टिकोणों के बारे में आम सहमति की सिफारिशें:

1. यदि एफजीडीएस रोगी को नहीं किया जाता है, तो निदान के लिए मूत्र श्वसन परीक्षण, मल में एचपी एंटीजन का निर्धारण या एक सीरोलॉजिकल परीक्षण का उपयोग करना उचित है।

2. यदि रोगी गैस्ट्रोडोडोडेनोस्कोपी से गुजर रहा है, तो इस उद्देश्य के लिए एक त्वरित मूत्र

परीक्षण का उपयोग किया जा सकता है। एचपी उन्मूलन की डिग्री का आकलन करने के लिए, पेट के शरीर से 2 बायोप्सी और एंटीराम से 1 बायोप्सी का अध्ययन करना आवश्यक है

3. उन्मूलन की प्रभावशीलता को नियंत्रित करने के लिए, श्वसन परीक्षण लागू करना सबसे अच्छा है; यदि यह असंभव है, तो मल में एचपी एंटीजन के एक अध्ययन की सिफारिश की जाती है।

4. वर्तमान एंटीसेकेरेटरी थेरेपी मल में एचपी एंटीजन का पता लगाने की आवृत्ति और सकारात्मक श्वसन परीक्षण के परिणामों की आवृत्ति कम कर देता है।

5. कुछ एचपी उपभेदों की परिभाषा (उदाहरण के लिए, कैगा) यह तय करने में कोई भूमिका नहीं निभाती है कि मरीजों का इलाज करना है या नहीं।

6. उन्मूलन से मतलब है एचपी (पेट और ग्रहणी दोनों में वनस्पति और कोकल रूप) का पूर्ण विनाश।

उन्मूलन का निदान ग्रहणी संबंधी अल्सर में एंटी-हेलिकोबैक्टर थेरेपी के पाठ्यक्रम के अंत से 4 सप्ताह पहले और गैस्ट्रिक अल्सर के मामले में 6 सप्ताह तक नहीं किया जाना चाहिए; उन्मूलन का निदान कम से कम दो नैदानिक विधियों द्वारा किया जाता है।

विभेदक निदान

विभेदक निदान निम्नलिखित रोगों के साथ किया जाता है:

1. पेट और ग्रहणी के लक्षण अल्सर।

• तनावपूर्ण - व्यापक सर्जरी, गंभीर चोटों और कई चोटों के बाद, सामान्य जलने (कारलिंग अल्सर), मस्तिष्क में रक्तस्राव (कुशिंग के अल्सर), सदमे और अन्य तीव्र स्थितियों के साथ।

• एंडोक्राइन - ज़ोलिंगर-एलिसन सिंड्रोम, हाइपरपैराथायराइडिज्म, इटेनो - कुशिंग की बीमारी।

• औषधीय - NSAIDs-Gastropathy सहित एक संभावित अल्सरेटिव प्रभाव के साथ दवाएं: एसिटाइलसैलिसिलिक एसिड, इंडोमेथासिन, ब्यूटाडाइन, ग्लूकोकार्टोइकोइड्स, एटोफान, कैफीन, रेसिपीन।

• आंतरिक अंगों के रोगों के कारण अल्सर:

© अग्नाशय;

© gepatogennye;

© पुरानी फेफड़ों की बीमारियों में श्वसन विफलता और संचार विफलता के साथ हृदय रोग।

• पुरानी पेट के इस्केमिक सिंड्रोम में अल्सर।

लक्षणसूचक गैस्ट्रोडोडोडेनल अल्सर अक्सर कई होते हैं, बिना स्पष्ट दर्द सिंड्रोम, सीज़ेरिटी और एक्सर्साइज़ की आवधिकता। कभी-कभी अल्सर की पहली नैदानिक अभिव्यक्ति रक्तस्राव या एक और जटिलता है।

2. गैस्ट्रिक कैंसर के अल्सरेटिव रूप (प्राथमिक-अल्सरेटिव फॉर्म, तश्तरी-जैसे कैंसर, पुराने अल्सर से कैंसर, घुसपैठ-अल्सरेटिव रूप)।

3. प्रकार बी के जीर्ण जठरशोथ, प्राथमिक ग्रहणीशोथ ("प्री-अल्सर स्टेट" के वेरिएंट)।

4. पित्त पथ और अग्न्याशय के रोगों में माध्यमिक ग्रहणीशोथ।

5. गैस्ट्रोडोडोडेनल घावों के साथ क्रोहन रोग।

6. ग्रहणी के बल्ब में गैस्ट्रिक म्यूकोसा का प्रसार, जीईआरडी।

7. कार्यात्मक गैस्ट्रिक अपच ("चिढ़ पेट")।

इलाज

पेप्टिक अल्सर की बीमारी वाले रोगियों का उपचार रूढ़िवादी और सर्जिकल हो सकता है। अधिकांश रोगियों का इलाज रूढ़िवादी तरीके से किया जाता है।

गैस्ट्रिक अल्सर और ग्रहणी अल्सर के रूढ़िवादी उपचार में 3 मुख्य चरण हैं:

1. रोग के तीव्र चरण में उपचार। इस चरण का उद्देश्य नैदानिक अभिव्यक्तियों की राहत, जीवन की गुणवत्ता में सुधार या सामान्यीकरण, एक अल्सर का उपचार है।

2. पुनर्वास अवधि, जो पहले से ही बीमारी के सक्रिय चरण में उपचार के दौरान शुरू होती है और तब तक जारी रहती है जब तक कि गैस्ट्रोडोडोडेनल ज़ोन के संरचनात्मक और कार्यात्मक विकार पूरी तरह से समाप्त नहीं हो जाते हैं।

3. स्थिर छूट और औषधालय अवलोकन की अवधि में relapses और exacerbations की रोकथाम के लिए निवारक उपाय।

YAB के साथ रोगियों के अस्पताल में भर्ती होने के संकेत:

1. एक जटिल और अक्सर आवर्ती बीमारी;

2. गंभीर दर्द की उपस्थिति, खासकर अगर यह आउट पेशेंट उपचार के साथ 6-7 दिनों से अधिक रहता है;

3. एक आउट पेशेंट के आधार पर विशेष गैस्ट्रोएंटरोलॉजिकल सहायता प्राप्त करने में असमर्थता;

4. पेट या ग्रहणी के पेप्टिक अल्सर, काफी कमजोर रोगियों में या गंभीर सहवर्ती रोगों की पृष्ठभूमि पर विकसित;

5. रोगी के उपचार को व्यवस्थित करने में असमर्थता (अक्सर कुछ सामाजिक परिस्थितियों के कारण) और आउट पेशेंट सेटिंग्स में अल्सर के उपचार पर नियंत्रण;

6. गैस्ट्रोडोडोडेनल ज़ोन में कई अल्सर (3 या अधिक) की उपस्थिति;

7. एक आउट पेशेंट सेटिंग में उपचार के दौरान अल्सर की पूर्ण या आंशिक मरम्मत की अनुपस्थिति;

8. पेट के अल्सर (1.5 सेमी से अधिक) या ग्रहणी संबंधी अल्सर (1.0 सेमी से अधिक) के बड़े आकार;

9. अल्सरेटिव रक्तस्राव के बारे में सर्जिकल अस्पताल में इलाज किए गए रोगी की रूढ़िवादी रणनीति चुनने की आवश्यकता।

Inpatient उपचार की अवधि अनुसंधान की मात्रा और उपचार की तीव्रता पर निर्भर करती है, और एक गैस्ट्रिक अल्सर के लिए, 20-30 दिन और एक ग्रहणी अल्सर के लिए 10 दिन है। सीधी पेप्टिक अल्सर रोग की थेरेपी मुख्य रूप से एक आउट पेशेंट सेटिंग में की जानी चाहिए।

आहार, अल्सर के उपचार में एक कारक के रूप में, लंबे समय से इस्तेमाल किया गया है। आहार चिकित्सा का मूल विचार यह है कि पोषण में विशिष्ट परिवर्तन गैस्ट्रिक रस के स्राव को दबाने से अल्सर के उपचार को तेज कर सकते हैं, श्लेष्म झिल्ली की गतिशीलता को रोकते हैं। पेप्टिक अल्सर वाले रोगियों के पोषण में शरीर को प्लास्टिक सामग्री की आवश्यकता को पूरा करने और पुनर्जनन प्रक्रियाओं को बढ़ाने के लिए प्रोटीन की इष्टतम मात्रा (120-125 ग्राम) प्रदान करना आवश्यक है। इसके अलावा, एक पूर्ण प्रोटीन जो भोजन से पर्याप्त मात्रा में आता है, ग्रंथि कोशिकाओं की उत्तेजना को कम करता है, हाइड्रोक्लोरिक एसिड और पेप्सिन के उत्पादन को कम करता है, अम्लीय सामग्री (हाइड्रोक्लोरिक एसिड को बांधता है) पर एक उदासीन प्रभाव पड़ता है, जो पेट के लिए आराम पैदा करता है और दर्द के गायब होने की ओर जाता है।

मसालेदार व्यंजन, अचार और स्मोक्ड उत्पादों को खाने की सिफारिश नहीं की जाती है।

इसे दिन में 5 से 6 बार खाने की सलाह दी जाती है। छूट के दौरान, आहार में कोई बड़ा प्रतिबंध नहीं है, हालांकि, अक्सर भोजन रखने की सिफारिश की जाती है।

हाल के वर्षों में, YAB के लिए विशेष पोषण की आवश्यकता पर सवाल उठाया गया है, क्योंकि अल्सर चिकित्सा समय पर आहार चिकित्सा के प्रभाव को साबित नहीं किया गया है, इसके अलावा, आधुनिक फार्माकोथेरेप्यूटिक एजेंट भोजन के सेवन से उत्तेजित एसिड उत्पादन को पर्याप्त रूप से अवरुद्ध करने की अनुमति देते हैं।

ड्रग थेरेपी।

अल्सर के लिए फार्माकोथेरेपी के मुख्य उद्देश्य हैं:
1. एचपी का उन्मूलन;
2. दर्द और अपच संबंधी अभिव्यक्तियों के उन्मूलन से राहत;
3. अल्सर के निशान की उपलब्धि;
4. बीमारी की पुनरावृत्ति और तेज होने से रोकना।

अल्सर के उपचार में शामिल हैं:
1. एचपी दमन - संक्रमण
2. उल्लंघन का उन्मूलन xp। ग्रहणी संबंधी धैर्य;
3. धूम्रपान बंद और शराब का दुरुपयोग;
4. गैस्ट्रिक म्यूकोसा और ग्रहणी (दवाओं, व्यावसायिक खतरों) को प्रभावित करने वाले

कारकों का उन्मूलन।

गैस्ट्रिक अल्सर और ग्रहणी संबंधी अल्सर के इलाज के लिए उपयोग की जाने वाली दवाओं को निम्नलिखित समूहों में विभाजित किया जा सकता है:

1. हेलिकोबैक्टर पाइलोरी संक्रमण के उन्मूलन के लिए साधन।

2. एंटीसेकेरेटरी एजेंट (हाइड्रोक्लोरिक एसिड, पेप्सिन के स्राव को दबाने और इंट्रागैस्ट्रिक पीएच को बढ़ाने या हाइड्रोक्लोरिक एसिड और पेप्सिन को बेअसर और सोखने वाले)।

3. गैस्ट्रोसाइटोप्रोटेक्टर्स (पेट और ग्रहणी के श्लेष्म झिल्ली के प्रतिरोध को बढ़ाना और इसकी रक्षा करना)।

4. पेट और ग्रहणी के मोटर फ़ंक्शन को सामान्य करने का मतलब है।

5. रिपरेंट।

6. केंद्रीय कार्रवाई के साधन गैस्ट्रोडोडोडेनल ज़ोन कार्यों के केंद्रीय न्यूरोहूमल विनियमन को प्रभावित करते हैं।

उन्मूलन Nr। एचपी संक्रमण के निदान और उपचार के लिए आधुनिक दृष्टिकोण जो साक्ष्य-आधारित चिकित्सा की आवश्यकताओं को पूरा करते हैं, मास्ट्रिच -3 की सहमति के तीसरे सम्मेलन के अंतिम दस्तावेज़ में परिलक्षित होते हैं, जो मार्च 1818, 2005 को फ्लोरेंस में आयोजित किया गया था। इस दस्तावेज़ के प्रावधान यूरोपीय में एचपी के लिए मुख्य दिशानिर्देश हैं। संघ।

मास्ट्रिच -3 सहमति के अनुसार, उन्मूलन चिकित्सा के लिए अनिवार्य संकेत गैस्ट्रिक अल्सर और ग्रहणी संबंधी अल्सर (इसके चरण की परवाह किए बिना), जटिल रूप हैं; ML-Toma; एट्रोफिक गैस्ट्रिटिस। इसमें वे मरीज शामिल थे, जिन्हें कैंसर के लिए पेट में जलन हुई थी; जो व्यक्ति गैस्ट्रिक कैंसर के रोगियों के लिए रिश्ते की पहली डिग्री के रिश्तेदार हैं; रोगियों ने उन्मूलन (उनके डॉक्टर के साथ विस्तृत परामर्श के बाद) का संचालन करने की इच्छा व्यक्त की।

मास्ट्रिच सम्मेलन का अंतिम दस्तावेज एचपी संक्रमण के उपचार की योजना बनाने का प्रस्ताव करता है, जो इसकी विफलता की संभावना को प्रदान करता है। इसलिए, इसे एक एकल इकाई के रूप में विचार करने का प्रस्ताव है, जिसमें न केवल पहली-पंक्ति उन्मूलन चिकित्सा, बल्कि अगर एचपी संरक्षित है - दूसरी पंक्ति भी शामिल है।

पहली-पंक्ति चिकित्सा: एक मानक खुराक में प्रोटॉन पंप अवरोधक (पीपीआई) दिन में 2 बार + क्लियरिथ्रोमाइसिन 500 मिलीग्राम 2 बार + एमोक्सिसिलिन 1000 मिलीग्राम 2 बार एक दिन या मेट्रोनिडाजोल 500 मिलीग्राम 2 बार एक दिन में। ट्रिपल थेरेपी 14 दिनों के लिए निर्धारित है। मास्ट्रिच सर्वसम्मति में उन्मूलन चिकित्सा के पाठ्यक्रम की इष्टतम अवधि निर्धारित करने में, यह निष्कर्ष निकाला गया है कि उन्मूलन के 14-दिवसीय पाठ्यक्रम की प्रभावशीलता 7-दिवसीय पाठ्यक्रम की तुलना में 912% अधिक है। स्वास्थ्य देखभाल के निम्न स्तर वाले देशों में 7-दिन (सस्ता) के उपयोग की अनुमति है, यदि इस क्षेत्र में यह अच्छे

Clinical Gastroenterology

परिणाम देता है। एमोक्सिसिलिन के साथ क्लैरिथ्रोमाइसिन का संयोजन मुख्य उन्मूलन आहार है। मास्ट्रिच -3 सहमति इस बात को इंगित करती है कि किसी विशेष क्षेत्र की आबादी में एचपी के प्रतिरोध को स्पष्ट करने के लिए यह योजना निर्धारित नहीं की जानी चाहिए।

यदि उपचार असफल है, तो दूसरी पंक्ति की चिकित्सा निर्धारित है - क्वाडरोथेरेपी: एक मानक खुराक में एक प्रोटॉन पंप अवरोधक दिन में 2 बार + बिस्मथ सबसालिसिलेट / उपसिट्रेट (डे-नोल) 120 मिलीग्राम दिन में एक बार + मेट्रोनिडाजोल 500 मिलीग्राम 3 बार एक दिन + टेट्रासाइक्लिन 500 मिलीग्राम दिन में 4 बार। क्वाडरोथेरेपी 14 दिनों के लिए निर्धारित है।

उपचार के दूसरे पाठ्यक्रम की विफलता के मामले में, आगे की रणनीति प्रत्येक विशिष्ट मामले में व्यक्तिगत रूप से निर्धारित की जाती है।

पहली और दूसरी पंक्ति के उन्मूलन योजनाओं की अप्रभावीता के मामले में, मास्ट्रिच -3 की सहमति चिकित्सक को आगे की चिकित्सा के लिए कई स्वीकार्य विकल्प प्रदान करती है।

पहला विकल्प: चूंकि इसके अनुप्रयोग के दौरान एमोक्सिसिलिन के लिए एचपी उपभेदों का प्रतिरोध विकसित नहीं होता है, इसलिए इसकी उच्च खुराक असाइन करना संभव है: प्रोटॉन पंप ब्लॉकर्स की उच्च (4-गुना) खुराक के साथ संयोजन में एमोक्सिसिलिन (14 दिनों के लिए दिन में 0.75 ग्राम) ।

एक अन्य विकल्प फोरट्रेट थेरेपी योजना में फेरोनजोलोन (दिन में 2 बार 100-200 मिलीग्राम) के साथ मेट्रोनिडाजोल की जगह लेना होगा।

एक विकल्प एमोक्सिसिलिन और रिफैबुटिन (प्रति दिन 300 मिलीग्राम) या लेवोफ़्लॉक्सासिन (प्रति दिन 500 मिलीग्राम) के साथ प्रोटॉन पंप ब्लॉकर्स के संयोजन का उपयोग है।

प्रतिरोध को दूर करने का सबसे अच्छा तरीका अभी भी एंटीबायोटिक दवाओं का चयन है, इस एचपी तनाव की व्यक्तिगत संवेदनशीलता को ध्यान में रखते हुए।

इतालवी शोधकर्ताओं ने उन्मूलन के तथाकथित "अनुक्रमिक" पाठ्यक्रम की एक उच्च दक्षता दिखाई: पीपीआई के पहले 5 दिनों (दिन में 2 बार) को इस संयोजन के साथ एमोक्सिसिलिन (1.0 ग्राम 2 बार एक दिन) के संयोजन में। अगले 5 दिनों में भी क्लिथिथ्रोमाइसिन (दिन में 500 मिलीग्राम 2 बार)।

उन्मूलन योजनाओं के विश्लेषण से पता चला कि उन्मूलन योजनाओं में शामिल विभिन्न पीपीआई में, रबीप्राजोल और एसोमप्राजोल को प्राथमिकता दी गई है।

मास्ट्रिच -3 की सहमति में पाया गया कि बिस्मथ (डे-नोल) रेजिमेंस की तुलना में हमेशा उन्मूलन का उच्च प्रतिशत प्रदान करता है जिसमें समान एंटीबायोटिक शामिल हैं, लेकिन विस्मुट के बिना। इस दवा को किसी भी उन्मूलन चिकित्सा के साथ उपयोग करने के लिए सिफारिश की जाती है ताकि प्रति दिन एंटीबायोटिक दवाओं के प्रति प्रतिरोध को बढ़ाकर उनकी प्रभावशीलता को बढ़ाया जा सके, जिसमें ट्रिपल फर्स्ट-लाइन रेजिमेन भी शामिल है।

एंटीहेलोबेक्टर थेरेपी के नियम:

1. यदि उपचार के उपयोग के उन्मूलन के लिए नेतृत्व नहीं करता है, तो इसे दोहराया नहीं

जाना चाहिए;

2. यदि योजना का उपयोग उन्मूलन के लिए नहीं होता है, तो इसका मतलब है कि जीवाणु उपचार के एक घटक के लिए प्रतिरोधी हो गया है;

3. यदि एक और फिर एक अन्य उपचार के उपयोग से उन्मूलन नहीं होता है, तो उपयोग किए गए एंटीबायोटिक दवाओं के पूरे स्पेक्ट्रम के लिए एचपी तनाव की संवेदनशीलता निर्धारित की जानी चाहिए;

4. उपचार के एक साल बाद रोगी के शरीर में एक जीवाणु की उपस्थिति को संक्रमण से राहत के रूप में माना जाना चाहिए।

5. जब संक्रमण फिर से शुरू होता है, तो एक अधिक प्रभावी उपचार आहार का उपयोग किया जाना चाहिए।

मास्ट्रिच समझौते में जोर दिया गया है कि अपूर्ण ग्रहणी संबंधी अल्सर के मामले में उन्मूलन चिकित्सा के एक कोर्स के बाद एंटीसेक्ट्री थेरेपी को जारी रखने की आवश्यकता नहीं है।

एंटीसेक्ट्री एजेंट। एंटीसेकेरेटरी एजेंट ड्रग्स होते हैं जो हाइड्रोक्लोरिक एसिड, पेप्सिन के स्राव को दबाते हैं और इंट्रागास्ट्रिक पीएच को बढ़ाते हैं या हाइड्रोस्क्लोरिक एसिड और पेप्सिन को बेअसर करते हैं। एंटीसेकेरेटरी एजेंटों में एम-चोलिनोलिटिक्स, एच 2-हिस्टामाइन रिसेप्टर ब्लॉकर्स, प्रोटॉन पंप अवरोधक, गैस्ट्रिन रिसेप्टर विरोधी, एंटासिड और adsorbents शामिल हैं।

अतिरिक्त गैस्ट्रिक स्राव का दमन चयनात्मक एम-एंटीकोलिनेर्जिक्स की मदद से प्राप्त किया जाता है - पिरेंजेपाइन (गैस्ट्रोटसेपिन) 75-100 मिलीग्राम की दैनिक खुराक में (25-50 मिलीग्राम सुबह नाश्ते से 30 मिनट पहले और सोते समय 50 मिलीग्राम)।

एच 2 रिसेप्टर ब्लॉकर्स (फैमोटिडाइन, रैनिटिडिन) का उपयोग स्राव को कम करने के लिए भी किया जाता है। ये दवाएं, पेट की आवरण कोशिकाओं में H2 रिसेप्टर्स को अवरुद्ध करती हैं, हाइड्रोक्लोरिक एसिड के हिस्टामाइन और पेंटागैस्ट्रिन स्राव द्वारा बेसल और उत्तेजित करती हैं। तीसरी पीढ़ी एच 2 ब्लोटर का आमतौर पर उपयोग किया जाता है - एक दिन में 2 बार 20 मिलीग्राम।

ब्लॉकर्स "प्रोटॉन पंप" का भी उपयोग करें - आईपीपी - ओमेप्राज़ोल, दिन में 2 बार, 20 मिलीग्राम। इस उद्देश्य के लिए, इस समूह के उपयोग और नई दवाओं (रबप्राजोल, लंजोप्राजोल, पैंटोप्राजोल और एसोमप्राजोल)।

जब एंटीसेकेरेटरी ड्रग्स (एच 2-रिसेप्टर ब्लॉकर्स और, कुछ हद तक, ओमेप्राज़ोल और गैस्ट्रोसपिन) के साथ इलाज किया जाता है, तो गैस्ट्रिन म्यूकोसा में गैस्ट्रिन और हिस्टामाइन बनाने वाली कोशिकाओं के हाइपरप्लासिया विकसित होते हैं। इस संबंध में, अल्सर के निशान के बाद इन दवाओं का क्रमिक उन्मूलन और अघुलनशील एंटासिड (अलमागेल, फॉस्फेलुगेल, गेलुसिल वार्निश) के साथ उनके रिसेप्शन का अनिवार्य संयोजन, जो केवल भोजन के बीच अंतराल में लिया जाता है (खाने के बाद और रात में 1.5-2 घंटे)) पूर्ण छूट की शुरुआत से पहले।

यह ध्यान दिया जाना चाहिए कि वर्तमान में अल्सर दोष की मरम्मत के लिए उपयोग

की जाने वाली मूल एंटीसेकेरेट्री दवाएं प्रोटॉन पंप अवरोधक और एच 2-हिस्टामाइन रिसेप्टर ब्लॉकर्स हैं, विशेष रूप से महत्वपूर्ण भूमिका प्रोटॉन पंप अवरोधकों द्वारा निभाई जाती है। एंटासिड्स 4-6 घंटे के लिए 3.0 से ऊपर इंट्रागैस्ट्रिक पीएच को बनाए रखते हैं, 10-12 घंटे के लिए एच 2 रिसेप्टर ब्लॉकर्स और 18 घंटे के लिए प्रोटॉन पंप अवरोधक (इसलिए, वे पेप्टिक अल्सर के इलाज में सबसे प्रभावी हैं)।

वर्तमान में, प्रोटॉन पंप अवरोधक सबसे प्रभावी एंटीसेकेरेटरी दवाएं हैं।

गैस्ट्रिनोवी रिसेप्टर्स के विरोधी। एंटी-अल्सर दवाओं का यह समूह गैस्ट्रिन रिसेप्टर्स को अवरुद्ध करता है, हाइड्रोक्लोरिक एसिड के स्राव को कम करता है, और गैस्ट्रिक म्यूकोसा के प्रतिरोध को बढ़ाता है। प्रोलग्यूइड ग्लूटामिक एसिड का व्युत्पन्न है। हालांकि, नैदानिक परीक्षणों में, गैस्ट्रिन रिसेप्टर्स अप्रभावी साबित हुए।

Antacids और adsorbents। एंटासिड और सोखना पेट में हाइड्रोक्लोरिक एसिड को बेअसर करते हैं, अपने उत्पादों को प्रभावित किए बिना, हाइड्रोजन आयनों के रिवर्स प्रसार को रोकते हैं, पेप्सिन के सोखने को बढ़ावा देते हैं। एंटासिड्स को तीन समूहों में विभाजित किया जाता है:

1. अवशोषित (आसानी से घुलनशील, कम लेकिन तेजी से अभिनय);
2. नॉनसॉर्बेबल (अघुलनशील, लंबे समय तक काम करने वाला);
3. सोखना।

गैस्ट्रिक जूस (और सोडियम बाइकार्बोनेट - और पानी में) में अवशोषित करने योग्य एंटासिड एक उच्च एसिड बाध्यकारी क्षमता है, जल्दी से कार्य करते हैं, लेकिन संक्षेप में (5-10 से 30 मिनट तक)। दर्द निवारक, नाराज़गी दूर करने के लिए सोखने योग्य एंटासिड का उपयोग किया जाता है और इन दवाओं का लंबे समय तक उपयोग नहीं किया जाता है।

Nonabsorbable antacids में धीमी गति से बेअसर करने वाले गुण होते हैं, adsorb हाइड्रोक्लोरिक एसिड और इसके साथ बफर यौगिक बनाते हैं। इस समूह में ड्रग्स अवशोषित नहीं होते हैं और एसिड-बेस बैलेंस को नहीं बदलते हैं। विशेष रूप से सलाह दी जाती है कि मैग्नीशियम हाइड्रॉक्साइड और एल्यूमीनियम हाइड्रॉक्साइड युक्त संयुक्त तैयारी का उपयोग करें, क्योंकि इस मामले में एंटासिड प्रभाव जल्दी (कुछ मिनटों के बाद) और लंबे समय तक (2-3 घंटे तक) रहता है। इस समूह में शामिल हैं - अल्मागेल, फॉस्फालुगेल, गैस्टल, मालॉक्स, मैग्नेगल, गेविस्कॉन। वे भोजन के बाद और सोने से पहले 1-11 / 5 घंटे निर्धारित हैं।

सोखने वाले एंटासिड में बिस्मथ नाइट्रेट मूल, बिस्मथ सबसालिसिलेट और स्मेत शामिल हैं। इस उपसमूह का नाम (एंटेरसिडिंग एंटासिड्स) एक निश्चित सीमा तक, सशर्त है, क्योंकि बिस्मथ की कार्रवाई केवल सोखने वाले प्रभाव की सीमा से परे जाती है, इसके अलावा, कुछ हद तक गैर-एंटासिड एंटासिड भी गुणों का वर्गीकरण कर रहे हैं।

एंटासिड में पहली श्रृंखला की तैयारी - प्रोटॉन पंप अवरोधकों और दूसरी श्रृंखला की तैयारी - एच 2-हिस्टामाइन रिसेप्टर ब्लॉकर्स की तुलना में काफी कम एंटीसेक्ट्री गतिविधि है। हालांकि, इस तथ्य के कारण कि एंटासिड का त्वरित एनाल्जेसिक प्रभाव हो सकता है, जल्दी से ईर्ष्या को खत्म कर सकता है, वे व्यापक रूप से दर्द और ईर्ष्या से राहत के लिए सहायक दवाओं

के रूप में निर्धारित हैं, आमतौर पर छोटी अवधि के लिए।

एंटासिड्स को दो मामलों में निर्धारित किया जा सकता है:

1. जब "प्रतिक्षेप" की घटना को रोकने के लिए स्राव अवरोधक को रद्द करना;

2. बुनियादी एंटीसेकेरेटरी एजेंटों के साथ संयोजन चिकित्सा के रूप में, विशेष रूप से एक नॉनिंग अल्सर के साथ।

गैस्ट्रोसाइटोप्रोटेक्टर्स में गैस्ट्रिक रस के आक्रामक कारकों के लिए पेट और ग्रहणी के श्लेष्म झिल्ली के प्रतिरोध को बढ़ाने की क्षमता होती है, और यहां तक कि अल्सर के उपचार को उत्तेजित करता है। इन दवाओं में मिसोप्रोस्टोल, बिस्मथ कोलाइडल ड्रग्स - डी-नोल, सुक्रालफेट, मेलाटोनिन (मेलाक्सेन) शामिल हैं। गैस्ट्रोसाइटोप्रोटेक्टर्स (मुख्य रूप से डी-नॉल और सुक्रालफेट) का उपयोग गैस्ट्रिक अल्सर या ग्रहणी संबंधी अल्सर के इलाज के लिए किया जाता है, जो एच। पाइलोरी से जुड़ा नहीं है, और कुछ रोगियों में डी-नोल या सुक्रालफेट के साथ मोनोथेरेपी अल्सर के कारण पैदा कर सकता है। इसके अलावा, एच। पाइलोरी थेरेपी के उन्मूलन के बाद, और हेलिकोबैक्टर पाइलोरी संक्रमण से संबंधित एक अल्सर के अतिशयोक्ति के मामले में, इन दवाओं के साथ उपचार एक अल्सर के अतिसार को राहत देने में प्रभावी हो सकता है। यह माना जाता है कि पेप्टिक अल्सर रोग में डी-नोला और सुक्रालफेट की प्रभावशीलता एच 2-हिस्टामाइन ब्लॉकर्स की प्रभावशीलता के साथ तुलनीय है। हेलिकोबैक्टर पाइलोरी संक्रमण के उन्मूलन के लिए डे-नॉल को क्वाडरोथेरेपी योजना में भी शामिल किया गया है, क्योंकि इसमें एचपी पर जीवाणुरोधी जीवाणुनाशक प्रभाव होता है, जो गैस्ट्रोयोडेनियल क्षेत्र में स्थानीय रूप से प्रकट होता है।

पेट और ग्रहणी के मोटर फ़ंक्शन को सामान्य करने का मतलब है। पेट और ग्रहणी के मोटर-निकासी समारोह को सामान्य करने के लिए, उन्हें प्रोकेनेटिक्स (मेटोक्लोप्रमाइड, डोमपरिडोन) और एंटीस्पास्मोडिक्स (ड्रोटावेरिन, पैपावेरिन) के जटिल उपचार में उपयोग किया जाता है।

रिपेरेंट्स - दवाओं का एक समूह जो गैस्ट्रोडोडोडेनल ज़ोन के श्लेष्म झिल्ली में पुनर्योजी प्रक्रियाओं में सुधार कर सकता है और इस तरह अल्सर के उपचार में तेजी लाता है। इनमें सॉलकोसेरिल, समुद्री हिरन का सींग तेल, गैस्ट्रोफार्म, एनाबॉलिक स्टेरॉयड शामिल हैं। वर्तमान में, अत्यधिक प्रभावी एंटीसेक्ट्री (सबसे पहले, प्रोटॉन पंप अवरोधक) और एंटी-हेलिकोबैक्टर दवाओं की उपस्थिति के कारण, रिपारंट्स के मूल्य में तेजी से कमी आई है, वे पृष्ठभूमि में फीका पड़ गए हैं और शायद ही कभी उपयोग किए जाते हैं।

केंद्रीय कार्रवाई के साधन। सेडेटिव और ट्रैंक्विलाइज़र (डायजेपाम, एलेनियम, सेडक्सिन, रिओनियम कम खुराक में, वेलेरियन जलसेक, मदरवार्ट) पेप्टिक अल्सर की जटिल चिकित्सा में शामिल किया जा सकता है, इस बीमारी की उत्पत्ति में कोर्टोकोविसिरल विकारों की भूमिका को ध्यान में रखते हुए, साथ ही कई रोगियों के एक्सटिरेशन की भी जानकारी है। मनो-भावनात्मक तनाव के संपर्क में आने के बाद रोग होता है। हालांकि, ये दवाएं अल्सर के उपचार में महत्वपूर्ण भूमिका नहीं निभाती हैं।

Dalargin एक ओपिओइड हेक्सापेप्टाइड है जिसमें एक संवेदनाहारी प्रभाव होता है, हाइड्रोक्लोरिक एसिड के उत्पादन को रोकता है, गैस्ट्रिक म्यूकोसा पर एक सुरक्षात्मक प्रभाव पड़ता है। हाल के वर्षों में, दवा को सोमैटोस्टेटिन का उत्पादन करने वाली कोशिकाओं की संख्या बढ़ाने के लिए दिखाया गया है, जो हाइड्रोक्लोरिक एसिड के उत्पादन को रोकता है।

उपचार में, पेप्टिक अल्सर वाले रोगियों के लिए विभिन्न समूहों की दवाओं के अंतर पर्चे के सवाल को उठाना उचित है। यह गैस्ट्रिक अल्सर और ग्रहणी संबंधी अल्सर के नैदानिक पाठ्यक्रम के कारण, एच. पाइलोरी संक्रमण के साथ संचार अल्सर की उपस्थिति या अनुपस्थिति, अल्सर का स्थानीयकरण, जटिलताओं की उपस्थिति या अनुपस्थिति, पेट और ग्रहणी के बिगड़ा हुआ मोटर फ़ंक्शन, रिलेप्स की आवृत्ति है।

एचपी से जुड़े गैस्ट्रिक अल्सर और ग्रहणी संबंधी अल्सर की फार्माकोथेरेपी। अल्सर की पसंद की चिकित्सा एचपी संक्रमण का उन्मूलन है, जो जटिलताओं के विकास से बचने के लिए, रोग की पुनरावृत्ति को रोकने के लिए, अल्सर के सफल उपचार को प्राप्त करने की अनुमति देता है। मास्ट्रिच -3 सहमति इस बात पर बल देती है कि अपूर्ण अल्सर के साथ उन्मूलन चिकित्सा के बाद एंटीसेकेरेटरी थेरेपी को जारी रखने की आवश्यकता नहीं है।

उन्मूलन एंटी-हेलिकोबैक्टर थेरेपी का संचालन स्थिर विमोचन (90-95% रोगियों में) के विकास को सुनिश्चित करता है, और यदि बीमारी के प्रारंभिक चरण में उपचार शुरू किया जाता है, तो वसूली होती है और रखरखाव चिकित्सा की कोई आवश्यकता नहीं है। हालांकि, हेलिकोबैक्टर पाइलोरी संक्रमण के सफल उन्मूलन के बाद लगभग 5 से 10% रोगियों में, इस बीमारी की पुनरावृत्ति जारी है, और रोगियों को निवारक एंटीसेरी थेरेपी की आवश्यकता होती है।

एचपी और एनएसएआईडी-गैस्ट्रोपैथी। उपलब्ध आंकड़ों के आकलन से पता चलता है कि Hp-positive रोगियों में NSAIDs लेने पर Hp-negative रोगियों की तुलना में पेट और ग्रहणी के कटाव और अल्सर के विकास का जोखिम अधिक होता है। उन्मूलन एनएसएआईडी प्राप्त करने वाले रोगियों में अल्सर और क्षरण के जोखिम को कम करता है, इसलिए, इन दवाओं को शुरू करने से पहले, एचआईडी संक्रमण का अध्ययन करना आवश्यक है और, यदि पुष्टि की जाती है, तो उन्मूलन चिकित्सा करने के लिए। हालांकि, एनएसएआईडी गैस्ट्रोपैथी के विकास को रोकने के लिए केवल उन्मूलन पर्याप्त नहीं है, इसलिए प्रोटॉन पंप ब्लॉकर्स की नियुक्ति रोगियों को इसकी घटना के एक उच्च जोखिम के साथ इंगित करती है।

गैस्ट्रिक अल्सर और ग्रहणी संबंधी अल्सर की फार्माकोथेरेपी, एचपी से संबंधित नहीं है। YAB, Hp से संबद्ध नहीं है, दुर्लभ है। रोग के इस रूप में, उन्मूलन एंटी-हेलिकोबैक्टर थेरेपी बाहर नहीं किया जाता है, और एंटीसेकेरेटरी थेरेपी ड्रग थेरेपी का आधार है, और प्रोटॉन पंप अवरोधक सबसे अधिक उपयोग किए जाते हैं। एंटीसेकेरेटरी दवाओं के साथ उपचार 4 सप्ताह तक किया जाता है। फिर एफजीडी का प्रदर्शन किया जाता है और यदि अल्सर ठीक नहीं होता है, तो उपचार जारी रखा जाना चाहिए, और उपचार के दौरान पुन: चिकित्सा को शामिल किया जा सकता है। उपचार की अवधि एंडोस्कोपिक परीक्षा के परिणामों से निर्धारित होती है, जिसे 2 सप्ताह के अंतराल पर (अर्थात 4, 6, 8 सप्ताह के बाद) अनुशंसित किया जाता है। अल्सर

के लगातार और लंबे समय तक पुनरावृत्ति के साथ, एंटीसेकेरेटरी और गैस्ट्रोप्रोटेक्टिव दवाओं के साथ चिकित्सा एक लंबी अवधि (कई महीनों तक) के लिए निर्धारित की जा सकती है। दवाओं के संयुक्त उपयोग की संभावना पर विचार करना उचित है। प्रोटॉन पंप अवरोधकों और एंटासिड के संयोजन की सिफारिश की जाती है (इससे पेट में एसिड-अस्थिर प्रोटॉन पंप अवरोधकों के विनाश की संभावना कम हो जाती है)।

अल्सर के पुनरावृत्ति जो एचपी से जुड़े नहीं हैं वे अक्सर उपचार के दौरान होते हैं।

गैस्ट्रिक अल्सर और ग्रहणी संबंधी अल्सर-रोधी दवा थेरेपी अल्सर का एक माध्यमिक रोगनिरोधी दवा है और पूर्ण नैदानिक एंडोस्कोपिक छूट की अनुपस्थिति वाले अनुवर्ती रोगियों में किया जाता है और इसे दो तरीकों से किया जा सकता है: निरंतर चिकित्सा और "मांग पर" चिकित्सा।

Exacerbations की रोकथाम के लिए 2 प्रकार की चिकित्सा का उपयोग किया जाता है:

1. लंबे समय तक, आधे खुराक में एंटीसेकेरेटरी दवा के साथ महीनों और रखरखाव चिकित्सा के वर्षों तक।

दीर्घकालिक रखरखाव चिकित्सा के लिए संकेत:

- गंभीर YAB;
- आयोजित उन्मूलन एंटीहाइकोबैक्टीरियल थेरेपी की अक्षमता;
- अल्सर रोग की जटिलताओं का इतिहास;
- बीमारी के मध्यम पाठ्यक्रम वाले मरीज़, यदि उनके काम की प्रकृति (भूविज्ञानी और शिफ्ट श्रमिक, आदि) लंबी यात्रा, दूर के क्षेत्रों की व्यावसायिक यात्राओं से जुड़ी हुई है, जहाँ आपातकालीन सर्जिकल देखभाल (अल्सर छिद्र, गंभीर गैस्ट्रिक रक्तस्राव के साथ) प्रदान करने की स्थिति नहीं हो सकती है;
- कॉमोबिडिटीज की उपस्थिति जिसमें एनएसएआईडी के निरंतर उपयोग की आवश्यकता होती है;
- सहवर्ती इरोसिव-अल्सरेटिव रिफ्लक्स ग्रासनलीशोथ;
- 60 वर्ष से अधिक आयु के रोगियों, विशेष रूप से पर्याप्त पाठ्यक्रम चिकित्सा के बावजूद, अल्सर के वार्षिक आवर्तक पाठ्यक्रम के साथ;
- सहवर्ती रोगों की उपस्थिति - यकृत सिरोसिस, सीओपीडी, और पुरानी गुर्दे की विफलता।

2. ऑन-डिमांड थेरेपी ("ऑन डिमांड") एक्ससेर्बेशन के लक्षणों से राहत के लिए प्रदान करता है और यह लंबे समय तक निरंतर रिलैप्स थेरेपी के रूप में नहीं है। तीव्र अल्सर रोग की लक्षणवादिता की उपस्थिति के साथ, रोगी तुरंत स्वतंत्र रूप से एक एंटीसेकेरेटरी दवाओं में से एक ("स्व-उपचार का समर्थन करना", "अपने आप को उपचार") एक दैनिक खुराक में पहले 3-4 दिनों के लिए लेना शुरू कर देता है, फिर, यदि व्यक्तिपरक लक्षण बंद हो जाते हैं, तो रोगी स्वतंत्र रूप से रखरखाव चिकित्सा के लिए स्विच और 2-3 सप्ताह के बाद उपचार बंद कर देता

है। अक्षमता के साथ - रोगी को डॉक्टर से परामर्श करना चाहिए।

ऑन-डिमांड थेरेपी के लिए संकेत:

• पहले पता चला ग्रहणी संबंधी अल्सर;

• एक छोटे इतिहास के साथ ग्रहणी संबंधी अल्सर का अपूर्ण कोर्स (4 वर्ष नहीं);

• पुनरावृत्ति दर प्रति वर्ष 2 2 नहीं है;

• उपचार के एक कोर्स के प्रभाव में तेजी से शुरुआत के साथ सकल विकृति के बिना विशिष्ट दर्द और अल्सरेटिव दोष के अंतिम जोर के दौरान उपस्थिति;

• डॉक्टर की सिफारिशों का पालन करने के लिए रोगी की सहमति;

• सक्रिय गैस्ट्रोडुडेनाइटिस और एचपी की कमी।

"ऑन डिमांड" उपचार 2 से 3 साल तक निर्धारित किया जा सकता है। एंडोस्कोपिक नियंत्रण की सिफारिश केवल एक लंबे समय तक उत्थान के लिए की जाती है, खासकर यदि यह पाठ्यक्रम के अल्सर विरोधी उपचार के अंत के बाद पहले तीन महीनों में हुआ हो।

पेट और ग्रहणी के पुराने, गैर-चिकित्सा अल्सर के लिए, स्थानीय इंट्रागैस्ट्रिक उपचार का सहारा लिया जाता है। इस प्रयोजन के लिए, नोवोकेन, सोलकोसेरिल, समुद्री हिरन का सींग तेल सिंचाई, चांदी नाइट्रेट समाधान और एथिल क्लोराइड के समाधान के साथ पेरिउलस ज़ोन के लक्षित पृथक्करण का उपयोग किया गया था। हाल ही में, फिल्म बनाने वाले एजेंटों (गैस्ट्रोसोल, लाइफुज़ोल), कम ऊर्जा वाले लेजर विकिरण के अनुप्रयोग। स्पंदित-आवधिक पीली-हरी लेजर विकिरण के साथ स्थानीय चिकित्सा का उपयोग करते समय, इंट्रागास्ट्रिक लेजर थेरेपी के एक संस्करण के रूप में, गैस्ट्रिक अल्सर 1-4 सत्रों के बाद, ग्रहणी संबंधी अल्सर 1-4 सत्रों के बाद ठीक हो जाता है।

रोगी का पुनर्वास (पुनर्वास उपचार) लगभग एक पेट के अल्सर या ग्रहणी संबंधी अल्सर का पता लगाने और उपचार की शुरुआत के क्षण से शुरू होता है और पूर्ण नैदानिक और एंडोस्कोपिक पुनर्प्राप्ति तक जारी रहता है। पुनर्वास उपायों के परिसर में एक स्वस्थ जीवन शैली, धूम्रपान और शराब के दुरुपयोग को रोकना, फिजियोथेरेपी और सैनिटोरियम-रिसॉर्ट उपचार, मनोचिकित्सक उपाय शामिल हैं। सहायक दवा चिकित्सा का संचालन करके एक प्रमुख भूमिका भी निभाई जाती है।

उपचार के रूढ़िवादी तरीकों की प्रभावशीलता वर्तमान में बहुत अधिक है, अल्सर का उपचार अधिकांश मामलों में होता है, और एक पेप्टिक अल्सर के सर्जिकल उपचार को कुछ संकेतों के अनुसार सख्ती से किया जाता है।

सर्जिकल उपचार के लिए संकेत निरपेक्ष और सापेक्ष में विभाजित हैं।

सर्जिकल उपचार के पूर्ण संकेतों में अल्सर की जटिलताएं शामिल हैं:

1. अल्सर की पैठ;

2. अल्सर छिद्र;

3. बड़े पैमाने पर जठरांत्र रक्तस्राव;

4. विघटित pyloroduodenal स्टेनोसिस;
5. संदिग्ध दुर्भावना।

अल्सर के सर्जिकल उपचार के सापेक्ष संकेत निम्न हैं:
1. दोहराया जठरांत्र रक्तस्राव;
2. pyloroduodenal स्टेनोसिस मुआवजा;
3. पुरानी गैर-स्कारिंग kaleznye अल्सर;
4. कई प्रवाहकीय रूढ़िवादी चिकित्सा की अप्रभावीता।

दृष्टिकोण

अल्सर रोग का अपूर्ण रूपों के लिए अनुकूल है। जब उन्मूलन हासिल किया जाता है, तो पहले वर्ष के भीतर रिलेपेस केवल 6-7% रोगियों में होते हैं। रोग के बार-बार, लंबे समय तक जारी रहने के साथ, पेप्टिक अल्सर के जटिल रूपों के साथ, विशेष रूप से अल्सर के घातक अध: पतन के साथ संयोजन में लंबे समय तक चलने पर रोग का निदान होता है।

पित्त पथ के कार्यात्मक रोग

इस खंड को प्रस्तुत करने में, हम पित्त स्राव की शारीरिक रचना और शरीर विज्ञान पर सबसे बुनियादी डेटा को याद करते हैं। पित्त पथ में दाहिनी और बाईं यकृत की नलिकाओं के संगम से बनने वाला सामान्य यकृत वाहिनी, ल्यूकटेंस स्फिंक्टर के साथ पित्ताशय (एलबी), यकृत और सिस्टिक नलिकाएं के जंक्शन से शुरु होने वाला सामान्य पित्त नलिका और ओडिएन के साथ पित्त-अग्नाशयी शीशी है। । उत्तरार्द्ध में सामान्य पित्त नली के स्फिंक्टर, अग्नाशय के वाहिनी के स्फिंक्टर और ampoule के सामान्य दबानेवाला यंत्र (वेस्टफाल स्फिंक्टर) शामिल हैं।

यकृत में, पित्त का गठन लगातार होता है, जो पित्ताशय में प्रवेश करता है, जहां से पाचन के दौरान आंत में प्रवेश करता है, जहां यह पाचन में भाग लेता है। यह पित्ताशय की थैली के जलाशय समारोह और इसके लयबद्ध संकुचन के साथ लुत्केन्स और ओड्डी के स्प्रिंग्स के परिणामी विश्राम द्वारा सुनिश्चित किया जाता है। पित्ताशय की थैली की शिथिलता Oddi के दबानेवाला यंत्र के बंद होने के साथ है। प्रत्येक भोजन के साथ, पित्ताशय की थैली 1-2 बार कम हो जाती है। एक खाली पेट पर पित्ताशय की थैली में 3080 मिलीलीटर पित्त होता है, लेकिन जब यह स्थिर हो जाता है, तो इसकी मात्रा बढ़ सकती है। महिलाओं में, पित्ताशय की थैली कार्यात्मक अवस्था में पुरुषों की तुलना में थोड़ी अधिक मात्रा में होती है, लेकिन तेजी से सिकुड़ती है। उम्र के साथ, पित्ताशय की थैली का संकुचन कार्य कम हो जाता है।

पित्ताशय की थैली के कार्य का विनियमन जटिल और बहुक्रियाशील है और वनस्पति तंत्रिका तंत्र और हास्य कारकों - आंतों न्यूरोपैप्टाइड्स द्वारा किया जाता है।

वेगस तंत्रिका के सक्रियण से पित्ताशय की थैली का संकुचन होता है और ओडडी के

स्फिंक्टर की छूट होती है। ए-एड्रेनोरेसेप्टर्स की जलन अतिरिक्त पित्त नलिकाओं के मोटर फ़ंक्शन को उत्तेजित करती है, उनकी ऐंठन को बढ़ाती है, बी-एड्रेनोरिसेप्टर्स (प्रमुख प्रकार) की जलन पित्त पथ को शांत करती है।

न्यूरोपेप्टाइड्स के सबसे शक्तिशाली प्रभाव में कोलेसीस्टोकिनिन-पैनक्रियोमिन (CCK-PZ) है, जो पित्ताशय की थैली के संकुचन के साथ (बड़ी खुराक इसकी गतिशीलता को बाधित करता है), ओड्डी के दबानेवाला यंत्र को आराम करने में मदद करता है। यह आम पित्त नली के मांसपेशी फाइबर पर बहुत कम प्रभाव डालता है। एक स्वस्थ व्यक्ति में, CCK-PZ 30-80% तक पित्ताशय की मात्रा में कमी की ओर जाता है (उच्च वसा वाली सामग्री वाला भोजन पित्ताशय की मात्रा को 80% तक कम कर देता है)। गैस्ट्रिन, सेक्रेटिन, ग्लूकागन भी एक उत्तेजक प्रभाव है, लेकिन यह CCK-PZ की तुलना में कम स्पष्ट है। न्यूरोटेंसिन, वासोइंटेस्टिनल पॉलीपेप्टाइड, एनकेफालिन्स, एंजियोटेंसिन पित्ताशय की थैली के संकुचन को रोकते हैं। पित्ताशय की गतिशीलता पर हार्मोनल उत्तेजनाओं का तंत्रिकाओं की तुलना में अधिक प्रभाव पड़ता है। चूंकि CCK-PZ, अन्य गैस्ट्रोइंटेस्टाइनल हार्मोन की तरह, एक न्यूरोट्रांसमीटर के रूप में कार्य कर सकता है, इसलिए न्यूरोजेनिक और हार्मोनल प्रभावों के बीच अंतर करना अक्सर असंभव होता है।

पित्त संबंधी डिस्केनेसिया - पित्त नलिकाओं की दीवारों के स्वर और सिकुड़न का विकार, सामान्य पित्त नली से पित्त के बहिर्वाह के उल्लंघन और पित्त मूत्राशय के ग्रहणी (डब्ल्यूपीसी) में प्रकट होता है।

महामारी विज्ञान

पित्त पथ के कार्यात्मक विकारों का प्रसार बहुत कम अध्ययन किया गया है, 12.5 से 58.2% तक, और 60 वर्ष से अधिक आयु के लोगों में लगभग 26.6% की आवृत्ति के साथ मनाया जाता है। डिस्केनेसिया मुख्य रूप से महिलाओं को प्रभावित करता है।

अक्सर, मासिक धर्म चक्र (मासिक धर्म के दौरान शिकायतों की घटना या उनकी अधिक गंभीरता या इसके विपरीत, रजोनिवृत्ति के दौरान, साथ ही मासिक धर्म से 1-4 दिन पहले) के साथ एक स्पष्ट संबंध होता है। 30-40% मामलों में पोस्टकोलेस्टेक्टॉमी (PHES) सिंड्रोम ओड्डी के स्फिंक्टर की ऐंठन के कारण होता है। अधिक बार, कम उम्र के लोग (2040 वर्ष), भावनात्मक रूप से प्रयोगशाला मानस के साथ, कुपोषण, चक्रीय काया, के लोग बीमार हैं।

वर्गीकरण

अंतर्राष्ट्रीय वर्गीकरण (रोमन सर्वसम्मति II, 1999) के अनुसार, वाक्यांश "पित्त पथ के रोग संबंधी विकार" प्रस्तावित किया गया था, जिसमें पित्ताशय की थैली की शिथिलता और ओड्डी के स्फिंक्टर की शिथिलता शामिल है।

1. एचपी की शिथिलता - ई 1।
2. CO शिथिलता - E.2।

अंतर्राष्ट्रीय वर्गीकरण रोगों (ICD-10) में, K.82.8 श्रेणी के तहत, "पित्ताशय की थैली के डिस्किनेशिया और सिस्टिक डक्ट" को हाइलाइट किया गया है, और K.83.4 श्रेणी के तहत - ओडडी के दबानेवाला यंत्र की ऐंठन "। PHES-K.91.5 में जैविक परिवर्तनों की अनुपस्थिति में पित्त और अग्नाशय के स्राव के सामान्य बहिर्वाह को रोकने के लिए, ओडडी के स्फिंक्टर के डिस्केनेसिया शामिल हैं।

पित्त संबंधी डिस्केनेसिया का वर्गीकरण (पित्त पथ के रोग संबंधी विकार)

स्थानीयकरण द्वारा
1. पित्ताशय की थैली रोग
2. ओडडी के स्फिंक्टर का खराब होना

एटियोलॉजी के अनुसार
1. प्राथमिक
2. माध्यमिक

कार्यात्मक अवस्था के अनुसार (पित्ताशय की थैली के विकारों की प्रकृति के अनुसार, पित्त नलिकाएं और स्फिंक्टर्स)
1. उच्च रक्तचाप से ग्रस्त (हाइपरटेंसिक) उच्च रक्तचाप का रूप (हाइपरफंक्शन)
• पित्ताशय की थैली और / या सिस्टिक डक्ट के उच्च रक्तचाप के साथ विकल्प
• ओडडी के स्फिंक्टर की ऐंठन के साथ विकल्प
2. हाइपोटोनिक-हाइपोकैनेटिक (हाइपोटोनिक) रूप (हाइपोफ़ंक्शन)
• पित्ताशय की थैली की हाइपोटेंशन
• ओडड़ी के स्फिंक्टर की अपर्याप्तता

एटियलजि

पित्त पथ के रोग संबंधी विकार, उनके कारण के आधार पर, प्राथमिक और माध्यमिक में विभाजित हैं।

पित्ताशय की थैली की प्राथमिक शिथिलता और ओडडी के स्फिंक्टर, जो स्वतंत्र रूप से बहते हैं, अपेक्षाकृत दुर्लभ और औसत 10-15% हैं। इसी समय, पित्ताशय की थैली के संकुचन समारोह में कमी मांसपेशियों के द्रव्यमान में कमी और रिसेप्टर तंत्र की संवेदनशीलता में कमी से न्यूरोह्यूमोरल उत्तेजना दोनों से जुड़ी हो सकती है। अक्सर गंभीर संवैधानिक vagotonia या sympathicotonia वाले व्यक्तियों में होता है; आहार संबंधी त्रुटियों के साथ (खराब-गुणवत्ता वाले, वसायुक्त खाद्य पदार्थों का उपयोग, उसकी तकनीकों को अनियमित करना), गतिहीन जीवन शैली, मोटापा। भोजन के बीच बहुत लंबे अंतराल के साथ तर्कहीन भोजन हाइपोटोनिक डिस्केनेसिया की घटना में योगदान देता है, लेकिन अनियमित पोषण, मसालेदार व्यंजनों के लिए अत्यधिक उत्साह, बड़ी संख्या में मसालों और मसालों के भोजन में व्यवस्थित

उपयोग पाचन तंत्र के श्लेष्म झिल्ली को परेशान करते हैं, उच्च रक्तचाप से ग्रस्त पक्षाघात की घटना की भविष्यवाणी करते हैं।

पित्त पथ के माध्यमिक रोग संबंधी विकार पित्त पथ प्रतिवर्त और विनोदी पथ से जुड़े अन्य अंगों के रोगों में होते हैं। उदाहरण के लिए, पेट और ग्रहणी (पुरानी जठरशोथ, गैस्ट्रोडोडोडेनाइटिस, पेप्टिक अल्सर), छोटी आंत (आंत्रशोथ), यकृत और पित्त पथ (हेपेटाइटिस, कोलेसिस्टिटिस, कोलेंजाइटिस) के रोगों में। पित्त पथ के विकृति संबंधी विकार पित्त लिथोजेनेसिस के रोगजनन का एक महत्वपूर्ण घटक हो सकते हैं। उन्हें सोमाटोस्टैटिन के उपचार में देखा जा सकता है, पूर्व-मासिक तनाव सिंड्रोम, गर्भावस्था, अंडाशय की विकृति, थायरॉयड ग्रंथि और अधिवृक्क ग्रंथियों के साथ, प्रणालीगत बीमारियों, मधुमेह मेल्लेटस, मायोटोनिया के साथ।

पित्त पथ के शिथिलता संबंधी विकारों की घटना में अग्रणी भूमिका मनोवैज्ञानिक कारकों - मनो-भावनात्मक अधिभार, तनावपूर्ण स्थितियों से संबंधित है। पित्ताशय की थैली की गड़बड़ी और ओडडी के स्फिंक्टर न्युरोसिस का प्रकटन हो सकता है।

रोगजनन

पित्त पथ के शिथिलता संबंधी विकारों का रोगजनन डिस्केनेसिया के विभिन्न रूपों में परिवर्तनशील है, लेकिन यह हमेशा पित्त पथ की गतिशीलता के बिगड़ा हुआ न्यूरोहूमोरल विनियमन के लिए नीचे आता है।

पित्ताशय की थैली और पित्त पथ के कार्य पर मनोचिकित्सा कारकों के प्रभाव को मज्जा ऑन्गोंगा, हाइपोथैलेमस और एंडोक्राइन सिस्टम के तंत्रिका केंद्रों के साथ कॉर्टिकल और सबकोर्टिकल संरचनाओं की भागीदारी के साथ लागू किया जाता है।

कोलेसिस्टोकिनिन, सेक्रेटिन और अन्य न्यूरोपेप्टाइड के उत्पादन के बीच असंतुलन पित्ताशय की थैली के संकुचन कार्य और स्फिंक्टर तंत्र पर एक निश्चित प्रभाव डालता है। इसके अलावा, ऑटोनोमिक नर्वस सिस्टम का डिस्टोनिया, कोलेलिस्टोकिनिन के उत्पादन में असंतुलन और एंटीकोलेस्टोकिनिन के इसके स्राव के अवरोधक की ओर जाता है, जो गतिशीलता संबंधी विकारों को बढ़ाता है। थायराइडिन, ऑक्सीटोसिन, कॉर्टिकोस्टेरॉइड और सेक्स हार्मोन के अपर्याप्त गठन से भी पित्ताशय की थैली और स्फिंक्टर स्फिंक्टर तंत्र की मांसपेशियों की टोन में कमी होती है।

70-80% में कोलेसीस्टेक्टोमी के बाद, पित्त पथ के विभिन्न मोटर विकार देखे जाते हैं। कोलेलिस्टेक्टॉमी से गुजरने वाले अधिकांश रोगियों के लिए, ग्रहणी के लुमेन में लगातार पित्त के बहिर्वाह के साथ ओडडी के स्फिंक्टर की कमी है, कम अक्सर उसकी ऐंठन को चिह्नित किया जाता है।

पहले 6 महीनों में vagotomy के बाद। पित्त पथ, पित्ताशय की थैली और Oddi के दबानेवाला यंत्र के रूप में चिह्नित। पाचन के कार्य से पेट और ग्रहणी के हिस्से को हटाने के साथ पेट की जलन, स्राव और मोटर-निकासी विकारों का कारण बनता है, जो हार्मोन के उत्पादन में कमी के कारण होते हैं, जिनमें CCK-PZ, मोटिलिन शामिल हैं।

Eduard Kostyuk

पाचन तंत्र के रोगों में डिस्केनेसिया का विकास कई तंत्रों के कारण हो सकता है, दोनों आंतों न्यूरोपैप्टाइड्स के स्राव का उल्लंघन है, प्रत्यक्ष या अप्रत्यक्ष रूप से पित्त पथ की गतिशीलता को प्रभावित करते हैं, और प्रभावित अंगों से पित्त पथ के लिए आंतों-आंतों की सजगता के साथ। हेपेटाइटिस, चोलैंगाइटिस, कोलेसिस्टिटिस में, डिस्केनेसिया का विकास पित्त पथ में भड़काऊ परिवर्तनों से जुड़ा होता है, जो प्रतिक्रिया और संवेदनशीलता को न्यूरोहूमर प्रभाव में बदल देता है।

आहार संबंधी त्रुटियों और पोषण की लय के उल्लंघन के साथ डिस्केनेसिया का विकास मुख्य रूप से आंतों न्यूरोपैप्टाइड्स के स्राव की सामान्य लय के विघटन के कारण होता है जो पित्त पथ की गतिशीलता को नियंत्रित करते हैं।

पित्ताशय की थैली के काम में तुल्यकालिकता का उल्लंघन और स्फिंक्टर तंत्र पित्त पथ के शिथिलता संबंधी विकारों से गुजरता है और नैदानिक लक्षणों के विकास का कारण है।

क्लिनिक

क्लिनिक पित्ताशय की थैली और स्फिंक्टर टोन के बिगड़ा हुआ मोटर फ़ंक्शन के कारण है, और डिस्केनेसिया के रूप पर निर्भर करता है।

जब सही हाइपोकॉन्ड्रिअम में उच्च रक्तचाप से ग्रस्त पित्ताशय की थैली डिस्केनेसिया आवधिक पैरोक्सिस्मल दर्द को पीठ के दाहिने कंधे के साथ, दाहिने कंधे के नीचे, दाईं स्कैपुला के नीचे, अक्सर अधिजठर, हृदय के क्षेत्र में दिखाई देती है, जो एक गहरी सांस के साथ बढ़ती है। कभी-कभी पेट के बाएं आधे हिस्से में दर्द होता है (इस प्रक्रिया में अग्नाशयी वाहिनी प्रणाली की भागीदारी के साथ)। खाने के बाद 1 घंटे (या अधिक) के बाद दर्द होता है या खराब होता है, आखिरी 20 मिनट। (और अधिक), आमतौर पर आहार में त्रुटि के बाद होता है, जबकि ठंड और कार्बोनेटेड पेय, शारीरिक परिश्रम, तनावपूर्ण स्थितियों में, शायद ही कभी - रात में। चिड़चिड़ापन, थकान, पसीना, सिरदर्द, टैचीकार्डिया और अन्य न्यूरोटिक लक्षण हैं। शारीरिक परीक्षण पर, दर्द को कभी-कभी पित्ताशय की थैली के प्रक्षेपण में नोट किया जाता है।

बाहर निकलने की अवधि के बाहर, कोलेसिस्टिटिस की दर्दनाक लक्षण अनुपस्थित या हल्के होते हैं, सही हाइपोकॉन्ड्रिअम में भारीपन की भावना कभी-कभी बनी रह सकती है। एक पेट मूत्राशय के क्षेत्र में एक पेट की नगण्य रुग्णता के तालु पर और एक एंटिकार्डियम में नोट किया जाता है।

पित्ताशय की थैलीशोथ के डिस्केनेसिया में, लंबे समय तक स्थायी, सुस्त हाइपोकॉन्ड्रिअम में बिना स्पष्ट विकिरण के लंबे दर्द का उल्लेख किया जाता है; और दबाव की उत्तेजना, आसवन भी। दर्द धड़ से बढ़ सकता है और इंट्रा-पेट के दबाव में वृद्धि हो सकती है, जो पित्त के प्रवाह के लिए दबाव ढाल को बदल देती है। मजबूत भावनाओं और भोजन का सेवन तेज दर्द और सही हाइपोकॉन्ड्रिअम में परिपूर्णता की भावना पैदा करता है। बार-बार होने वाले लक्षण भूख में कमी, पेट में वायु, मतली, मुंह में कड़वा स्वाद, सूजन, कब्ज (कम दस्त) हैं। जब सामान्य रंग की त्वचा से देखा जाता है, तो अक्सर अधिक वजन होता है। पल्पेशन पित्ताशय की थैली में

मध्यम दर्द को दर्शाता है।

पित्त पथ के शिथिलता संबंधी विकारों की सामान्य स्थिति, एक नियम के रूप में, पीड़ित नहीं होती है। कभी-कभी वे अनपेक्षित लक्षणों के साथ हो सकते हैं, और पित्ताशय की थैली या ओडडी के दबानेवाला यंत्र के माध्यमिक रोग अक्सर अंतर्निहित बीमारी का एक क्लिनिक होता है।

कोर्स को एक्सुलेशन - एक्सर्साइज़ेशन और रिमिशन की अवधि की विशेषता है।

जटिलताओं

समय के साथ, पित्ताशय और नलिकाओं में सूजन या कोलेलिथियसिस हो सकता है।

निदान

डायग्नोस्टिक्स शिकायतों के विश्लेषण, निरीक्षण डेटा और अतिरिक्त अनुसंधान विधियों के परिणामों पर आधारित है। विक्षिप्त लक्षणों वाले व्यक्तियों में पित्त पथ के रोग संबंधी विकारों के नैदानिक लक्षणों की बहुरूपता इतनी स्पष्ट है कि इस बीमारी का निदान काफी जटिल हो सकता है, और पित्ताशय की थैली और पित्त पथ के अन्य रोगों के बहिष्कार के आधार पर स्थापित किया जाता है।

प्रयोगशाला अनुसंधान विधियों। सामान्य रक्त और मूत्र परीक्षण सामान्य सीमा के भीतर। प्राथमिक पित्ताशय की थैली की शिथिलता, यकृत समारोह परीक्षणों के साथ रोगियों में, रक्त और मूत्र में अग्नाशय एंजाइमों की सामग्री में महत्वपूर्ण असामान्यताएं नहीं हैं। हमले के दौरान या बाद में ओडडी के स्फिंक्टर के शिथिलता के साथ अमीनोट्रांसफेरस और अग्नाशय एंजाइमों के स्तर में क्षणिक वृद्धि नोट की जाती है।

आंशिक ग्रहणी लगने से पित्ताशय की थैली के संकुचन-निकासी समारोह के स्वर और विकारों के बीच अंतर करने की अनुमति मिलती है; अतिरिक्त पित्त पथ के दबानेवाला यंत्र की स्थिति का निर्धारण करने के लिए। इसी प्रतिवर्त की शुरुआत के समय के आधार पर, एक अड़चन के जवाब में पित्त के स्राव की अवधि और इसकी मात्रा, हम पैथोलॉजिकल परिवर्तनों की गंभीरता के बारे में निष्कर्ष निकाल सकते हैं।

उच्च रक्तचाप से ग्रस्त डिस्केनेसिया में, डुओडेनल इंटुबैषेण के दौरान सल्फेट मैग्नेशिया का प्रशासन अक्सर एक दर्दनाक हमले को भड़काता है। सिस्टिक पित्त (भाग बी) तेजी से या आंतरायिक रूप से स्रावित होता है; द्वितीय चरण (ओड्डी के बंद स्फिंक्टर) को सामान्य या लंबा किया जा सकता है, चरण IV (पित्ताशय की थैली का संकुचन) छोटा होता है, अक्सर देरी के साथ। हाइपोटोनिक डिस्केनेसिया में, सिस्टिक पित्त पित्त की दवा के प्रशासन के लंबे समय बाद स्रावित होता है; चरण II अनुपस्थित हो सकता है (Oddi का स्फिंक्टर लगातार एक आराम की स्थिति में है), चरण IV में देरी और लंबी है। पित्त के रासायनिक, शारीरिक, जीवाणुविज्ञानी विश्लेषण सूजन के कोई संकेत नहीं दिखाते हैं।

वाद्य अध्ययन

एक्स-रे तरीके। ओरल कोलेसिस्टोग्राफी और अंतःशिरा चॉलेग्राफी भी कार्बनिक परिवर्तनों की उपस्थिति को खत्म करना और पित्ताशय की थैली की कार्यात्मक प्रकृति की पुष्टि करना संभव बनाती है। उच्च रक्तचाप से ग्रस्त डिस्केनेसिया में, धारावाहिक एक्स-रे विवर्तन का उपयोग एक उत्तेजक की शुरुआत के बाद पित्ताशय की थैली के त्वरित और गंभीर संकुचन को निर्धारित करने के लिए किया जाता है, हाइपोटोनिक डिस्केनेसिया के लिए, बड़े पित्ताशय की थैली कुछ मामलों में छोड़ दी जाती है और सुस्त रूप से कम हो जाती है। Radiocholecystography अव्यक्त अवधि में परिवर्तन, पित्ताशय की थैली को भरने और खाली करने की अवधि को प्रकट करता है। बबल स्कैन के अनुसार, इसकी स्थिति, आकार और आकार में परिवर्तन पर ध्यान दिया जाता है।

रक्त से हेपेटोसाइट्स के चयनात्मक अवशोषण, और पित्त की संरचना में 99mTc रेडियोफार्मास्युटिकल्स (RFP) के उत्सर्जन के आधार पर गतिशील चोल्सींटिग्राफी की विधि का उपयोग पित्त प्रणाली की कार्यात्मक स्थिति का अध्ययन करने के लिए भी किया जाता है। अध्ययन का मूल्य शारीरिक स्थितियों के तहत हेपेटोबिलरी सिस्टम में रेडियोफार्मास्यूटिकल्स के पुनर्वितरण की प्रक्रियाओं की निरंतर दीर्घकालिक निगरानी की संभावना में निहित है। विधि आपको अप्रत्यक्ष रूप से हेपेटोसाइट्स की कार्यात्मक स्थिति का न्याय करने की अनुमति देती है, पित्ताशय की थैली की निकासी क्षमता की मात्रा निर्धारित करती है, और पित्त प्रणाली के दोनों यांत्रिक बाधा और ओड्डी के स्फिंक्टर से जुड़े पित्त प्रवाह के उल्लंघन की भी पहचान करती है।

अल्ट्रासाउंड परीक्षा (यूएस) पित्त प्रणाली की गतिशीलता विकारों के निदान के लिए मुख्य तरीकों में से एक है। अल्ट्रासाउंड का उपयोग करके पित्ताशय की थैली के शिथिलता संबंधी विकारों की प्रकृति को स्पष्ट करने के लिए इसकी मात्रा की जांच एक खाली पेट पर और कोलेस्ट्रेटिक नाश्ते के बाद की जाती है। पित्ताशय की थैली का मोटर निकासी समारोह सामान्य माना जाता है अगर इसकी मात्रा 30-40 मिनट है। मूल से 1 / 3–1 / 2 तक कम। एक कॉलेरेटिक नाश्ते के रूप में, 20 ग्राम सोरबिटोल में 100 मिली पानी के साथ या में कोलेलिस्टोकिनिन के प्रशासन में 20 मिलीग्राम प्रति 1 किलोग्राम शरीर के वजन की खुराक का उपयोग किया जाता है। डक्टल प्रणाली और स्फिंक्टर तंत्र की कार्यात्मक स्थिति का आकलन करने के लिए, अल्ट्रासाउंड सामान्य पित्त नली (0.6 सेमी) के छोटे व्यास के कारण असंक्रामक है, और सामान्य पित्त वाहिनी को हमेशा पेट फूलना, स्पष्ट चमड़े के नीचे के ऊतक के कारण कल्पना नहीं की जाती है।

इंडोस्कोपिक रेट्रोग्रेड कोलेजनोपैन्टोग्राफी (ईआरसीपी) का इस्तेमाल ओडड़ी के स्फिंक्टर के शिथिलता और आम पित्त नली के बाहर के हिस्से में एक यांत्रिक बाधा के बीच एक विभेदक निदान करने के लिए किया जाता है। ओडडी के स्फिंक्टर के स्वर में वृद्धि के अप्रत्यक्ष संकेत सामान्य पित्त नली का व्यास 10 मिमी से अधिक है, सामान्य पित्त नली में विपरीत की देरी 45 मिनट से अधिक है। अग्नाशयी वाहिनी की शिथिलता 5 मिमी से अधिक के उत्तरार्द्ध के विस्तार और इसके लुमेन से विपरीत की निकासी को धीमा करने से प्रकट होती है। हालांकि, कुछ मामलों में, ERPHG तकनीकी रूप से अव्यावहारिक है, इसके अलावा, यह विकिरण जोखिम

और दुष्प्रभावों से जुड़ा हुआ है।

ओड़ि के स्फिंक्टर के प्रत्यक्ष मैनिटोमेट्री को बाहर ले जाने की संभावना पित्त उच्च रक्तचाप की उपस्थिति, इसकी डिग्री का निर्धारण करना और यह तय करना संभव है कि स्फिंक्टरोटोमी उपयुक्त है या नहीं।

पित्ताशय की थैली और ओड्डी के स्फिन्क्टर (रोम II, 1999) के नैदानिक मापदंड:

1. मध्यम या गंभीर दर्द के आवर्तक एपिसोड, एपिगास्ट्रिअम या दाएं हाइपोकॉन्ड्रिअम में स्थानीयकृत, स्थायी 30 मिनट या अधिक;

2. पिछ्ले 3 महीनों के दौरान एक या अधिक मामलों में लक्षण देखे गए;

3. दर्द मध्यम है जब यह रोगी की दैनिक गतिविधियों को बाधित करता है, या जब डॉक्टर के परामर्श की आवश्यकता होती है;

4. इन लक्षणों की व्याख्या करने वाली संरचनात्मक असामान्यताओं का कोई सबूत नहीं है;

5. ओडडी के पित्ताशय और स्फिंक्टर के मोटर फ़ंक्शन का उल्लंघन।

इसके अलावा, दर्द को निम्नलिखित लक्षणों में से एक या अधिक के साथ जोड़ा जा सकता है: मतली, उल्टी, पीठ या दाएं स्कैपुला में दर्द का विकिरण, भोजन के बाद या रात में दर्द की घटना।

पित्त पथ के संदिग्ध मोटर शिथिलता के लिए नैदानिक एल्गोरिदम (रोम II, 1999):

1. पित्त संबंधी विकृति के नैदानिक लक्षणों के साथ, पित्त पथ के एक अल्ट्रासाउंड को करना, यकृत समारोह परीक्षण करना, अग्नाशय एंजाइमों के स्तर को मापना आवश्यक है। यदि अध्ययन के परिणाम सामान्य हैं, तो ईजीडी को जठरांत्र संबंधी मार्ग के रोगों को बाहर करने के लिए किया जाता है।

2. उपरोक्त विधियों द्वारा ज्ञात विचलन की अनुपस्थिति में, पित्ताशय की पथरी को खाली करने के लिए कोलेलिस्टोकिनिन की पृष्ठभूमि के खिलाफ प्रदर्शन किया जाता है। 40% से कम खाली करना पित्ताशय की थैली की शिथिलता को इंगित करता है।

3. यदि पित्ताशय की थैली का खाली होना सामान्य है, तो कोलेस्ट्रॉल और बिलीरुबिनेट माइक्रोक्रिस्टल्स का पता लगाने के लिए पित्त की एक सूक्ष्म परीक्षा की जा सकती है। माइक्रोलिथियसिस का पता लगाने के लिए चुंबकीय अनुनाद कोलेजनोग्राफी या इंडोस्कोपिक अल्ट्रासोनोग्राफी का उपयोग किया जा सकता है।

4. यदि पित्ताशय की थैली का खाली होना सामान्य है (इजेक्शन अंश 40% से अधिक है), इंडोस्कोपिक प्रतिगामी कोलेजनोपचारोग्राफी की जाती है। कोलेडोक के पत्थरों या अन्य विकृति विज्ञान की अनुपस्थिति में, ओड्डी के स्फिंक्टर के मैनोमेट्री के लिए नैदानिक संकेतों के मुद्दे को हल करना आवश्यक है।

5. कोलेलिस्टेक्टॉमी से गुजरने वाले रोगियों में, परीक्षा लीवर फंक्शन टेस्ट और अग्नाशयी एंजाइमों के प्रयोगशाला परीक्षणों के साथ-साथ संभावित संरचनात्मक परिवर्तनों को शामिल करने से शुरू होती है: ट्रांसबॉम्बेरी अल्ट्रासोनोग्राफी, माइक्रोक्रिस्टल्स के लिए पित्त

का विश्लेषण, चुंबकीय अनुनाद कोलेजनियोग्राफी, इंडोस्कोपिक अल्ट्रासोनोग्राफी (यदि संभव हो) और ERCP। ओडडी की मैनोमेट्री के स्फिंक्टर के सामने चोलेडोकोसिंटिग्राफी एक उपयोगी स्क्रीनिंग टेस्ट है। यदि एंडोस्कोपिक प्रतिगामी कोलेजनोपचारोग्राफी संरचनात्मक विकारों की अनुपस्थिति को प्रदर्शित करता है, तो ओडडी के स्फिंक्टर की मैनोमेट्री की जाती है।

विभेदक निदान

विभेदक निदान मुख्य रूप से पित्ताशय की थैली और पित्त पथ, पित्त पथरी, पित्त प्रणाली के ट्यूमर की सूजन संबंधी बीमारियों के साथ किया जाता है।

गैस्ट्रोडोडोडेनाइटिस, पुरानी अग्नाशयशोथ, एनजाइना पेक्टोरिस, मायोकार्डियल इन्फ्रक्शन के साथ विभेदक निदान करना भी आवश्यक है।

इलाज

उपचार एक आउट पेशेंट के आधार पर किया जाता है। अस्पताल में भर्ती केवल गंभीर सहवर्ती विकृति के लिए संकेत दिया जाता है। पित्त पथ के शिथिलता विकारों के साथ रोगियों का इलाज करने का मुख्य लक्ष्य स्फिंक्टर प्रणाली के स्वर और सामान्य कामकाज को बहाल करना है, पित्त और अग्नाशयी नलिकाओं के माध्यम से पित्त के प्रवाह को सामान्य करना, पित्त के संश्लेषण को बहाल करना और इस प्रकार डक्टल प्रणाली में दबाव ढाल।

आहार चिकित्सा।

छोटी मात्रा में भोजन (दिन में 5-6 बार भोजन) के साथ एक आहार का उपयोग किया जाता है, जो पित्ताशय की थैली और वाहिनी प्रणाली को नियमित रूप से खाली करने में योगदान देता है। मादक पेय, स्पार्कलिंग पानी, स्मोक्ड, वसायुक्त और तले हुए खाद्य पदार्थ और सीज़निंग को इस तथ्य के कारण आहार से बाहर रखा गया है कि वे ओडडी के दबानेवाला यंत्र की ऐंठन पैदा कर सकते हैं। आहार आहार में, पित्ताशय की थैली और पित्त पथ के मोटर फ़ंक्शन के सामान्यीकरण पर कुछ पोषक तत्वों के प्रभाव को ध्यान में रखा जाता है।

उच्च रक्तचाप से ग्रस्त डिस्केनेसिया में, ऐसे उत्पाद जो पित्ताशय की थैली के संकुचन को उत्तेजित करते हैं - पशु वसा, वनस्पति तेल, समृद्ध मांस, मछली, मशरूम शोरबा - तेजी से सीमित होना चाहिए।

पित्ताशय की थैली के हाइपोटेंशन के साथ, रोगी आमतौर पर कमजोर मांस शोरबा, मछली का सूप, क्रीम, खट्टा क्रीम, वनस्पति तेल और नरम-उबले अंडे को सहन करते हैं। वनस्पति तेल 2-3 सप्ताह के लिए भोजन से पहले आधे घंटे के लिए दिन में 2-3 बार एक चम्मच निर्धारित किया जाता है। कब्ज को रोकने के लिए, वे ऐसे व्यंजनों की भी सलाह देते हैं जो मल त्याग (गाजर, कद्दू, तोरी, साग, तरबूज, खरबूजे, prunes, सूखे खुबानी, संतरे, नाशपाती, शहद) को बढ़ावा देते हैं। चोकर का पित्त पथ की गतिशीलता पर स्पष्ट प्रभाव पड़ता है।

दवा उपचार।

उन दवाओं में से जो चिकनी मांसपेशी टोन को प्रभावित करती हैं, उपयोग करें:
1. एंटीकोलिनर्जिक ड्रग्स;
2. नाइट्रेट;
3. कैल्शियम चैनल ब्लॉकर्स;
4. मायोट्रोपिक एंटीस्पास्मोडिक्स;
5. आंतों के हार्मोन (CCK, ग्लूकागन);
6. choleretic दवाओं:
- कोलेरेटिक्स;
- कोलेलिनेटिक्स।

एंटीकोलिनर्जिक्स, इंट्रासेल्युलर कैल्शियम आयनों की एकाग्रता को कम करने, मांसपेशी टोन की छूट का कारण बनता है। हालांकि, इस समूह की दवाओं का उपयोग करते समय कई अवांछनीय प्रभाव होते हैं, जो उनके उपयोग को बहुत सीमित करता है। इन फंडों का इस्तेमाल किसी हमले (परावर्तन) से राहत के लिए किया जा सकता है।

नाइट्रेट्स (नाइट्रोग्लिसरीन, नाइट्रोसॉर्बिड) उन में मुक्त कणों के गठन के कारण चिकनी मांसपेशियों में छूट का कारण बनते हैं, जो गुआनोसिन मोनोफॉस्फेट की सामग्री को बढ़ाते हैं। दुर्भाग्य से, उनका उपयोग चिह्नित हृदय और अन्य दुष्प्रभावों के साथ है। यह उन्हें दीर्घकालिक चिकित्सा के लिए अनुपयुक्त बनाता है। उन्हें एक हमले की राहत के प्रारंभिक चरण में उपयोग करने की सिफारिश की जाती है।

मायोट्रोपिक एंटीस्पास्मोडिक्स में कैल्शियम या सोडियम चैनल ब्लॉकर्स, साथ ही साथ एक संयुक्त प्रभाव वाली दवाएं शामिल हैं।
कैल्शियम चैनल ब्लॉकर्स को गैर-चयनात्मक और चयनात्मक में विभाजित किया गया है। उनमें से पहला (निफ़ेडिपिन) पित्त पथ सहित चिकनी मांसपेशियों को आराम कर सकता है, लेकिन इस प्रभाव के लिए उच्च खुराक के उपयोग की आवश्यकता होती है, जो स्पष्ट हृदय प्रभावों के कारण उनके उपयोग को समाप्त कर देता है।
चयनात्मक कैल्शियम चैनल ब्लॉकर्स (पिनावरी ब्रोमाइड - डिटसेटेल) मुख्य रूप से बृहदान्त्र के स्तर पर कार्य करते हैं, जहां वे मुख्य रूप से चयापचय होते हैं। वे बृहदान्त्र और पित्त पथ के शिथिलता के विकारों वाले रोगियों के लिए संकेत दिए गए हैं।
सोडियम चैनल अवरोधक - मेबओवरिन हाइड्रोक्लोराइड (डसप्लेटिन) - कोशिका झिल्ली को अवरुद्ध करता है, और इसलिए कोशिका में सोडियम आयनों का प्रवेश होता है, और इसलिए, मांसपेशियों के संकुचन की ताकत को कम करते हुए कैल्शियम असंभव हो जाता है। इसके अलावा, mebeverin बाह्य स्थान से कैल्शियम डिपो की पुनःपूर्ति को रोकता है, जिससे सेल से पोटेशियम की रिहाई सीमित हो जाती है और हाइपोटेंशन के विकास को रोकती है। दवा का एक उच्चारण एंटीस्पास्मोडिक प्रभाव है, जो पित्त पथ के उच्च रक्तचाप से ग्रस्त विकारों के लक्षणों को जल्दी से गिरफ्तार करता है।

मायोट्रोपिक एंटीस्पास्मोडिक्स के बीच, हाइमक्रोमोन (ओडेस्टोन) पर ध्यान आकर्षित किया जाता है, जिसका ओडडी के स्फिंकर और पित्ताशय की थैली पर चयनात्मक स्पैस्मोलाईटिक प्रभाव पड़ता है, और एक कोलेस्ट्रेटिक प्रभाव भी होता है। एंटीस्पास्मोडिक और कोलेरेटिक गुणों को मिलाते हुए, यह अंतर्गर्भाशयकला और एक्स्टेरापेटिक पित्त पथ के एक सामंजस्यपूर्ण खाली करने, ग्रहणी में पित्त के समय पर और अबाधित प्रवाह प्रदान करता है।

कोलेरेटिक ड्रग्स:

1. कोलेरेटिक्स (पित्त के गठन को उत्तेजित करता है):

• सच (पित्त और पित्त एसिड के स्राव में वृद्धि):

© पित्त अम्लों से युक्त: एलोकोल, ursodeoxycholic acid cholensime, cholagol, holosac, deholy।

© सिंथेटिक: निकोडिन, tsikvalon; oksafenamid।

• सब्जी की उत्पत्ति: हॉफिटोल, फ्लेमेन, कॉर्न सिल्क, पेपरमिंट, टैन्सी, गुलाब, अजमोद।

• हाइड्रोक्लोरेटिक्स (पित्त के पानी के घटक में वृद्धि): वेलेरियन; सोडियम सैलिसिलेट; खनिज पानी।

2. कोलेलिनेटिक्स (पित्ताशय की थैली के स्वर को बढ़ाता है और पित्त पथ के स्वर को कम करता है, पित्त के प्रवाह को ग्रहणी में बढ़ाता है): कोलेलिस्टोकिनिन, मैग्नीशियम सल्फेट; सोर्बिटोल; xylitol; दारुहल्दी; cholecystokinin; समुद्री हिरन का सींग और जैतून का तेल; एम cholinolytics; nitrosorbid; aminophylline।

इस समूह के कुछ लेखकों में कार्रवाई (प्रिकेरिडोन, ट्राइमब्यूटिन) और चयनात्मक कैल्शियम चैनल ब्लॉकर्स (पिनावेरी ब्रोमाइड), मायोट्रोपिक एंटीस्पास्मोडिक्स (मेबिएरिन) के प्रभाव के साथ ड्रग्स शामिल हैं।

उच्च रक्तचाप से ग्रस्त डिस्केनेसिया में, एंटीस्पास्मोडिक्स, कोलेरेटिक्स, पित्त एसिड युक्त तैयारी, सिंथेटिक तैयारी, पौधे की उत्पत्ति की तैयारी का उपयोग किया जाता है। 2-4 सप्ताह के लिए दवाएं लेने की सलाह दें।

जब पित्ताशय की थैली का हाइपोटेंशन दवाओं का उपयोग किया जाता है जो पित्ताशय की गतिशीलता को बढ़ाता है; choleretics और prokinetics। उपचार की अवधि 3-4 सप्ताह है।

दवा का चुनाव बहुत महत्वपूर्ण है, यदि मुख्य कार्य नहीं है। वह, विशेष रूप से, प्रभाव प्राप्त करने की वांछित गति पर, शिथिलता की प्रकृति पर निर्भर करता है।

हाल के वर्षों में, पित्त प्रणाली के कार्यात्मक विकारों ने डॉक्टरों का अधिक से अधिक ध्यान आकर्षित किया है। यह इस तथ्य के कारण है कि कार्यात्मक विकार जीवन की गुणवत्ता को यथासंभव कम करते हैं। वर्तमान में, दवाओं की एक महत्वपूर्ण मात्रा है, जो किसी विशेष विकार के रोगजनक विशेषताओं के आधार पर सबसे प्रभावी और सुरक्षित दवा या उनके संयोजन का चयन करना संभव बनाती है।

खनिज पानी। उच्च रक्तचाप से ग्रस्त डिस्केनेसिया में, कम खनिज के खनिज पानी की सिफारिश की जाती है - नारज़ेन, नैफ्टुस्या, स्मिरनोव्स्काया, एस्सेंतुकी नंबर 4, 20। **उन्हें दिन में** 3-4 **बार** 40-45 **डिग्री सेल्सियस** 1/2 **कप के तापमान पर लिया जाता है। हाइपोटोनिक डिस्किनेशिया में, उच्च खनिज के खनिज पानी दिखाए जाते हैं** (**"आरज़नी"**, **"एसेन्टुकी नंबर** 17", **"मोर्सिन्स्काया"**)। **उन्हें दिन में** 34 **बार** 1/2 **कप ठंडा लिया जाता है। उच्च रक्तचाप से ग्रस्त डिस्केनेसिया में, नलिकाओं को नहीं दिखाया जाता है। हाइपोटोनिक डिस्किनेशिया के मामले में, सप्ताह में एक बार जाइलिटोल, सोर्बिटोल, मैग्नीशियम सल्फेट, कार्लोवी वारी नमक** (25 **ग्राम प्रति** 200 **मिलीलीटर पानी**) **के साथ नलिकाओं का उपयोग किया जाता है।**

फिजियोथेरेपी।

उच्च रक्तचाप से ग्रस्त डिस्केनेसिया, इंडोथर्मिया, माइक्रोवेव थेरेपी, उच्च-तीव्रता वाले अल्ट्रासाउंड, एंटीस्पास्मोडिक्स के इलेक्ट्रोफोरोसिस, पैराफिन, ऑज़ोकाराइट एप्लिकेशन का उपयोग किया जाता है (प्रति उपचार 10 सत्र)। हाइपोटोनिक डिस्किनेशिया में, कम-तीव्रता वाले अल्ट्रासाउंड, साइनसोइडली रूप से संशोधित धाराएं, कैल्शियम क्लोराइड या प्रोज़ेरिन के साथ वैद्युतकणसंचलन, स्पंदित कम-आवृत्ति वर्तमान का उपयोग किया जाता है।

जब ओड्डी पेपिलोस्फीयरोटॉमी के स्फिंक्टर का उपयोग किया जाता है।

दृष्टिकोण

पित्त पथ के प्राथमिक अपच संबंधी विकारों वाले रोगियों में रोग का निदान मनो-भावनात्मक विकारों के समय पर उपचार, स्वायत्त तंत्रिका तंत्र और पित्ताशय गतिशीलता विकारों के साथ अनुकूल है। माध्यमिक विकारों में, उन्मूलन की संभावना अंतर्निहित बीमारी के उपचार पर निर्भर करती है।

इस खंड को प्रस्तुत करने में, रोम II, 1999 के अनुसार पित्त पथ के शिथिलता संबंधी विकारों के लिए मानदंड प्रस्तुत किए गए थे, जो आज तक नैदानिक अभ्यास में व्यापक रूप से उपयोग किए जाते हैं। हालांकि, 2006 में, कार्यात्मक गैस्ट्रोइंटेस्टाइनल (पाचन) विकारों पर एक नई रोमन सहमति को अपनाया गया था (रोम III, 2006)। कार्यात्मक पित्त विकारों पर इस सहमति के प्रावधान निम्नलिखित हैं।

वर्गीकरण (रोम, 2006)

1. पित्ताशय की थैली रोग
2. ओडडी (सीओ) के स्फिंक्टर की शिथिलता: पित्त, अग्नाशय

पित्त पथ के कार्यात्मक रोगों के लिए मानदंड

1. सभी संकेतों सहित एपिगैस्ट्रिक / राइट अपर क्वाड्रेंट एपिसोड:
2.> 5 मि।

3. विभिन्न अंतरालों पर दोहराएं (दैनिक नहीं)
4. दैनिक गतिविधियों को बाधित करना या आपातकालीन उपचार की आवश्यकता होती है।
5. शौच, आसन, एंटासिड से राहत न दें।
6. कोई अन्य जैविक रोग नहीं हैं जो लक्षणों की व्याख्या कर सकते हैं।

ई। पित्ताशय की थैली के विकार और Oddi (CO) के दबानेवाला यंत्र
1. ई 1। कार्यात्मक पित्ताशय की थैली विकार
2. ई .2। कार्यात्मक पित्त विकार
3. ई ३। पित्त पथ के रोगों के लिए नैदानिक परीक्षणों के साथ कार्यात्मक अग्नाशय विकार:

जाँच
1. कार्यात्मक जिगर परीक्षण, रक्त और मूत्र में अग्नाशय एंजाइम
2. अल्ट्रासोनोग्राफी (अल्ट्रासाउंड)
3. ईजीडीएस स्पष्ट करना
4. ओडडी के पित्ताशय और स्फिंक्टर के कार्य के मूल्यांकन के साथ अल्ट्रासाउंड
5. स्फिंक्टर ओड्डी मैनोमेट्री के साथ ईआरसीपी
6. 99mTc के साथ हेपेटोबिलिसिंटिग्राफी
7. चिकित्सा परीक्षण (कोलेसिस्टोकिनिन या मॉर्फिन के साथ)

पित्त पथ के शिथिलता के साथ हैं:
1. पाचन और अवशोषण की प्रक्रियाओं का उल्लंघन
2. आंत में अतिरिक्त बैक्टीरिया के विकास का विकास
3. जठरांत्र संबंधी मार्ग के मोटर फ़ंक्शन का उल्लंघन
E.1। कार्यात्मक पित्ताशय की थैली विकार

पित्ताशय की थैली पित्त पथरी की गतिशीलता का एक विकार है, जो प्रारंभिक चयापचय संबंधी विकारों (कोलेस्ट्रॉल के साथ पित्त की संतृप्ति) या अनुपस्थिति में पित्त पथरी के प्राथमिक अपचयन के कारण पित्त के दर्द से प्रकट होता है, कम से कम शुरू में, पित्त की असामान्यताओं (रोम III, 2006)।

नैदानिक मानदंड में निम्नलिखित सभी शामिल होने चाहिए:
1. ZH के कार्यात्मक विकारों के मानदंड और साथ
2. एक पित्ताशय है
3. theП की रिहाई का अंश 40%
4. सामान्य यकृत एंजाइम, संयुग्मित बिलीरुबिन और एमाइलेज / लाइपेस

अल्ट्रासाउंड द्वारा पित्ताशय की थैली के संकुचन का मूल्यांकन:

उत्तेजक के बाद पित्ताशय की थैली (कोलेसिस्टोकिनिन, सोर्बिटोल)

संदिग्ध पित्ताशय की थैली के रोगियों के लिए नैदानिक एल्गोरिदम
1. पित्त दर्द की उपस्थिति, जिसे पित्त पथ के अल्ट्रासाउंड, यकृत जैव रसायन और अग्नाशयी एंजाइमों की माप का उपयोग करके मूल्यांकन किया जाना चाहिए। और सामान्य परिणामों के साथ - जठरांत्र एंडोस्कोपी।
2. यदि विचलन का पता लगाया जाता है - उचित परीक्षा और उपचार।
3. यदि कोई विचलन प्रकट नहीं होता है - कोलेसिस्टोकिनिन एनालॉग्स (CCK) की नियुक्ति के साथ गतिशील चोल्सींटिग्राफी की नियुक्ति।
4. यदि जीएफ खाली करने का उल्लंघन किया जाता है (ईएफ <40%) और जीएफ खाली करने में कमी के साथ जुड़ी अन्य स्थितियों की पहचान नहीं की गई है, तो शिथिलता का निदान होने की संभावना है; कोलेलिस्टेक्टॉमी सबसे उपयुक्त उपचार है।

पित्ताशय की थैली की शिथिलता का उपचार
1. कोलेसीस्टेक्टॉमी (एफवी की परवाह किए बिना)

E.2। कार्यात्मक पित्त विकार

ओड्डी के स्फिंक्टर की शिथिलता ओडडी के स्फिंक्टर का एक विकार है, जो दर्द, यकृत और अग्नाशय के एंजाइमों में वृद्धि, पतला कोलेडोचस या अग्नाशयशोथ के एपिसोड से संबंधित है।

नैदानिक मानदंड में निम्नलिखित दोनों शामिल होने चाहिए:
1. ZH और SO के कार्यात्मक विकारों के लिए मानदंड।
2. सामान्य एमाइलेज / लाइपेज स्तर।

मापदंड की पुष्टि:
1. सीरम ट्रांसएमिनेस, क्षारीय फॉस्फेट, या संयुग्मित बिलीरुबिन का उदय, समय में दर्द के कम से कम 2 एपिसोड के साथ जुड़ा हुआ है।

कार्यात्मक पित्त विकार JI में विभाजित है:
• टाइप I - दर्द का पित्त प्रकार, बढ़ा हुआ एएसटी, एएलटी, बिलीरुबिन, या क्षारीय ढाल 2 बार।
• टाइप II - दर्द का पित्त प्रकार और एक प्रयोगशाला पैरामीटर (एएसटी, एएलटी, बिलीरुबिन, क्षारीय फॉस्फेट) में वृद्धि।

• टाइप III - दर्द का पित्त प्रकार।

संदिग्ध डिसिप्लिनरी पित्त विकार वाले रोगियों के लिए डायग्नोस्टिक एल्गोरिथ्म जेआई (कोलेसिस्टेक्टोमी के बाद रोगियों में):

1. हेपेटिक जैव रसायन और अग्नाशयी एंजाइमों की माप, इसके बाद अल्ट्रासाउंड।
2. एमआरसीपी (चुंबकीय अनुनाद चोलेंजिओपेंक्रोग्राफी)।
3. यदि आवश्यक हो तो सीओ मैनोमेट्री के साथ ईआरसीपी (इंडोस्कोपिक प्रतिगामी कोलेजनोपचारोग्राफी)।

कार्यात्मक पित्त विकार का उपचार

1. टाइप I - एंडोस्कोपिक स्फिंक्टेक्टोमी।
2. टाइप II - निफेडिपिन, एंटीस्पास्मोडिक्स।
3. टाइप II या टाइप III - रूढ़िवादी चिकित्सा की प्रतिक्रिया के अभाव में: एंडोस्कोपिक स्फिंक्टेरोटमी, स्फिंक्टोप्लास्टी

E.3। के साथ कार्यात्मक अग्नाशय विकार

नैदानिक मानदंड में निम्नलिखित दोनों शामिल होने चाहिए:
1. ZH और SO के कार्यात्मक विकारों के लिए मानदंड।
2. बढ़े हुए एमाइलेज / लाइपेस।

अग्नाशयशोथ के सीओ के मोटर शिथिलता और आवर्तक एपिसोड के बीच एसोसिएशन की कई रिपोर्टें हैं।

संदिग्ध कार्यात्मक अग्नाशय विकार एसएफडी वाले रोगियों के लिए नैदानिक एल्गोरिदम

1. अग्नाशयशोथ के पारंपरिक एटियलजि का बहिष्कार।
2. हेपाटिक जैव रसायन और अग्नाशयी एंजाइमों की माप, इसके बाद अल्ट्रासाउंड (कोलेडोक 8 मिमी, एक उत्तेजक के बाद कोलेडोक)।
3. एंडोसोनोमेट्री और / या
4. एमआरसीपी (चुंबकीय अनुनाद कोलेजाओपैन्टोग्राफी) और
5. पित्त के विश्लेषण के साथ ईआरसीपी (एंडोस्कोपिक प्रतिगामी कोलेजनोपचारोग्राफी) और, यदि आवश्यक हो, सीओ मैनोमेट्री के साथ (कोलेडॉच 12 मिमी, 40 मिमी एचजी कला के साथ बेसल दबाव।)।

के साथ कार्यात्मक अग्नाशय विकार का उपचार

1. कुल विस्तार (विभाजन) के साथ।
2. स्टेंट।
3. बोटुलिनम विष।

पित्त की बीमारी

पित्त पथरी रोग (ICD) कोलेस्ट्रॉल और / या बिलीरुबिन चयापचय के उल्लंघन के कारण होने वाली हेपेटोबिलरी प्रणाली की एक विनिमेय बीमारी है और पित्ताशय की थैली (पित्ताशय की पथरी) में पित्त पथरी के गठन की विशेषता है, आम पित्त नलिका (कोलेडोकोलिथियासिस) या यकृत पित्त नलिकाएं (इंटि)।

ICD-10 में, JCB खुद कक्षा XI से संबंधित है, और K. 80 का शीर्षक है कोलेलिथियसिस।

अंजीर। 1. पित्त पथरी के स्थानीयकरण के संभावित स्थान: 1 - पित्ताशय की थैली; 2 - आम यकृत वाहिनी; 3 - सामान्य पित्त नली के विभिन्न खंड; 4 - वेटर पपीला का ampoule।

महामारी विज्ञान

जेसीबी एक सामान्य विकृति है। विकसित देशों में, 10-15% आबादी में होता है। ज्यादातर बीमार लोग मध्यम और वृद्ध हैं। ६०- ,० वर्षों में, यह ३०-४०% में पाया जाता है। बच्चों में, यह बीमारी वयस्कों (५ -५%) की तुलना में ६००-१०० गुना कम होती है, हालांकि नवजात शिशुओं में भी कोलेलिथियसिस के मामले वर्णित हैं। लड़के और लड़कियां समान रूप से बीमार हो जाते हैं। वयस्कता में, कोलेलिथियसिस वाले पुरुष महिलाओं की तुलना में 2-3 गुना कम बार होते हैं। पित्त पथरी की संभावना को बढ़ाने वाले अन्य कारकों में मोटापा और परिवार के इतिहास में पित्त पथरी की उपस्थिति शामिल है। जेसीबी की आवृत्ति में अभी भी अस्पष्टीकृत अंतर हैं: आयरलैंड में, बीमारी औसतन 5% में है, और स्वीडन में - 38% निवासियों में। पित्त की पथरी वाले 80-85% रोगियों में, कोलेस्ट्रॉल की मात्रा निर्धारित की जाती है। इनमें 60% से अधिक कोलेस्ट्रॉल होता है। शेष 20-15% रोगियों में वर्णक पत्थरों का पता चलता है। वे अक्सर हेमोलिटिक और सिकल सेल एनीमिया, यकृत और पीलिया के सिरोसिस की पृष्ठभूमि पर विकसित होते हैं।

एटियलजि

पित्त का ठहराव, पित्त लवण की एकाग्रता में वृद्धि से पत्थर का निर्माण होता है।

स्थायी पूर्वगामी कारक:

1. पॉल।
2. आयु।
3. किसी व्यक्ति की जातीय विशेषताएं।
4. किसी व्यक्ति की आनुवंशिक विशेषताएं।

चर पूर्वगामी कारक:

1. शक्ति का स्वरूप।
2. इलियम के रोग (लघु आंत्र सिंड्रोम, क्रोहन रोग सहित)।
3. दवा (फाइब्रेट्स, एस्ट्रोजेन, सोमैटोस्टैटिन सहित)।
4. मोटापा।
5. उपवास।
6. गर्भावस्था।
7. निवास के भौगोलिक क्षेत्र।

रोगजनन

पत्थर का निर्माण। पित्त आम तौर पर एक कोलाइडल समाधान होता है, जिसमें बिलीरुबिन एक लिपोप्रोटीन परिसर द्वारा संरक्षित एक मिसेल के रूप में निहित होता है, और निलंबित होता है, जिसे सोल के रूप में परिभाषित किया जा सकता है।

जब दो कारकों (पित्त + पैथोलॉजिकल रिफ्लक्स का ठहराव) एक भड़काऊ प्रक्रिया विकसित करता है जो पित्त के भौतिक-रासायनिक गुणों में बदलाव में योगदान देता है, तो पित्ताशय की थैली में अम्ल-क्षार संतुलन अम्लीय पक्ष में बदल जाता है। इस संबंध में, लिपोप्रोटीन कॉम्प्लेक्स जो बिलीरुबिन मिसेल को बचाता है, नष्ट हो जाता है, और बिलीरुबिन एक मौलिक नई संरचना में बदल जाता है - जेल, और क्रिस्टल के रूप में अवक्षेपित होता है। पित्ताशय की थैली की सूजन के एक असंतृप्त समाधान में बिलीरुबिन क्रिस्टलीकरण की घटना पित्ताशय की सूजन के दौरान गलकिन-चेचुलिन प्रभाव के रूप में दर्ज की गई थी। इसके अलावा, पित्त में पित्ताशय की दीवार की सूजन के दौरान, अन्य अवयवों की सामग्री भी कम हो जाती है: पित्त एसिड, लिपोप्रोटीन कॉम्प्लेक्स, कैल्शियम, जो बाद में पत्थर का हिस्सा बनते हैं।

कोलेस्ट्रॉल के पत्थरों के गठन में एक गैर-भड़काऊ जीन है। वे शरीर में चयापचय प्रक्रियाओं के न्यूरोएंडोक्राइन विनियमन के उल्लंघन में बनते हैं, अक्सर महिलाओं में पोस्टमेनोपॉज़ल महिलाओं में। पित्त में कोलेस्ट्रॉल की वृद्धि एक मौलिक भूमिका नहीं निभाती है। पैथोलॉजिकल प्रक्रिया के विकास के साथ वृद्धि नहीं होती है, लेकिन पित्त की मुख्य सामग्री की सामग्री में कमी ठोस पदार्थों के कीचड़ और अवसादन के निर्माण में योगदान करती है। यही है, कोलेस्ट्रोल की पथरी कोलेलिस्टाइटिस की शिकायत नहीं है, बल्कि इसके विकास के लिए एक पूर्वाभास कारक है।

बैक्टीरियल सूजन का विकास पित्त की दीवारों को नुकसान पहुंचाने में योगदान देता है, जो पित्त के श्लेष्म झिल्ली की जलन के कारण होता है, जो परिवर्तित भौतिक-रासायनिक गुणों के साथ होता है, अग्नाशयी एंजाइम जो सामान्य पित्त नली में गिरते हैं, पथरी के लिए आघात देते हैं।

आकृति विज्ञान

पित्त पथरी का वर्गीकरण। पित्त पथरी के कई अलग-अलग वर्गीकरण हैं, उनकी संरचना

के आधार पर। अधिकतम 4 प्रकार के पत्थर:

1. कोलेस्ट्रॉल की पथरी, जिसमें लगभग 95% कोलेस्ट्रॉल और थोड़ा बिलीरुबिन चूना होता है;

2. वर्णक गणना, जिसमें मुख्य रूप से बिलीरुबिन चूना होता है, उनमें कोलेस्ट्रॉल 30% से कम होता है;

3. मिश्रित कोलेस्ट्रॉल-वर्णक-चूना पत्थर;

4. 50% कैल्शियम कार्बोनेट और कुछ अन्य घटकों वाले कैल्केरियास पत्थर।

हालांकि, अधिक बार दो मुख्य प्रकार के पित्त पथरी होते हैं: कोलेस्ट्रॉल और वर्णक, रचना और रोगजनन में भिन्न। पित्ताशय की पथरी के कारण होने वाले नैदानिक लक्षण पत्थर के प्रकार पर निर्भर नहीं होते हैं। पित्त-पथ-पथ में पथरी की योजनाबद्ध व्यवस्था को अंजीर में दिखाया गया है। 1।

कोलेस्ट्रॉल की पथरी। 80-90% की आवृत्ति के साथ होता है। इनमें मुख्य रूप से कोलेस्ट्रॉल (जिसका अनुपात आमतौर पर 60% होता है), म्यूसिन, बिलीरुबिनेट, फॉस्फेट, कैल्शियम कार्बोनेट और पामिटेट, साथ ही साथ अन्य पदार्थों की छोटी मात्रा होती है। "स्वच्छ" (100%) कोलेस्ट्रॉल पत्थर सभी कोलेस्ट्रॉल के पत्थरों का लगभग 10-15% बनाते हैं।

कुछ पत्थरों में 60% से कम कोलेस्ट्रॉल होता है, लेकिन ठेठ कोलेस्ट्रॉल के पत्थरों के रूपात्मक और सूक्ष्मअतिरक्त लक्षण होते हैं, उन्हें मिश्रित पत्थर कहा जाता है। एक कोर के साथ क्रिस्टल के रूप में उनकी स्थिरता। 15% में एक्स-रे विपरीत।

त्रिकोणीय निर्देशांक कोलेस्ट्रॉल की घुलनशीलता को दर्शाता है

यदि पित्त एसिड, लेसिथिन और कोलेस्ट्रॉल की कुल सामग्री को 100% के रूप में लिया जाता है, तो उनमें से किसी भी अनुपात को इस त्रिकोण के अंदर एक बिंदु के रूप में दर्शाया जा सकता है। छायांकित क्षेत्र तीन घटकों के अनुपात का प्रतिनिधित्व करता है जिसमें कोलेस्ट्रॉल समाधान में रहता है और क्रिस्टल के रूप में बाहर नहीं गिरता है। कोई भी पित्त जिसमें इन तीन घटकों के मात्रात्मक अनुपात इस छायांकित क्षेत्र के बाहर हैं, को लिथोजेनिक कहा जाता है, अर्थात "पत्थर का निर्माण।"

लिथोजेनेसिस इंडेक्स = (किसी पित्त में कोलेस्ट्रॉल की मात्रा) / (कोलेस्ट्रॉल की मात्रा जो पित्त एसिड, लेसिथिन और कोलेस्ट्रॉल के दिए गए अनुपात में भंग की जा सकती है)

पित्त एसिड, कोलेस्ट्रॉल और लेसितिण के अनुपात के आधार पर, लिथोजेनेसिस के तथाकथित सूचकांक की गणना करना संभव है, जो कि इस पित्त में कोलेस्ट्रॉल की मात्रा से विभाजित कोलेस्ट्रॉल की मात्रा का भागफल होता है, जो पित्त एसिड, लेसितिण और कोलेस्ट्रॉल के दिए गए अनुपात में भंग किया जा सकता है: लिथोजेनेसिस कोलेस्ट्रॉल जो एक निश्चित पित्त अनुपात में भंग किया जा सकता है

यदि लिथोजेनेसिस का सूचकांक एक से कम है, तो ऐसे पित्त को असंतृप्त कहा जाता है, यदि यह एक से अधिक है, तो यह सुपरसैचुरेटेड है (बहुत बार, कोलेस्ट्रॉल का "संतृप्ति सूचकांक" शब्द "लिथोजेनसी के सूचकांक" के बजाय प्रयोग किया जाता है)। पित्त, कोलेस्ट्रॉल से संतृप्त, क्रिस्टल में कोलेस्ट्रॉल के लिए प्रवण होता है, इसलिए इसे लिथोजेनिक कहा जाता है। कोलेस्ट्रॉल (कोलेस्ट्रॉल संतृप्ति सूचकांक 1) के साथ पित्त का सुपरसेटेशन इस प्रकार के पत्थरों के गठन के लिए एक आवश्यक लेकिन पर्याप्त स्थिति नहीं है। पित्ताशय की थैली में श्लेष्मा, अन्य pronucleators और कैल्शियम आयनों की एक पूर्ण या सापेक्ष वृद्धि, साथ ही साथ एंटीनेक्लियर कारकों में कमी को महत्वपूर्ण माना जाता है। कुछ मामलों में, एक निश्चित भूमिका पित्ताशय की थैली के ठहराव को सौंपा जाता है।

कोलेस्ट्रॉल के पत्थरों के निर्माण में प्रारंभिक चरण पित्त कोलेस्ट्रॉल-फॉस्फोलिपिड पुटिकाओं से कोलेस्ट्रॉल मोनोहाइड्रेट क्रिस्टल के न्यूक्लियेशन और पिगमेंट और / / म्यूसिन के कैल्शियम लवण के एकत्रीकरण के माध्यम से पत्थर की कोर का निर्माण होता है। कोलेस्ट्रॉल के पत्थरों वाले रोगियों में पित्त का न्यूक्लिएशन का समय (कोलेस्ट्रॉल क्रिस्टल बनने से पहले का समय) नियंत्रण समूहों से काफी कम होता है। इस तरह के पत्थरों को पित्ताशय की थैली की शिथिलता, संक्रमण और एंटरोहेपेटिक संचलन के उल्लंघन के साथ जोड़ा जाता है।

वर्णक पत्थर। वे 10-20% में पाए जाते हैं। मुख्य रूप से बिलीरुबिन और कैल्शियम लवण से मिलकर बनता है। वर्णक पत्थर दो प्रकार के होते हैं: काले और भूरे।

काले वर्णक पत्थर। वे कैल्शियम बिलीरुबिन और अन्य बिलीरुबिन यौगिकों, म्यूसिन, कैल्शियम फॉस्फेट और कार्बोनेट लवण और अन्य पदार्थों की छोटी मात्रा से मिलकर बनाते हैं। लगभग विशेष रूप से पित्ताशय की थैली में पाया जाता है (शायद ही कभी पित्त नलिकाओं में)। उनकी मेहनत की निरंतरता। 60% में एक्स-रे विपरीत।

इस प्रकार के पत्थर के विकास के जोखिम से जुड़ी स्थितियों में शामिल हैं:

1. उन्नत उम्र;
2. यकृत का सिरोसिस;
3. क्रोनिक हेमोलिसिस (विशेष रूप से, सिकल सेल एनीमिया और वंशानुगत स्फेरोसाइटोसिस);
4. लंबे पूर्ण आंत्रेतर पोषण।

भूरा वर्णक पत्थर। कैल्शियम बिलीरुबिन, कोलेस्ट्रॉल, कैल्शियम पामिटेट और अन्य पदार्थों से मिलकर। मुख्य रूप से पित्त नलिकाओं में पाया जाता है। पूर्वी एशियाई देशों में, भूरे रंग के रंजक पत्थरों को अक्सर पित्ताशय की थैली में, पश्चिमी देशों में, बहुत कम बार पहचाना जाता है। उनके नरम, उखड़ने की स्थिरता। एक्स-रे नकारात्मक। पित्त नलिकाओं में भूरे रंग के पत्थरों वाले अधिकांश रोगियों को स्टैसिस की उपस्थिति और / या संक्रमण की स्थिति की भविष्यवाणी के रूप में विशेषता है। कोलेलिस्टेक्टॉमी के कई वर्षों बाद इस तरह का पत्थर रोगियों में पाया जा सकता है।

कैल्शियम लवण और वर्णक की वर्षा वर्णक पत्थरों का मुख्य पैथोफिजियोलॉजिकल तंत्र है। समाधान में कैल्शियम आयनों को बनाए रखने में असमर्थता को एक महत्वपूर्ण बिंदु माना जाता है जो बिलीरुबिनेट, फॉस्फेट और कैल्शियम कार्बोनेट की वर्षा (वर्षा) की ओर जाता है। माना जाता है कि पित्ताशय की थैली का श्लेष्म एक कारक के रूप में कार्य करता है।

वर्गीकरण

पित्त पथरी की बीमारी के तीन चरण होते हैं।
1. पित्त के भौतिक-रासायनिक परिवर्तनों का चरण।
2. पत्थरबाजी का दौर।
3. कैल्कुलेस कोलेसिस्टिटिस (एक्यूट या क्रोनिक)।

2002 में, रूस के गैस्ट्रोएंटेरोलॉजिस्ट के तीसरे सम्मेलन में, ए। ए। इलेंको को 4 चरणों के आवंटन के साथ एक वर्गीकरण की सिफारिश की गई थी।
1. चरण 1 - प्रारंभिक या पूर्व-पत्थर
Ter मोटी, विषम पित्त;
पित्त कीचड़ का iliary गठन
• माइक्रोलिथ की उपस्थिति के साथ,
• पोटीन पित्त की उपस्थिति के साथ,
• मैक्रोलिथ्स के साथ मुखौटा पित्त का संयोजन।
2. स्टेज 2 - पित्त पथरी का निर्माण
स्थानीयकरण द्वारा:
• पित्ताशय की थैली में,
• आम पित्त नली में,
• यकृत नलिकाओं में।
Of पत्थरों की संख्या से:
• एकल
• कई।
§ रचना द्वारा:
• कोलेस्ट्रॉल,
• वर्णक,
• मिश्रित।
नैदानिक पाठ्यक्रम के अनुसार:
• अव्यक्त प्रवाह
• नैदानिक लक्षणों की उपस्थिति के साथ,
• ठेठ पित्त शूल के साथ दर्दनाक रूप,

- अन्य बीमारियों की आड़ में।

3. चरण 3 - क्रोनिक आवर्तक गणक कोलेसिस्टिटिस।
4. चरण 4 - जटिलताओं।

क्लिनिक

एक नियम के रूप में, भौतिक रासायनिक परिवर्तनों और पत्थर ले जाने के चरण में जेसीबी की कोई नैदानिक अभिव्यक्तियाँ नहीं हैं। पित्त पथरी के अधिकांश रोगियों में कई वर्षों तक कोई नैदानिक लक्षण नहीं होते हैं। वार्षिक रूप से, उनमें से केवल 1-2% ही पित्त दर्द का विकास करते हैं, जबकि जटिलताओं का जोखिम बहुत कम रहता है। पित्ताशय की थैली में पथरी आमतौर पर एक आकस्मिक खोज के रूप में पाई जाती है जब अन्य बीमारियों की जांच की जाती है। अधिक बार इस तरह की बीमारी एक पथरी की उपस्थिति में देखी जाती है। इसलिए, पित्ताशय की बीमारी के लक्षण पत्थरों की संख्या, उनके आकार, स्थान, भड़काऊ प्रक्रिया की गतिविधि, पित्त प्रणाली की कार्यात्मक स्थिति और पड़ोसी अंगों की विकृति पर निर्भर करते हैं।

पित्ताशय की पथरी "साइलेंट" ज़ोन (मूत्राशय के नीचे और शरीर) में स्थित होती है, जब तक कि वे मूत्राशय या सिस्टिक डक्ट की गर्दन में नहीं आती, या जब तक सूजन नहीं जुड़ती, तब तक वे खुद को चिकित्सकीय रूप से प्रकट नहीं करती हैं। पहले मामले में, पित्त (पित्त, यकृत) शूल का एक दौरा (तीव्र परिकलो कोलेसिस्टाइटिस) विकसित होता है, दूसरे मामले में, क्रॉनिक कैलकुलेसिस्टाइटिस।

पित्त का दर्द।

वर्तमान में, "पित्त दर्द" शब्द को "पित्तज शूल" शब्द से अधिक पसंद किया जाता है, क्योंकि पूर्व उस स्थिति को दर्शाता है जो न केवल पत्थरों के साथ सिस्टिक नलिका के अस्थायी अवरोध के दौरान होती है, बल्कि कीचड़ भी होती है। दर्द सिंड्रोम पित्ताशय की थैली की दीवार के अतिवृद्धि के साथ जुड़ा हुआ है, क्योंकि इंट्रावेसिकल दबाव और स्फिंक्टर्स के स्पास्टिक संकुचन के कारण और कुछ हद तक, मूत्राशय के श्लेष्म की जलन और पत्थर द्वारा नलिकाओं के साथ।

स्थानीयकरण। सबसे अधिक बार, दर्द एपिगास्ट्रिअम में स्थानीयकृत होता है। यह दाएं कंधे के ब्लेड या दाएं कंधे के क्षेत्र तक विकीर्ण हो सकता है। कभी-कभी xiphoid प्रक्रिया में दर्द महसूस किया जा सकता है। कभी-कभी दर्द का atypical स्थानीयकरण संभव है - पीठ के निचले हिस्से में, हृदय के क्षेत्र में (जो एनजाइना का अनुकरण करता है)।

तीव्रता, चरित्र। दर्द अलग-अलग गंभीरता और प्रकृति का हो सकता है। दर्द को दबाने, दांत दर्द के समान, छुरा, ऐंठन या भारी महसूस करने के रूप में वर्णित किया गया है। दर्द संवेदना, रोगियों को इसे कम करने के लिए एक आरामदायक स्थिति नहीं मिल सकती है, और हर समय आगे बढ़ सकते हैं। दर्द अपच संबंधी सिंड्रोम के साथ है, एपिगैस्ट्रियम, पेट

Clinical Gastroenterology

फूलना, अस्थिर कुर्सी में भारीपन से प्रकट होता है। कुछ रोगियों में, मतली हमले की पृष्ठभूमि पर दिखाई देती है, उल्टी एक दुर्लभ घटना है। नशा के लक्षण अनुपस्थित हैं।

हमले की शुरुआत और अवधि। दर्द अचानक शुरू होता है और आमतौर पर 15-30 मिनट तक रहता है। 4-5 घंटे तक (कभी-कभी 6–8 घंटे तक)। 12 घंटे से अधिक दर्दनाक हमले की अवधि तब होती है जब तीव्र कोलेसिस्टिटिस विकसित होता है। दर्दनाक हमले के गुजरने के बाद, रोगी को कुछ समय के लिए पेट में एक अप्रिय सनसनी होती है।

आवधिकता। दर्द के दौरे दैनिक, सप्ताह में एक बार, एक महीने, एक वर्ष या उससे कम समय में विकसित हो सकते हैं। बहुत दुर्लभ मामलों में, केवल एक ही हमला है। व्यक्तिगत रोगियों में, एपिसोड के बीच का अंतराल लंबे समय तक समान रहता है।

विशिष्ट जब्ती। कई मामलों में, पित्त दर्द में उपरोक्त सभी लक्षण नहीं हो सकते हैं और यह एक या एक से अधिक नैदानिक अभिव्यक्तियों के लिए विशिष्ट है, उदाहरण के लिए, स्थान, अवधि या प्रकृति से।

शरीर के तापमान में वृद्धि के साथ पित्त दर्द हो सकता है, लेकिन लंबे समय तक और महत्वपूर्ण हाइपरथर्मिया (38 डिग्री सेल्सियस से ऊपर) नशे के लक्षणों के साथ संयोजन में (asthenovegetative सिंड्रोम, सूखापन और जीभ की कमी) आमतौर पर तीव्र सपोसिटिव कोलाइटिस के अतिरिक्त होने का संकेत देता है।

पित्त शूल का एक हमले का विकास फैटी, मसालेदार, मसालेदार, स्मोक्ड भोजन, शारीरिक और भावनात्मक तनाव, संक्रमण, एक तिरछा स्थिति में काम करने के रिसेप्शन को उत्तेजित करता है।

पर्याप्त चिकित्सा के साथ, दर्द सिंड्रोम जल्दी से बंद हो जाता है [पत्थर पित्ताशय की थैली में लौटता है या, यदि पथरी छोटी है (0.5 सेमी तक), ग्रहणी में गुजरता है और मल के साथ निकाल दिया जाता है], डिस्पेप्टिक लक्षण लंबे समय तक बने रहते हैं। कभी-कभी, हालांकि, पत्थर सिस्टिक या आम पित्त नली के एक स्थिर रुकावट का कारण बन सकता है और अवरोधक पीलिया के विकास को जन्म दे सकता है।

शारीरिक परीक्षा में पेट की गड़बड़ी, पूर्वकाल पेट की दीवार का तनाव (कमजोर और बुजुर्ग रोगियों में अनुपस्थित हो सकता है), पित्ताशय की थैली के प्रक्षेपण में दर्द, कोलेसिस्टाइटिस के सकारात्मक दर्द के लक्षण (जॉर्जीवस्की-मयूसी, ग्रीकोव-ऑर्टनर, केरा, लेपनी, मर्फी) शामिल हैं।

क्रॉनिक कैलकुलस कोलाइटिस की क्लिनिकल तस्वीर, बिना पत्थरों वाली क्रोनिक कोलेसिस्टिटिस की तस्वीर के समान है: सही हाइपोकॉन्ड्रिअम में गैर-गहन दर्द, कई दिनों से अधिक बढ़ जाना, दाएं हाइपोकॉन्ड्रिअम में गहरे दर्द के दौरान मध्यम दर्द, पित्ताशय की जलन के सकारात्मक लक्षण।

के लिए।

यदि रोगी ने पित्त दर्द का पहला एपिसोड विकसित किया है, तो बाद के एपिसोड

की घटना की संभावना अधिक है और अगले दो वर्षों में लगभग 75% है। पित्त के दर्द के पहले एपिसोड के बाद रोगी में गंभीर जटिलताओं (तीव्र कोलेसिस्टिटिस, अग्नाशयशोथ या कोलेजनिटिस) का जोखिम अनुवर्ती के प्रति वर्ष 1% है। अधिक बार, लगभग 2% प्रति वर्ष, यह तब देखा जाता है जब मौखिक cholecystography के अनुसार सिस्टिक वाहिनी के रोड़ा का पता लगाया जाता है।

जटिलताओं

जब पित्त पथरी की बीमारी अक्सर गंभीर जटिलताओं का विकास करती है जिसके लिए शल्य चिकित्सा उपचार की आवश्यकता होती है। जीसीबी तीव्र और जीर्ण कोलेसिस्टिटिस द्वारा जटिल है, पित्ताशय की थैली क्षेत्र में एक फोड़ा, तीव्र छिद्र, यकृत के कैंसर, यकृत फोड़ा, मिर्ज़ी सिंड्रोम (सामान्य यकृत वाहिनी की साइट पर एक भड़काऊ ट्यूमर समूह का गठन)।

कोलेलिथियसिस की सबसे आम जटिलता एक पत्थर के साथ एक आम पित्त या यकृत पित्त नली की रुकावट है। इससे प्रतिरोधी पीलिया का विकास होता है। लंबे समय तक प्रतिरोधी पीलिया अक्सर चोलैंगाइटिस के साथ होता है और माध्यमिक पित्त सिरोसिस, पित्त अग्नाशयशोथ हो सकता है। इसके अलावा, जब सिस्टिक वाहिनी का रुकावट पित्ताशय की थैली की ड्रॉप्सी या एम्पाइमा होता है। पित्त पथरी के कारण आंत्र रुकावट हो सकती है।

निदान

अल्ट्रासाउंड परीक्षा (अल्ट्रासाउंड) पित्ताशय की पथरी (संवेदनशीलता = 95%) के निदान का चयन करने के लिए एक विधि है। अल्ट्रासोनोग्राफी से पित्त की विषमता, छोटे कणों का निलंबन ("कीचड़") का पता चलता है, जिससे कम-आयाम वाले अल्ट्रासाउंड संकेत मिलते हैं। पत्थरों के विपरीत, कीचड़ ध्वनिक छाया नहीं देता है। अल्ट्रासाउंड के साथ, आप पित्त नलिकाओं, यकृत और अग्न्याशय की कल्पना भी कर सकते हैं, और इस प्रकार आवश्यक अतिरिक्त जानकारी प्राप्त कर सकते हैं।

केवल 30% मामलों में अल्ट्रासाउंड पर पित्त नलिकाओं में पथरी का पता लगाया जा सकता है। उनके पता लगाने के लिए मुख्य विधि एक लैंगोग्राफी माना जाता है, मुख्य रूप से इंडोस्कोपिक प्रतिगामी कोलेजनोपैनोग्राफी (ईआरसीपी)। कम आमतौर पर, पर्कुलैस्टेक्टियल कोलेजनोग्राफी (CCHG) या इंट्राऑपरेटिव कोलेजनोग्राफी का उपयोग कोलेसिस्टेक्टोमी के दौरान किया जाता है।

एंडोस्कोपिक अल्ट्रासाउंड (ईयूएस) की संवेदनशीलता जब नलिकाओं में पत्थरों का पता लगाती है, तो वह ईआरसीपी के करीब है और 90% से अधिक है।

पेट के अंगों के एक रेडियोग्राफ़ पर लगभग 15% पित्ताशय की पथरी का पता लगाया जा सकता है। मौखिक कोलेसिस्टोग्राफी का उपयोग अक्सर किया जाता है, लेकिन यह सिस्टिक डक्ट की स्थिति और पत्थरों की संरचना के बारे में जानकारी प्रदान कर सकता है, जिसे चिकित्सा लिथोलिटिक थेरेपी के लिए संकेत निर्धारित करते समय ध्यान में रखा जाता है। एक्स-रे परीक्षा

(कोलेसिस्टोसिस और कोलेजनोग्राफी) के दौरान, भरने वाले दोष पित्ताशय की थैली के कार्य के साथ दिखाई देते हैं। बुलबुला खाली होते ही छोटे पत्थर ध्यान देने योग्य हो जाते हैं। आप तैरते पत्थरों की पहचान कर सकते हैं। गणना के अलावा, रेडियोग्राफिक परीक्षा मूत्राशय के आकार, उसके आकार, कम एकाग्रता की क्षमता और बिगड़ा मोटर फ़ंक्शन के परिवर्तनों को प्रकट करती है।

कंप्यूटेड टोमोग्राफी (CT) ओवरव्यू इमेज की तुलना में अधिक व्यापक जानकारी प्रदान करता है, लेकिन पित्ताशय की पथरी का पता लगाने में इसकी संवेदनशीलता अल्ट्रासाउंड की तुलना में बहुत कम है। हालांकि, अल्ट्रासाउंड की तुलना में अधिक सटीक सीटी, पत्थरों के कैल्सीफिकेशन को निर्धारित करता है। पित्त एसिड की तैयारी के साथ लिथोलिटिक थेरेपी के लिए रोगियों के चयन के लिए यह महत्वपूर्ण है।

हाल के वर्षों में, पित्त नलिकाओं की शारीरिक रचना का अध्ययन करने और पत्थरों की पहचान करने के लिए एक विधि के रूप में चुंबकीय अनुनाद कोलेजनियोग्राफी (MRX) का तेजी से उपयोग किया गया है।

"अव्यक्त" लिथियासिस का निदान, पित्त में भौतिक-रासायनिक परिवर्तनों का चरण, नकारात्मक अल्ट्रासाउंड परिणामों के साथ ग्रहणी संबंधी इंटुबैषेण (भाग बी) द्वारा प्राप्त सिस्टिक पित्त के एक अध्ययन के आंकड़ों पर आधारित है। इन मामलों में, एंडोस्कोपिक परीक्षा के दौरान एकत्रित पित्त के एक नमूने की सूक्ष्म जांच नैदानिक जानकारी प्रदान करती है। उच्च स्तर के आत्मविश्वास के साथ कोलेस्ट्रॉल क्रिस्टल का पता लगाना पत्थरों की उपस्थिति के पक्ष में है। रंजक के क्रिस्टल (ग्रैन्यूल) की उपस्थिति का निदान मूल्य कम होता है। पित्त के एक जैव रासायनिक अध्ययन से कोलेस्ट्रॉल में वृद्धि, फॉस्फोलिपिड्स की एकाग्रता में कमी, कोलेजन एसिड, हैजा कोलेस्ट्रॉल अनुपात (सूजन की उपस्थिति में इसकी कीमत 9-10 की दर से कम से कम 6 है) का पता चलता है। एक अधिक जानकारीपूर्ण अध्ययन लिथोजेनेसिटी इंडेक्स का निर्धारण है। EUSI कीचड़ या पित्त पथरी की उपस्थिति पर बहुमूल्य जानकारी प्रदान करता है।

यदि क्रॉनिक कैलकुलेस कोलाइटिस के विनाशकारी रूपों का संदेह होता है, तो लैप्रोस्कोपी किया जाता है।

विभेदक निदान

अक्सर, पेट के निचले हिस्से या पेट के ऊपरी ऊपरी हिस्से में हल्के पेट के लक्षण या हल्के दर्द का पता लगाया जा सकता है। ऐसे मामलों में, पत्थरों की उपस्थिति और इन फजी लक्षणों के बीच संबंध ढूंढना हमेशा संभव नहीं होता है। निम्नलिखित बीमारियों के साथ एक विभेदक निदान किया जाना चाहिए:

1. पेप्टिक अल्सर; - आंत के यकृत के लचीलेपन का डायवर्टीकुलम;
2. गैस्ट्रोओसोफेगल-इरिटेबल बाउल सिंड्रोम (IBS); भाटा रोग (जीईआरडी);
3. कोलेडोकोलिथियसिस;
4. परिशिष्ट के उच्च स्थान के मामले में तीव्र एपेंडिसाइटिस;

5. जिगर की बीमारी;
6. एनजाइना;
7. अग्नाशयशोथ;
8. दाएं तरफा फुफ्फुसीय निमोनिया;
9. आंत्र रुकावट;
10. नेफ्रोलिथियासिस।

इलाज

Gallstone रोग वर्तमान में सर्जिकल और चिकित्सीय विकृति दोनों के लिए जिम्मेदार है। उपचार में आहार चिकित्सा शामिल है (इसके सिद्धांत रोग के सभी चरणों में समान हैं), दवाओं का उपयोग, दूर के लिथोट्रिप्सी के तरीके और शल्य चिकित्सा उपचार। उपचार पद्धति का चुनाव काफी हद तक बीमारी के चरण पर निर्भर करता है।

आहार चिकित्सा।

सभी चरणों में, उच्च कैलोरी और कोलेस्ट्रॉल युक्त खाद्य पदार्थों के अपवाद के साथ दिन में 4-6 भोजन की सिफारिश की जाती है। आहार "पी"। स्मोक्ड मीट, अपवर्तक वसा, परेशान सीज़निंग को छोड़ दें। वनस्पति वसा की सिफारिश करें। आहार में चोकर के साथ बड़ी मात्रा में प्लांट फाइबर शामिल होना चाहिए: यह आंतों की गतिशीलता को सामान्य करता है, पित्त की लिथोजेनेसिस को कम करता है। जब पित्तज शूल में 2-3 दिनों के लिए भूख लगती है।

दवा उपचार।

पित्त की थैली के उपचार के लिए ओरल लिथोलिटिक थेरेपी एकमात्र प्रभावी रूढ़िवादी विधि है। पित्त एसिड आंत में कोलेस्ट्रॉल के अवशोषण को रोककर पित्त में कोलेस्ट्रॉल को कम करता है, पथरी से पित्त तक कोलेस्ट्रॉल के संक्रमण को बढ़ावा देता है। पित्त लवण - ursodeoxycholic (UDCA) एसिड और chenodeoxycholic एसिड - मौखिक रूप से प्रशासित होते हैं। UDCA पसंद की दवा के रूप में कार्य करता है। साइड इफेक्ट्स के कारण चेनोडॉक्सिकॉलिक एसिड का उपयोग अक्सर कम किया जाता है। यूडीसीए की खुराक प्रति दिन 15 मिलीग्राम / किग्रा है, रात में एक बार। दुष्प्रभाव दुर्लभ हैं: 5% से कम रोगियों में क्षणिक दस्त होता है। अल्ट्रासाउंड का उपयोग करके हर 3 महीने में गतिशील अवलोकन किया जाता है। पत्थर के गठन की पुनरावृत्ति की रोकथाम के लिए पत्थरों के पूर्ण विघटन के 3 महीने बाद तक दवा ली जाती है। उपचार की अवधि 2 वर्ष हो सकती है। पत्थरों का विघटन औसतन 18 महीनों के भीतर होता है। रिलैप्स का जोखिम 50% है।

रोगियों के इलाज के लिए उपचार की इस पद्धति की सिफारिश की जाती है यदि उनके पास सर्जरी के लिए मतभेद हैं या सर्जरी के लिए उनके इनकार के मामलों में।

उपचार की इस पद्धति की प्रभावशीलता लिथोलिटिक चिकित्सा के लिए रोगियों के सही चयन पर निर्भर करती है।

लिथोलिटिक चिकित्सा के लिए संकेत:
1. एक्स-रे नकारात्मक पत्थर, विशेष रूप से "चल"
2. छोटे पत्थर (व्यास 15 मिमी तक, अधिमानतः 5 मिमी से कम)
3. पित्ताशय की थैली का कार्य करना
4. हल्के या मध्यम लक्षण
5. उपचार के एक लंबे कोर्स के लिए रोगी की इच्छा (2 वर्ष या अधिक तक)

लिथोलिटिक चिकित्सा के लिए मतभेद:
1. वर्णक पत्थर
2. कैल्सीफाइड कोलेस्ट्रॉल की पथरी
3. 1.5 सेमी के व्यास के साथ पत्थर
4. बहुत सारे पत्थर (एफएस की छाया के 50% पर कब्जा)
5. मैं एपी की कल्पना नहीं कर सकता
6. तीव्र या क्रोनिक कोलेसिस्टिटिस
7. तीव्र या पुरानी हेपेटाइटिस
8. सिरोसिस
9. विशेष रूप से शूल
10. गर्भावस्था
11. दस्त
12. चिकित्सा सिफारिशों का पालन करने के लिए रोगी की अनिच्छा

यदि सभी मानदंडों को पूरा किया जाता है, तो उपचार की प्रभावशीलता 55% है, कुछ आंकड़ों के अनुसार - 80-100%। रिलैप्स की रोकथाम - हर 6 महीने में अल्ट्रासाउंड दोहराएं। पत्थरों की पहचान आपको पित्त एसिड के लिथोलिटिक उपचार को तुरंत फिर से शुरू करने की अनुमति देती है।

जेसीबी का सर्जिकल उपचार।

वर्तमान में, यह माना जाता है कि स्पर्शोन्मुख पित्ताशयशोथ के साथ, कोलेसीस्टेक्टोमी का प्रदर्शन नहीं किया जाना चाहिए (कुछ अपवादों के साथ, उदाहरण के लिए, "चीनी मिट्टी के बरतन" पित्ताशय) (तालिका देखें)।

लैप्रोस्कोपिक कोलेसिस्टेक्टोमी रोगसूचक पित्त पथरी के इलाज के लिए पसंद की सर्जरी है। ऑपरेशन के समय के बारे में सवाल का निर्णय रोगी के रवैये से काफी प्रभावित होता है। वास्तव में, कई रोगियों की पहल पर, सर्जरी को महीनों या वर्षों तक के लिए स्थगित कर दिया जाता है।

5% मामलों में, नियोजित लैप्रोस्कोपिक कोलेसिस्टेक्टोमी के बजाय, आमतौर पर घने आसंजनों या अन्य शारीरिक विशेषताओं के कारण, सर्जन के निर्णय के अनुसार, एक खुला

कोलेसिस्टेक्टोमी किया जाता है। कभी-कभी लेप्रोस्कोपिक कोलेसिस्टेक्टोमी का एक प्रयास असफलता के कारण बर्बाद हो जाता है क्योंकि पिछले ऑपरेशन से पेट के दाहिने ऊपरी चतुर्थांश के क्षेत्र में व्यापक निशान होते हैं।

एक नियोजित कोलेसिस्टेक्टोमी के बारे में निर्णय लेने से पहले, कोलेडोकस में पत्थरों की उपस्थिति को बाहर रखा जाना चाहिए। कोलेडोकोलिथियासिस का बहिष्करण। कोलेलिस्टेक्टॉमी से गुजरने वाले लगभग 5 से 10% रोगियों में कोलेडोचस पथरी होती है, अक्सर बिना किसी लक्षण के।

वर्तमान में, नियोजित लैप्रोस्कोपिक कोलेसिस्टेक्टॉमी से पहले सभी रोगियों में पत्थरों की उपस्थिति के लिए सामान्य पित्त नली के अनिवार्य अध्ययन पर कोई सहमति नहीं है। नकारात्मक परिणामों की उच्च आवृत्ति के बावजूद, कई चिकित्सक ऐसे निदानों को आवश्यक मानते हैं। यदि आवश्यक हो तो अन्य लोग बाद के पोस्टऑपरेटिव शोध के साथ प्रतीक्षा और देखना रणनीति पसंद करते हैं।

लैप्रोस्कोपिक कोलेसिस्टेक्टोमी से पहले ईआरसीपी के प्रदर्शन के लिए संकेत:

1. पीलिया
2. एक महत्वपूर्ण वृद्धि (3 से अधिक बार) क्षारीय फॉस्फेटस (क्षारीय फॉस्फेटस), एसपारटिक या अलैनिन एमिनोट्रांस्फरेज (एसीटी, एएलटी) गतिविधि में वृद्धि
3. अल्ट्रासाउंड द्वारा कोलेडोक का विस्तार
4. चोलंगाइटिस के लक्षण

चोलिडो पत्थरों की पहचान के लिए एक वैकल्पिक दृष्टिकोण के रूप में, सिस्टिक डक्ट के माध्यम से इंट्राऑपरेटिव कोलेजनियोग्राफी या कोलेजनियोस्कोपी का उपयोग किया जाता है।

खुले कोलेसिस्टेक्टॉमी के साथ, सामान्य पित्त नली प्रत्यक्ष चोलेंजियोग्राफी के लिए उपलब्ध है, और इन मामलों में प्रीऑपरेटिव ईआरसीपी लागू नहीं होता है।

शॉक-वेव लिथोट्रिप्सी शॉक वेव्स का उपयोग करके बड़े पत्थरों को छोटे टुकड़ों में विभाजित करना है। विधि का सिद्धांत यह है कि विभिन्न तरीकों के कारण होने वाली सदमे तरंगों को जलीय पर्यावरण के माध्यम से प्रेषित किया जाता है और पित्ताशय की थैली के प्रक्षेपण में रोगी के शरीर पर अवतल दीर्घवृत्ताभ परावर्तक की सहायता से केंद्रित होता है। ये तरंगें पित्त पथरी को छोटे (4–8 मिमी) भागों में कुचल देती हैं।

संकेत: एक्सट्रॉस्पोरियल लिथोट्रिप्सी कोलेस्ट्रॉल पथरी के रोगियों में एक पथरी के साथ 3 सेमी (या 1 सेमी से कम 3 व्यास वाले 3 से अधिक नहीं) के व्यास के साथ किया जाता है, पित्ताशय की सिकुड़ा सिकुड़ा समारोह और आवर्तक बुखार, कोलेस्टेसिस और पीलिया का कोई इतिहास नहीं देता है (यह एक महत्वपूर्ण परिणाम की अनुमति देता है) रंजक पत्थरों की उपस्थिति को बाहर करने की संभावना)।

एक्सट्रॉस्पोरियल लिथोट्रिप्सी के लिए मतभेद: बड़े पत्थर, कैल्सीफिकेशन, सिस्टिक

वाहिनी की रुकावट, पित्ताशय की थैली की शिथिलता, बिगड़ा हुआ रक्त जमावट (हाइपोकैग्यूलेशन)।

सबसे प्रभावी संयुक्त उपचार: लिथोथेरेपी और शॉक-वेव लिथोट्रिप्सी। 2 सप्ताह के लिए। लिथोट्रिप्सी से पहले, यूडीसीए तैयारियां निर्धारित की जाती हैं, जो तब तक जारी रहती हैं जब तक कि टुकड़े पूरी तरह से भंग नहीं हो जाते। परिणाम अल्ट्रासाउंड द्वारा नियंत्रित किया जाता है।

फ्लोरोस्कोपी नियंत्रण के तहत पित्ताशय की पथरी को हटाने की विधि का उपयोग शायद ही कभी किया जाता है।

पर्क्यूटेनियस ट्रांसहेपैटिक कोलेलिथोलिसिस। विधि में एक पतली कैथेटर (त्वचा और यकृत ऊतक के माध्यम से) को स्थानीय संज्ञाहरण के तहत पित्ताशय की थैली में पेश किया जाता है। मिथाइल-टेंटाइल ईथर या अन्य पदार्थ जो पित्त कोलेस्ट्रॉल के पत्थरों को भंग करते हैं, उन्हें इसके माध्यम से पेश किया जाता है। इसकी जटिलता के कारण विधि का उपयोग शायद ही कभी किया जाता है।

पत्थरों के औषधीय विघटन और एक्स्ट्राकोर्पोरियल लिथोट्रिप्सी के अलावा, उचित संकेत के अनुसार किया जाता है, जेसीबी के उपचार से पित्त संबंधी शूल के हमलों से राहत मिलती है। पित्त शूल का उपचार **m-anticholinergics** के उपचर्म प्रशासन (एट्रोपिन, प्लैटिफिलिन, आदि) से शुरू होता है। लंबे समय तक दर्दनाक हमले के साथ, 5 मिलीलीटर बैरलगिन, एनाल्जीन के 50% समाधान के 2 मिलीलीटर, मादक दर्दनाशक दवाओं (मॉर्फिन को छोड़कर) इंजेक्ट किया जाता है। एक अच्छा प्रभाव रिसेप्शन वैलिडोल, नाइट्रोग्लिसरीन दे सकता है, जल्दी से पित्त पथ की चिकनी मांसपेशियों की ऐंठन से राहत देता है।

सर्जिकल उपचार के लिए कोलेलिथियसिस वाले रोगियों के चयन के लिए अंतर्राष्ट्रीय सिफारिशें (कार्यक्रम "यूरिकटेरस")

नैदानिक स्थिति	मुख्य विशेषता					
	परीक्षा के दौरान मिला		सर्जिकल उपचार के लिए संकेत			
	कोई लक्षण नहीं		केवल एलसीडी	जाल		
	एलसीडी + एन		आरयू + /			
	इसके लक्षण हैं		केवल एफ	+/"		
	एलसीडी + एनसीवी		++			
	एलसीडी + NCI + DOZHP			++ +		
	एलसीडी		+/"			
	पहली बार यकृत शूल		एलसीडी + एनसीवी	++		
	एलसीडी + NCI +			+++		

	DOZHP				
	एलसीडी	+/-			
	आवर्तक यकृत शूल	एलसीडी + एनसीवी	++		
	एलसीडी + NCI + DOZHP	+++			
	तीव्र कोलेसिस्टिटिस	एलसीडी	+++		
	एलसीडी + कोई अन्य	+++			
	तीव्र अग्नाशयशोथ	एलसीडी + कोई अन्य	+++		
	आवर्तक अग्नाशयशोथ	एलसीडी	++		
	डब्ल्यू के + कोई भी अन्य	+++			
	प्रतिरोधी पीलिया	कोई पत्थर	+++		

नोट: (+/-) - सर्जिकल उपचार की व्यवहार्यता का प्रश्न व्यक्तिगत रूप से संबोधित किया जाना चाहिए; (++) - योजनाबद्ध तरीके से दिखाया गया; (+++) - सर्जरी के बिना योजनाबद्ध तरीके से दिखाया गया है, जटिलताओं की संभावना अधिक है; एलसीडी - पित्त पथरी; एनजेडपीपी - पित्ताशय की थैली की नॉनफंक्शनिंग; एडीपी - सामान्य पित्त नली का फैलाव।

दृष्टिकोण

जेसीबी के साथ रोगियों में, बीमारी का एक अनुकूल परिणाम जटिलताओं और संबंधित रोगों के विकास तक कट्टरपंथी उपचार (लिथोट्रिप्सी, कोलेसिस्टेक्टोमी) पर निर्भर करता है।

क्रोनिक कोलेसिस्टिटिस

क्रोनिक कोलेसिस्टिटिस (XX) पित्ताशय की एक सूजन है, मुख्य रूप से बैक्टीरिया की उत्पत्ति, कभी-कभी पित्त संबंधी डिस्केनेसिया, पित्त पथरी या परजीवी आक्रमण में होती है। ICD-10 के अनुसार - कक्षा XI, रूब्रिक - K.81.1 क्रोनिक कोलेसिस्टिटिस। इस खंड में, क्रोनिक कोलेसिस्टिटिस (एचबीएच) पर विचार किया जाएगा।

महामारी विज्ञान

एचबीएच पित्त पथ के सामान्य रोगों में से एक है, यह सभी आयु समूहों में पाया जाता है, लेकिन मध्यम आयु वर्ग के लोग (40 से 60 वर्ष) ज्यादातर प्रभावित होते हैं। घटना प्रति 1000 जनसंख्या 6-7 है। महिलाएं 3-4 बार पुरुषों की तुलना में अधिक बीमार होती हैं।

एटियलजि

एचबीएच के विकास में मुख्य भूमिका अवसरवादी माइक्रोफ्लोरा निभाता है। कोलेसिस्टिटिस के प्रेरक एजेंट, एक नियम के रूप में, आंतों के माइक्रोफ्लोरा के प्रतिनिधि हैं, जो अक्सर संघों में पाए जाते हैं।

इनमें शामिल हैं:
एंटरोबैक्टीरिया परिवार के 1. सूक्ष्मजीव, जिनके बीच ई। कोलाई एक प्रमुख भूमिका निभाता है (50-60%), कम आम है क्लेबसिएला एसपीपी, (8-20%), सेराटिया एसपीपी।, प्रोटीअस एसपीपी, एंटरोबैक्टीर एसपीपी, एसिनोबोबैक्टीर एसपीपी। (2-5%)

2. ग्राम पॉजिटिव सूक्ष्मजीव (स्ट्रेप्टोकोकस, एंटरोकोकस, विभिन्न लेखकों के अनुसार, 2-30% मामलों में)

3. बीजाणु-गठन एनारोबेस (बैक्टेरॉइड एसपीपी।), क्लोस्ट्रीडियम एसपीपी।, फुसोबैक्टीरिया, पेप्टोकोक (20% मामलों में)

4. स्यूडोमोनास एसपीपी। (2-4%)

पित्ताशय की सूजन का कारण परजीवियों का आक्रमण हो सकता है। पित्त पथ की हार giardiasis, opisthorchiasis, fascioliasis, strongyloidosis, ascariasis के साथ होती है, और कुछ मामलों में सामान्य वाहिनी वाहिका और कोलेजनोजेनिक फोड़ा (ascariasis), कोलेजनिटिस (fascioliasis), गंभीर, .is, गंभीर, .is, गंभीर और आंशिक रूप से बाधा का कारण हो सकता है। Giardia की etiological भूमिका संदिग्ध है। ग्रहणी सामग्री में लैम्बेलिया की अपेक्षाकृत उच्च आवृत्ति के बावजूद, अब यह माना जाता है कि गियार्डियासिस पित्ताशय की थैली में सूजन प्रक्रिया को ओवरलैप करता है।

क्रोनिक कोलेसिस्टिटिस के विकास के लिए संभावित कारक:
1. पित्त का ठहराव, जो इसमें योगदान देता है:
• आहार का उल्लंघन (लय, मात्रा और गुणवत्ता)
• मनो-भावनात्मक कारक; व्यायाम की कमी; विभिन्न उत्पत्ति के संक्रमण के विकार
• कब्ज
• गर्भावस्था
• चयापचय संबंधी विकार, जिसके कारण पित्त (मोटापा, एथेरोस्क्लेरोसिस, मधुमेह, आदि) के रासायनिक गुणों में परिवर्तन होता है।
• पित्त के प्रवाह के कार्बनिक विकार
2. विभिन्न बैक्टीरिया के लिए शरीर का संवेदीकरण।
3. पित्ताशय की थैली की दीवारों को नुकसान:
• परिवर्तित भौतिक भौतिक गुणों के साथ पित्त द्वारा पित्ताशय की थैली के श्लेष्म झिल्ली की जलन
• पत्थरों के साथ आघात

- अग्नाशयी एंजाइमों की जलन आम पित्त नली में बहती है
- पित्ताशय की चोट

रोगजनन

क्रोनिक कोलेसिस्टिटिस के विकास के लिए दो शारीरिक और शारीरिक स्थितियों का पूर्वानुमान: पित्त के ठहराव और एक "माइक्रोबियल हमले" के विकास की संभावना। कंजेस्टिव पित्त का गाढ़ा होना, स्लुज़ु और आसानी से संक्रमित होने के कारण सबसे अधिक बार आंत से निकलता है।

प्रणालीगत रोगों, मधुमेह, मोटापा, एथेरोस्क्लेरोसिस, हेपेटाइटिस और यकृत सिरोसिस के साथ, सोमैटोस्टेटिन उपचार के साथ, हार्मोनल विकारों, प्रीमेंस्ट्रुअल सिंड्रोम, गर्भावस्था से पित्त के बहिर्वाह को बाधित किया जा सकता है। इसी समय, विभिन्न उत्पत्ति, मानसिक-भावनात्मक अधिभार, तनाव कारकों और सामान्य न्यूरोसिस के संक्रमण के विकारों का बहुत महत्व है।

कई पूर्ववर्ती कारकों में रोगी के काम और जीवन की विशेषताएं शामिल होनी चाहिए। एस.पी. बोटकिन ने यह भी कहा कि कृषि योग्य खेती के दौरान एक किसान लगातार अपने पेट की मांसपेशियों को तनाव में रखता है, शहर के रहने वालों की तुलना में कोलेलिथियसिस से बहुत कम पीड़ित होता है, जिसका जीवन शारीरिक परिश्रम से नहीं जुड़ा होता है। पित्त के ठहराव में इस निस्संदेह कारक के संबंध में पित्ताशय की थैली के हाइपोडायनामिया और हाइपोमोटर डिस्केनेसिया हैं। आहार का विघटन भी ठहराव में योगदान कर सकता है: पोषण की लय को पूरा करने में विफलता, अधिक भोजन, भोजन की गुणवत्ता - वसायुक्त, तले हुए खाद्य पदार्थ, अर्क, कार्बोनेटेड पेय।

पित्त नली की रुकावट पित्त प्रणाली के किसी भी हिस्से में पित्त के ठहराव की ओर जाता है। पित्त बाधा का सबसे आम कारण कोलेडोकोलिथियसिस है। अक्सर, सौम्य ट्यूमर और पित्त नलिकाओं की सख्ती भी रुकावट का कारण बन सकती है। पित्त नलिकाओं की रुकावट फासिकोला हेपेटिक, ओपिसथोरिस फेलिनस के कारण हो सकती है, जो हाइड्रेटिड पुटी के माध्यम से टूटने पर, एस्केरिस के पित्त नलिकाओं के प्रवास के दौरान होती है। पित्ताशय की थैली में प्रवेश करते समय, परजीवी एक भड़काऊ प्रक्रिया को प्रेरित करता है और पित्त पथरी का "क्रिस्टलीकरण केंद्र" हो सकता है।

छोटी आंत में पित्त के पारित होने का उल्लंघन अक्सर ग्रहणी, अग्न्याशय, पॉलीप्स और सामान्य पित्त नली के अल्सर के रोगों में मनाया जाता है। पाचन के कार्य से पेट और ग्रहणी के एक हिस्से के बहिष्कार के साथ पेट की दूर की लकीर, हार्मोन के उत्पादन में कमी के कारण स्रावी और मोटर-निकासी विकारों का कारण बनता है, जिसमें कोलेसीसिटिन-पेनरोजिमिना, मोटिलिन शामिल हैं।

आरोही कोलेसिस्टिटिस का विकास पित्त नली में छोटी आंत की सामग्री के पैथोलॉजिकल रिफ्लक्स का अनुमान लगाता है, जिसे ग्रहणी में दबाव में वृद्धि और पेपिलोस्फीयरोटोटॉमी के बाद ओडी के स्फिंकर की विफलता के साथ देखा जा सकता है। हालांकि, यदि पित्त का प्रवाह सामान्य रूप से होता है तो पैथोलॉजिकल रिफ्लक्स निर्णायक

भूमिका नहीं निभाता है।

बैक्टीरियल सूजन का विकास पित्त की दीवारों को नुकसान पहुंचाने में योगदान देता है, जो पित्त के श्लेष्म झिल्ली की जलन के कारण होता है, जो परिवर्तित भौतिक-रासायनिक गुणों के साथ होता है, अग्नाशयी एंजाइम जो सामान्य पित्त नली में गिरते हैं, पथरी के लिए आघात देते हैं।

यह याद रखना चाहिए कि पित्ताशय की थैली में भड़काऊ प्रक्रिया के विकास के लिए जोखिम कारक क्रोनिक सूजन के कई foci हैं (दोनों पाचन तंत्र और फोकल-सेप्टिक foci में - क्रोनिक टॉन्सिलिटिस, पीरियडोंटल डिजीज, पायलोनेफ्राइटिस), जो शरीर के संवेदीकरण के लिए अग्रणी हैं। नतीजतन, कोलेसिस्टिटिस का क्रोनिक कोर्स बनाए रखा जाता है और इसकी पुनरावृत्ति के लिए स्थितियां बनाई जाती हैं।

कम सामान्यतः, एक संक्रमण पित्ताशय की थैली में हेमटोजेनस और लिम्फोजेनस मार्गों द्वारा प्रवेश कर सकता है। हेमटोजेनस संक्रमण द्वारा गुर्दे की धमनी के माध्यम से प्रणालीगत परिसंचरण से पित्ताशय की थैली में प्रवेश किया जा सकता है (अधिक बार पुरानी टॉन्सिलिटिस और रोटो-और नासोफरीनक्स के अन्य घावों में) या पोर्टल शिरा के माध्यम से आंत से। यकृत के बाधा कार्य के इस उल्लंघन में योगदान देता है। लिम्फोजेनस संक्रमण एपेंडिसाइटिस के साथ पित्ताशय में प्रवेश करता है, महिला जननांग पथ की सूजन संबंधी बीमारियां, फेफड़े में निमोनिया और दमनकारी प्रक्रियाएं।

वर्गीकरण

एचबीएच का आम तौर पर स्वीकृत वर्गीकरण नहीं है। ए। एम। नोगलर (1979) द्वारा प्रस्तावित सबसे अधिक इस्तेमाल किया जाने वाला वर्गीकरण है।

वर्गीकरण (नोगेलर ए। एम।, 1979)

फार्म के अनुसार:
1. **बेजकमनी।**
2. **पत्थर।**

गंभीरता से:
1. **हल्के रूप (एक वर्ष में 1 से 2 बार, छोटी अवधि - 2-3 सप्ताह)।**
2. **मध्यम गंभीरता (एक प्रचलित प्रकृति के वर्ष में 5-6 बार तेज)।**
3. **गंभीर रूप (लंबे समय तक पित्तशामक शूल के साथ महीने में 1-2 बार तेज)।**

रोग के चरणों द्वारा:
१.विभाजन।
2. **साइनस का बढ़ना।**
3. **कमीशन (स्थिर, अस्थिर)।**

जटिलताओं की उपस्थिति से:
1. अधूरा।
2. जटिल:
- पेरीकोलेस्टाइटिस।
- चोलैंगाइटिस।
- पित्ताशय की थैली का छिद्र।
- बूँद-बूँद।
- पित्ताशय की सूजन।
- पत्थर का निर्माण।

प्रवाह की प्रकृति से:
1. आवर्तक।
2. नीरस।
3. आंतरायिक।

पित्ताशय की थैली और पित्त पथ की कार्यात्मक स्थिति:
1. हाइपरटोनिक-हाइपरकिनेटिक प्रकार के पित्त संबंधी डिस्केनेसिया।
2. हाइपोटोनिक-हाइपोकैनेटिक प्रकार के पित्त संबंधी डिस्केनेसिया।
3. बिना पित्त के डिस्केनेसिया।
4. विकलांग पित्ताशय की थैली।

आकृति विज्ञान

जीर्ण कैटरियल सूजन में, पित्ताशय की दीवार को संकुचित किया जाता है, सिलवटों में पॉलीप्स के परिवर्तन के कारण श्लेष्म झिल्ली एट्रोफिक या हाइपरप्लास्टिक होती है। सूक्ष्म रूप से चिह्नित श्लेष्म झिल्ली का शोष, इसके स्ट्रोमा का काठिन्य। उपकला के तहत कोलेस्ट्रॉल और लिपिड युक्त कई मैक्रोफेज परिभाषित किए गए हैं। दीवार की मांसपेशियों की परत आमतौर पर हाइपरट्रॉफाइड होती है। भड़काऊ प्रक्रिया से स्केलेरोसिस हो सकता है। श्लेष्म झिल्ली का आघात होता है। क्रोनिक कोलेसिस्टिटिस, ब्रांकी, विस्तार, सिस्टिक पतला, अक्सर परतदार परत तक पहुंचने के लिए लुस्का की चाल (अंत में अक्सर फ्लास्क-जैसे एक्सटेंशन के साथ अंधा-समाप्त होता है)। मूत्राशय की दीवार के कुछ हिस्सों में कैल्शियम लवण का जमाव हो सकता है। बुलबुला अक्सर विकृत होता है, स्पाइक्स पड़ोसी अंगों के साथ दिखाई देते हैं।

क्लिनिक

HBH की नैदानिक तस्वीर कई प्रकार के सिंड्रोम से बनी है।
1. क्रोनिक कोलेसिस्टिटिस का केंद्रीय लक्षण दर्द का पित्त प्रकार है। पित्त संबंधी

विकृति में पेट में दर्द की घटना का मुख्य कारण अक्सर चिकनी मांसपेशियों की ऐंठन है, कम अक्सर - पित्त की थैली की अतिवृद्धि और पित्त नलिकाओं के परिणामस्वरूप पित्त उच्च रक्तचाप या पथरी के साथ नलिका प्रणाली के यांत्रिक उत्तेजना। इस संबंध में, दर्द की प्रकृति काफी भिन्न हो सकती है।

बोनलेस कोलेसिस्टिटिस के मामले में, मरीज 40-90 मिनट के बाद होने वाले सही हाइपोकॉन्ड्रिअम में सुस्त दर्द की शिकायत करते हैं। खाने के बाद, विशेष रूप से प्रचुर मात्रा में और वसा में समृद्ध, साथ ही सवारी को हिलाकर और लंबे समय तक वजन उठाने के बाद। अक्सर बैठे स्थिति में लंबे समय तक बैठने के दौरान दर्द होता है या बिगड़ जाता है। दर्द दाएं कंधे और गर्दन, दाएं कंधे के ब्लेड तक फैला है। 85% रोगियों में, दर्द को एकरसता की विशेषता होती है, केवल 10–15% में दुर्लभ, अपेक्षाकृत कम तीव्रता वाले धमाकेदार पेट के दर्द होते हैं।

जब सही हाइपोकॉन्ड्रिअम में पित्ताशय की थैली के हाइपरमोटर डिस्केनेसिया, पैरोक्सिस्मल दर्द पीठ के दाहिने भाग में, दाहिने कंधे के साथ, दाहिने कंधे के नीचे, गहरी सांस लेने से बढ़ जाता है। कभी-कभी पेट के बाएं आधे हिस्से में दर्द होता है (इस प्रक्रिया में अग्नाशयी वाहिनी प्रणाली की भागीदारी के साथ)। दर्द 20 मिनट तक रहता है। और अधिक, आमतौर पर आहार में त्रुटि के बाद होता है, जबकि ठंड और कार्बोनेटेड पेय, शारीरिक परिश्रम, तनावपूर्ण स्थितियों में, शायद ही कभी रात में। सामान्य लक्षणों में से वजन में कमी, चिड़चिड़ापन, थकान, पसीना, सिरदर्द, टैचीकार्डिया का उल्लेख किया जा सकता है।

जब पित्त पथ के हाइपोमोटर शिथिलता, सही हाइपोकॉन्ड्रिअम में लंबे समय तक चलने वाले, अक्सर लगातार सुस्त दर्द होता है, तो दबाव, उत्तेजना की संवेदनाएं। दर्द धड़ से बढ़ सकता है और इंट्रा-पेट के दबाव में वृद्धि हो सकती है, जो पित्त के प्रवाह के लिए दबाव ढाल को बदल देती है। बार-बार लक्षण मतली, मुंह में कड़वा स्वाद, पेट में गड़बड़ी, कब्ज और शरीर का अतिरिक्त वजन है।

इन विशेषताओं को एक विशिष्ट दर्दनाक रूप में मनाया जाता है, जो कि कैल्सीसिस्टाइटिस वाले 2/3 से अधिक रोगियों में पाया जाता है; 1/3 से कम रोगियों में एटिपिकल रूप होते हैं।

2. कोलेसीस्टो-कार्डिएक सिंड्रोम (कार्डियोलॉजिकल फॉर्म): दिल के क्षेत्र में लंबे समय तक सुस्त दर्द, साथ ही साथ टैचीकार्डिया, अतालता (अधिक बार जैसे एक्सट्रैसिस्टोल), भारी भोजन के बाद होने वाली, अक्सर अल्पाइन स्थिति में। ईसीजी पर, वेंट्रिकुलर कॉम्प्लेक्स के अंतिम खंड में परिवर्तन होता है - समतल, और कभी-कभी टी तरंग का उलटा।

3. आंतों की शिथिलता (आंतों के रूप): पेट में गड़बड़ी, कम तीव्रता, पेट में स्थानीय रूप से स्पष्ट रूप से दर्द नहीं होना, कब्ज की प्रवृत्ति।

4. डिस्पेप्टिक सिंड्रोम (ग्रासनलीशोथ): मतली, उल्टी, पेट दर्द, सुबह मुंह में कड़वाहट की भावना, भूख में बदलाव, कुछ खाद्य पदार्थों की खराब सहनशीलता (वसा, शराब, खाद्य पदार्थों में सिरका, आदि)। उल्टी में कोई राहत नहीं मिलती है। यह लगातार नाराज़गी की

विशेषता है, उरोस्थि के पीछे सुस्त दर्द के साथ संयुक्त। भारी भोजन के बाद, उरोस्थि के पीछे कभी-कभी "कोला" की भावना होती है। दर्द अवधि में अलग है। कभी-कभी अन्नप्रणाली (हल्के आंतरायिक अपच) के माध्यम से भोजन पारित करने में थोड़ी कठिनाई होती है।

5. भड़काऊ सिंड्रोम (exacerbation के साथ): बुखार, सूजन के सभी प्रयोगशाला लक्षण।

6. पित्तस्थैतिक सिंड्रोम तब होता है जब पित्त नलिकाएं अवरुद्ध हो जाती हैं, यांत्रिक पीलिया विकसित होता है।

7. एस्टेनो-न्यूरोटिक सिंड्रोम।

जटिलताओं

Pericholecystitis के कारण आसंजनों का विकास होता है, पित्ताशय की थैली की विकृति और, परिणामस्वरूप, इसके कार्यों का उल्लंघन। पड़ोसी अंगों की सूजन प्रक्रिया में संभावित भागीदारी (चोलैंगाइटिस, हेपेटाइटिस, अग्नाशयशोथ, पैपिलिटिस), ऑब्सट्रक्टिव पीलिया का विकास, पित्ताशय की थैली का गठन। पित्ताशय की थैली (शोफ, वेध) में प्यूरुलेंट-विनाशकारी परिवर्तन पेरिटोनिटिस के विकास और पित्त संबंधी फिस्टुलस के गठन को जन्म देते हैं।

निदान

शिकायतों के संग्रह के साथ, इतिहास एकत्र करने वाले रोगियों में प्रकट होने वाले कारक, यकृत और पित्त पथ के रोग आदि प्रकट होते हैं, यदि एक आम पित्त नली अवरुद्ध (बलगम प्लग या पत्थर) है, तो परीक्षा के दौरान त्वचा और बलगम झिल्ली का एक चिह्नित पीलापन देखा जा सकता है। सबिकेंटरिक श्वेतपटल, मामूली पीलापन का पता पित्त नली की रुकावट के बिना HBH के तेज होने के साथ लगाया जाता है। पेट के सतही तालमेल आपको पेट की दीवार की मांसपेशियों के तनाव की डिग्री और सबसे बड़ी दर्द के क्षेत्र को निर्धारित करने की अनुमति देता है। पित्ताशय की थैली दाएं कोस्टल आर्क के चौराहे का बिंदु और दाएं रेक्टस पेशी के बाहरी किनारे है। अपूर्ण एचबीएच के मामले में, पित्ताशय की थैली पपड़ीदार नहीं होती है। पित्ताशय की थैली की सूजन की परिभाषा जटिलताओं (पित्ताशय की थैली के शोष) को इंगित करती है। एक बढ़े हुए पित्ताशय की थैली एक बढ़े हुए अग्नाशय के सिर (पुरानी अग्नाशयशोथ, ग्रंथि के सिर के कैंसर) या भड़काऊ (ट्यूमर) के दौरान वैटर (ग्रहणी) निप्पल में आम पित्त नली के परिवर्तन से भी निर्धारित किया जा सकता है, जिससे आम पित्त नली में भी बहिर्वाह की गड़बड़ी होती है। उदर गुहा की शारीरिक परीक्षा के दौरान, यकृत की प्रक्रिया (इसके आकार में वृद्धि, संगति में परिवर्तन), अग्न्याशय (विशेषता क्षेत्रों और बिंदुओं का दर्द), पेट, और बड़ी आंत में शामिल होने का संकेत डेटा प्राप्त करना संभव है।

एक्सट्रैसिस्टोल (विशेष रूप से युवा लोगों में) का पता लगाना कोलेसीस्टो-कार्डिएक सिंड्रोम का प्रमाण हो सकता है।

क्रोनिक कोलेसिस्टिटिस में, निम्नलिखित लक्षणों की पहचान की जा सकती है, जो हां। जिस्मरमैन 3 समूहों में विभाजित हैं:

1. समूह 1 - पैथोलॉजिकल प्रक्रिया (सेग्मेंट रिफ्लेक्स लक्षण) में सेगनल नसों की भागीदारी से जुड़े लक्षण:

• मैकेंज़ी के लक्षण - रेक्टस एब्डोमिनिस मांसपेशी (मैकेंज़ी बिंदु) के बाहरी किनारे के साथ दाएं कोस्टल आर्क के चौराहे के बिंदु पर दबाव में खराश;

• अलीकेव का लक्षण मैकेंजी बिंदु पर दबाव के साथ खराश है, पित्ताशय (एंटी-ड्रोमिक दर्द) की ओर भीतर की तरफ बढ़ रहा है;

• बोस लक्षण - XI के अंत के क्षेत्र में खराश - दाईं ओर बारहवीं पसलियों।

पहले समूह के लक्षणों की उपस्थिति, कोलेसीस्टाइटिस के प्रसार को इंगित करता है और, एक नियम के रूप में, संबंधित व्यक्तिपरक लक्षणों के साथ मेल खाता है।

2. दूसरा समूह - पित्ताशय की थैली के प्रत्यक्ष या अप्रत्यक्ष रूप से होने के दौरान पाए जाने वाले लक्षण:

• केरा लक्षण - साँस लेते समय पित्ताशय की थैली के प्रक्षेपण में गहरी धड़कन के साथ दर्द;

• मर्फी का लक्षण - साँस लेने के दौरान पित्ताशय की थैली के प्रक्षेपण में गहरी धड़कन के साथ, रोगी साँस लेना में बाधा डालता है;

• गौस्मान-वासिलेंको-लेपेने का एक लक्षण - पित्ताशय की थैली के प्रक्षेपण में कॉस्टल आर्च के नीचे दोहन जब उदर बाहर निकलते समय पेट में चिपकता है;

ऑर्टनर-ग्रीकोव लक्षण - पित्ताशय की थैली के प्रक्षेपण में खराश - जब हथेली के किनारे के साथ दोहन करने के लिए दाएं मेहराब के मेहराब के साथ।

द्वितीय समूह के लक्षण पित्ताशय की थैली के विस्तार और 1 समूह के लक्षणों की उपस्थिति के साथ सकारात्मक हैं। हालांकि, इस मामले में उन्हें जांचना अनैतिक माना जाता है, क्योंकि यह निश्चित रूप से एक दर्दनाक सनसनी का कारण होगा। दूसरे समूह के लक्षणों का नैदानिकमहत्व क्रोनिक कोलेसिस्टिटिस के इतिहास के साथ उच्च है और परीक्षा के समय कोई लक्षण नहीं है। तथ्य यह है कि 2 समूह के लक्षण सकारात्मक हैं और कोलेलिस्टाइटिस के रिमिशन चरण में हैं।

3. तीसरा समूह - रोग प्रक्रिया में सही स्वायत्त तंत्रिका तंत्र की भागीदारी से जुड़े लक्षण (तथाकथित सही-पक्षीय प्रतिक्रियाशील वनस्पति सिंड्रोम):

• मायुसी-जॉर्जीवस्की लक्षण (फ्रेनिकस लक्षण) - दाईं ओर स्टर्नोक्लीडोमैस्टॉइड मांसपेशी के पैरों के बीच दबाने पर दर्द;

• बर्गमैन का ऑर्बिटल पॉइंट - ट्राइजेमिनल तंत्रिका की शाखाओं में से एक की ओर से बाहर निकलने के बिंदु में दाईं ओर की कक्षा में दर्द;

• पश्चकपाल योनश बिंदु - इसके लिए लंबवत के साथ दाईं ओर पैरावेर्टेब्रल रेखा के चौराहे का बिंदु, दाएं निचले जबड़े के कोण से खींचा गया;

• खारितोनोव की छाती का बिंदु - चतुर्थ वक्ष कशेरुकाओं के स्पिनस प्रक्रिया के दाईं ओर 2 सेमी।

तीसरे समूह के लक्षणों की उपस्थिति प्रक्रिया की अवधि को इंगित करती है, क्योंकि कोलेलिस्टाइटिस के साथ स्वायत्त तंत्रिका तंत्र की शिथिलता के विकास के लिए, रोग की शुरुआत से एक लंबी अवधि आवश्यक है।

प्रयोगशाला अनुसंधान विधियों।

विकृति विज्ञान के बिना रक्त की पूरी गिनती प्रकट नहीं होती है; उत्थान के दौरान, ल्यूकोसाइटोसिस बाईं ओर ल्यूकोसाइट सूत्र की एक पारी के साथ नोट किया जाता है, ईएसआर में वृद्धि, ईोसिनोफिल्स में वृद्धि।

बायोकेमिकल रक्त परीक्षण से लिपिड चयापचय संबंधी विकार का पता चलता है: कोलेस्ट्रॉल और ट्राइग्लिसराइड्स में वृद्धि। तेज होने के दौरान, तीव्र चरण संकेतक (ए 2-ग्लोब्युलिन सामग्री, फाइब्रिनोजेन और सियालिक एसिड का स्तर, सेरमॉइड) में वृद्धि। कोलेस्टेसिस के संकेत हो सकते हैं, सामान्य पित्त नली (बलगम प्लग या पत्थर) के रुकावट की विशेषता - कोलेस्ट्रॉल, संबंधित बिलीरुबिन, क्षारीय फॉस्फेट, जीजीटी की सामग्री में वृद्धि। यकृत की रोग प्रक्रिया में शामिल होने के साथ, अग्न्याशय की सामग्री, एएलटी थोड़ा बढ़ जाती है, अग्न्याशय स्टीटो-एंड क्रिएटोरिया की हार का पता लगाया जाता है, रक्त में एमाइलेज का स्तर बढ़ जाता है।

पित्ताशय की थैली में भड़काऊ प्रक्रिया की गंभीरता को पित्त के एक अध्ययन के परिणामों से आंका जा सकता है, ग्रहणी इंटुबैषेण द्वारा प्राप्त किया जाता है। पार्टिशन बी (पित्ताशय की थैली), जब सूजन बादल होती है, गुच्छे और बलगम के साथ, सूक्ष्म रूप से - कई ल्यूकोसाइट्स, desquamated उपकला। पित्त में ल्यूकोसाइट्स का नैदानिक महत्व छोटा है। ग्रहणी की आवाज़ का मुख्य महत्व पित्ताशय की थैली के संकुचन (निकासी और मोटर) कार्य की प्रकृति को स्थापित करना है, एकाग्रता समारोह का निर्धारण करना। बी के एक हिस्से की अनुपस्थिति पित्ताशय की थैली के सिकुड़ा कार्य के उल्लंघन का संकेत देती है (यह न केवल कार्बनिक घावों के साथ मनाया जाता है, बल्कि कार्यात्मक परिवर्तनों के साथ भी है)। 50-60 मिली से अधिक मात्रा में पित्ताशय की थैली प्राप्त करना पित्ताशय में जमाव को इंगित करता है और अप्रत्यक्ष रूप से इसके आंदोलन विकारों को इंगित करता है। कोलेस्ट्रॉल क्रिस्टल की एक बड़ी संख्या, कैल्शियम बिलीरुबिनेट पित्त के कोलाइडल समाधान की स्थिरता में कमी और कोलेस्टेसिस और बाद में कोलेलिथियसिस के लिए एक पूर्व संकेत हो सकता है। बड़ी संख्या में ईोसिनोफिल की उपस्थिति से पित्त की सूक्ष्म परीक्षा अप्रत्यक्ष रूप से परजीवी आक्रमण का संकेत दे सकती है।

इससे पहले, मंचित क्रोमैटिक सेंसिंग की विधि का व्यापक रूप से उपयोग किया गया था - पित्त के पित्ताशय के हिस्से को अन्य भागों से अलग करने के लिए, जांच से 12 घंटे पहले, मिथाइलीन ब्लू एक जिलेटिन कैप्सूल में पेश किया जाता है। सिस्टिक भाग नीले रंग

का होता है, जो हमें उत्सर्जन की दर और पित्ताशय की थैली की मात्रा का अनुमान लगाने की अनुमति देता है।

हाइपर- या हाइपोकिनेसिया पर ए, बी, सी की प्राप्ति की दर का अंदाजा लगाया जा सकता है। पारंपरिक ग्रहणी ध्वनि के साथ तुलना में ग्रेटर डायग्नोस्टिक महत्व को निरंतर फ्रैक्चरिंग साउंडिंग (विशेष अस्पतालों में आयोजित) के लिए जिम्मेदार ठहराया जाता है, जो हमें पित्त पथ और मूत्राशय में अधिक विश्वसनीय रूप से जज परिवर्तन की अनुमति देता है।

पित्त की बैक्टीरियोलॉजिकल परीक्षा भड़काऊ प्रक्रिया के एटियलजि और एंटीबायोटिक दवाओं के लिए माइक्रोफ़्लोरा की संवेदनशीलता स्थापित करने की अनुमति देती है। सूक्ष्म जीव के एटियलॉजिकल महत्व की पुष्टि पित्त से उत्पन्न रोगज़नक़ के लिए सीरम में एंटीबॉडी टिटर में वृद्धि से होती है। पित्त रोग के अध्ययन में 50% से कम रोगियों में पता चला है।

वाद्य अध्ययन

रेडियोपैक पदार्थों (मौखिक cholecystography, अंतःशिरा cholegraphy, इंडोस्कोपिक प्रतिगामी कोलेजनोग्राफी, आदि) के साथ परीक्षा के एक्स-रे तरीके कैल्कुली, पित्ताशय की थैली की असमान आकृति, झुकता, विस्तार, साथ ही असमानता, crimps, झुकता, एक्सटेंशन का पता लगाने की अनुमति देते हैं। इन अध्ययनों को ट्रायल कोलेरेटिक नाश्ते के साथ किया जा सकता है।

मौखिक कोलेसीस्टोग्राफी में पित्ताशय की थैली के विपरीत होने की कमी तब होती है जब पत्थरों की उपस्थिति या भड़काऊ प्रक्रिया के कारण पित्त नलिकाओं में रुकावट होती है; पत्थरों के साथ पित्ताशय की थैली का अतिप्रवाह; पित्ताशय की थैली की एकाग्रता क्षमता को कमजोर करते हुए। मौखिक कोलेसिस्टोग्राफी की सटीकता 70% से अधिक नहीं है। पित्ताशय की थैली की छाया की कमी कभी-कभी इसके विकृति विज्ञान से जुड़ी नहीं होती है, लेकिन आंत में एक विपरीत एजेंट के अवशोषण का उल्लंघन है (एंटराइटिस, बढ़ी हुई पेरिस्टलसिस के साथ), दूसरे शब्दों में, "पित्ताशय की थैली के दौरान पित्ताशय की थैली" अभी तक इसे रोगजनक रूप से परिवर्तित होने पर विचार करने का पूर्ण कारण नहीं देती है।

एक "डिस्कनेक्ट" पित्ताशय की थैली के मामले में, अंतःशिरा कोलेरैफी किया जाता है। पत्थरों से पित्ताशय की थैली को भरने, सिस्टिक वाहिनी को अवरुद्ध करते समय, एक झुर्रीदार एट्रोफिक पित्ताशय की थैली की उपस्थिति, इसकी छाया भी कोपलोग्राफी के दौरान अनुपस्थित हो सकती है, लेकिन आम पित्त और यकृत नलिकाओं का पता लगाया जाता है। पित्ताशय की थैली और नलिकाओं के विपरीत की कमी, यकृत के उत्सर्जन समारोह के उल्लंघन में हो सकती है, ओड्डी के स्फिंक्टर के स्वर को कम कर सकती है और अन्य मामलों में।

पित्ताशय की थैली और पित्त नलिकाओं के एक अधिक विस्तृत अध्ययन के लिए, एक रेडियोग्राफिक क्रोमोडायग्नॉस्टिक विधि का उपयोग किया जाता है (कोलेलिस्टोग्राफी एक साथ मल्टीकोम्पोनेंट साउंडिंग और रेडियोइसोटोप अनुसंधान के साथ किया जाता है)। ये अध्ययन पित्ताशय की थैली की आकृति, आकार, स्थिति और संरचना में परिवर्तन का न्याय करने की

अनुमति देते हैं।

अन्य रेडियोलॉजिकल तरीके (यकृत पंचर, लेप्रोस्कोपिक कोलेसिस्टोलॉनिगोग्राफी, ऑपरेटिंग टेबल पर कोलेजनोग्राफी का उपयोग करके पित्त पथ के विपरीत) सर्जरी के दौरान या अज्ञात मूल के अवरोधी पीलिया के दौरान प्रीपेरेटिव अवधि में किया जाता है।

Fibrogastroduodenoscopy प्रमुख ग्रहणी पैपिला की स्थिति का आकलन करने की अनुमति देता है। इस पद्धति का उपयोग करते हुए, एंडोस्कोपिक प्रतिगामी अग्नाशय-कोलेजनोग्राफी भी किया जाता है।

पित्ताशय की थैली की अल्ट्रासाउंड परीक्षा ZH की विकृति का पता लगाने में अग्रणी विधि है और इसे यकृत और अग्न्याशय के अल्ट्रासाउंड के समानांतर किया जाता है। क्रोनिक कोलेसिस्टिटिस के लिए, निम्नलिखित लक्षण सबसे अधिक विशेषता हैं:

1. पित्ताशय की दीवार का संघनन और मोटा होना (3 मिमी से अधिक);
2. बुलबुला समोच्च की अनियमितता और विरूपण;
3. सांस लेने के दौरान मूत्राशय के आंदोलन में कमी या अनुपस्थिति;
4. सामग्री की अमानवीयता;
5. "पित्ताशय" मूत्राशय में तलछट;
6. मर्फी का एक सकारात्मक अल्ट्रासाउंड लक्षण (तेज दर्द जब एक उपकरण पित्ताशय की थैली के प्रक्षेपण क्षेत्र में दबाया जाता है)।

अल्ट्रासाउंड की मदद से ग्रहणी, अग्नाशय के प्रमुख पैपिला के विकृति विज्ञान में एक विस्तारित पित्ताशय की थैली का भी पता चला। अल्ट्रासाउंड आपको एक टेस्टी कोलेसिस्टिनिन नाश्ते या अंतःशिरा कोलेसिस्टिनिन का उपयोग करके पित्ताशय की थैली की संकुचन क्षमता के उल्लंघन की डिग्री निर्धारित करने की अनुमति देता है। अल्ट्रासाउंड का कोई मतभेद नहीं है और इसका उपयोग रोग के तीव्र चरण के दौरान किया जा सकता है, इसके विपरीत एजेंटों, गर्भावस्था, बिगड़ा हुआ पित्त पथ के प्रति संवेदनशीलता में वृद्धि होती है।

पित्ताशय की पथरी के निदान में अल्ट्रासाउंड की तुलना में कंप्यूटेड टोमोग्राफी (सीटी) का कोई महत्वपूर्ण लाभ नहीं है, लेकिन अल्ट्रासाउंड की तुलना में अधिक सटीक रूप से पत्थरों के कैल्सीफिकेशन को निर्धारित करता है। पित्त एसिड की तैयारी के साथ लिथोलिटिक थेरेपी के लिए रोगियों के चयन के लिए यह महत्वपूर्ण है।

पित्ताशय की थैली और पित्त पथ के गंभीर रोगों में, जब नैदानिक, प्रयोगशाला, रेडियोलॉजिकल और अल्ट्रासाउंड विधियों के अनुसार निदान नहीं किया जा सकता है, तो लेप्रोस्कोपी किया जाता है। यह आपको पित्ताशय की थैली, यकृत की जांच करने और विकृति का निर्धारण करने की अनुमति देता है।

विभेदक निदान

क्रॉनिक स्टोनलेस कोलेस्टाइटिस को कोलेलिथियसिस और पित्ताशय की थैली और पित्त पथ के विभिन्न मोटर विकारों से अलग किया जाना चाहिए। विभेदक निदान भी ग्रहणी

संबंधी अल्सर, पुरानी ग्रहणीशोथ और अन्य बीमारियों के साथ एक समान नैदानिक तस्वीर के साथ किया जाता है। प्रयोगशाला और अनुसंधान के महत्वपूर्ण तरीके निदान को स्पष्ट करने में मदद करते हैं।

इलाज

एचबीएच प्रक्रिया के चरण से निर्धारित होता है - वृद्धि या छूट। अतिरंजना के साथ, अस्पताल में रोगी को अस्पताल में भर्ती करना आवश्यक है, उपचार के साथ एक आउट पेशेंट के आधार पर किया जाता है।

आहार चिकित्सा। इसका उद्देश्य पित्त के ठहराव को रोकने और पित्ताशय में सूजन को कम करने में मदद करना है। कम वसा वाले पदार्थ, विशेष रूप से थर्मली संसाधित, परिष्कृत कार्बोहाइड्रेट, और पौधों के खाद्य पदार्थों, जड़ी-बूटियों, मछली की खपत में वृद्धि के साथ "पी" दिखाया गया। यह अक्सर छोटे भोजन (कैलोरी में वृद्धि के बिना दिन में 5-6 भोजन) के साथ "आंशिक" भोजन करने के लिए सलाह दी जाती है, जो ग्रहणी में दबाव को सामान्य करने में मदद करता है और ग्रंथियों और नलिका प्रणालियों के खाली होने को नियंत्रित करता है। सोने से पहले 1.5-2 घंटे के लिए अंतिम भोजन की सिफारिश की जाती है, जो गैस्ट्रिक रस, पित्त एसिड, अग्नाशयी एंजाइमों के अड़चन प्रभाव को रोकता है।

दवा उपचार। चिकित्सा की सामग्री रोग के चरण, नैदानिक अभिव्यक्तियों की गंभीरता, पित्ताशय की थैली और पित्त पथ के बिगड़ा हुआ मोटर फ़ंक्शन की प्रकृति से निर्धारित होती है। एक नियम के रूप में, जीवाणुरोधी, विरोधी भड़काऊ, एंटीस्पास्मोडिक या कोलेरेटिक दवाओं के साथ जटिल चिकित्सा की जाती है।

जीवाणुरोधी एजेंट। एंटीबायोटिक चिकित्सा उन मामलों में निर्धारित की जाती है जहां पित्ताशय की थैली में सूजन प्रक्रिया की गतिविधि की पुष्टि करने वाले नैदानिक और प्रयोगशाला डेटा होते हैं। दवा की पसंद पित्त के बोने के दौरान पता लगाए गए रोगज़नक़ के प्रकार पर निर्भर करती है, जीवाणुरोधी दवा के लिए इसकी संवेदनशीलता, साथ ही जीवाणुरोधी दवा की पित्त में घुसना और जमा करने की क्षमता। चूंकि पित्त से एंटीबायोटिक दवाओं के लिए बोए गए माइक्रोफ्लोरा की संवेदनशीलता का निर्धारण, एक नियम के रूप में, अव्यावहारिक, अनुभवजन्य चिकित्सा का उपयोग किया जाता है। अनुभवजन्य चिकित्सा की पसंद पॉलीमिक्रोबियल एटियलजि की धारणा पर आधारित है, मुख्य जीवाणुरोधी हमला एक व्यापक स्पेक्ट्रम होना चाहिए और एंटरोबैक्टीरिया और एनारोबेस के परिवार को कवर करना चाहिए, ड्रग्स का उपयोग करके जो जिगर में महत्वपूर्ण बायोट्रांसफॉर्म को कम नहीं करते हैं।

पित्त में प्रवेश की डिग्री के अनुसार, जीवाणुरोधी एजेंटों को तीन समूहों में विभाजित किया जा सकता है:

1. बहुत उच्च सांद्रता में पित्त में प्रवेश करना: एरिथ्रोमाइसिन, ओलियंडोमाइसिन, एम्पीसिलीन, ऑक्सासिलिन, एम्पीओक्स, एरिकसाइक्लिन, लिनकोमाइसिन।

2. काफी उच्च सांद्रता में पित्त में प्रवेश करना: बेंज़िल-पेनिसिलिन, टेट्रासाइक्लिन,

मेटासाइक्लिन, ओलेटेट्रिन।

3. कमजोर पित्त में घुसना: स्ट्रेप्टोमाइसिन, रिस्टोमाइसिन, लेवोमाइसेटिन।

एम्पीसिलीन के एक विस्तारित स्पेक्ट्रम के साथ पेनिसिलिन से पित्त में पर्याप्त सांद्रता पैदा होती है, लेकिन चूंकि ई। कोलाई के कई उपभेद पेनिसिलिनसे का उत्पादन करते हैं, एक मोनोथेरापी के रूप में इसका उपयोग अस्वीकार्य है, सल्फैक्टाम के साथ एम्पीसिलीन के संयोजन का उपयोग करना उचित है। Ureidopenitsillin में व्यापक रूप से कार्रवाई होती है, विशेष रूप से b-lactamase के अवरोधकों के साथ संयोजन में, पित्त में उनकी एकाग्रता रक्त की तुलना में 10 गुना अधिक होती है।

आधुनिक आंतों का माइक्रोफ़्लोरा व्यावहारिक रूप से पहली पीढ़ी के एमिनोग्लाइकोसाइड के प्रति असंवेदनशील है, लेकिन एमिकैसीन और नेटिलसिलिन का ग्राम-नकारात्मक एंटरोबैक्टीरिया पर एक जीवाणुनाशक प्रभाव होता है, हालांकि वे एनारोबेस के खिलाफ अप्रभावी होते हैं। अमीनोग्लाइकोसाइड बीटा-लैक्टम, कार्बापनेम, फ्लोरोक्विनोलोन के साथ सहक्रियाशील रूप से कार्य करते हैं, उन्हें मेट्रोनिडाजोल और अन्य एनारोबिक दवाओं के साथ जोड़ा जा सकता है।

सेफलोस्पोरिन - व्यापक स्पेक्ट्रम जीवाणुनाशक एंटीबायोटिक्स, जल्दी से सूजन के फॉसी में जमा होते हैं। Cefoperazone और Ceftriaxone पित्त में मुख्य रूप से उत्सर्जित होते हैं।

फ़्लोरोक्विनोलोन बैक्टीरिया के कई उपभेदों के खिलाफ सक्रिय हैं जो कि कीमोथेरेपी एजेंटों के अन्य वर्गों के लिए प्रतिरोधी हैं। ज्यादातर मामलों में, वे मोनोथेरेपी में प्रभावी हैं। अच्छी तरह से एंटीबायोटिक दवाओं के लगभग सभी समूहों के साथ संयुक्त, अधिकांश दवाओं के लिए प्रतिरोधी माइक्रोफ्लोरा के कारण गंभीर कोलेसिस्टिटिस के उपचार में पसंद की दवाएं हैं।

मेट्रोनिडाजोल केवल एनारोबिक वनस्पतियों के खिलाफ प्रभावी है और एंटरोबैक्टीरिया परिवार को प्रभावित नहीं करता है।

कोलेसिस्टिटिस के लगभग सभी प्रेरक एजेंट कार्बोपेनिम्स (एरोबिक और एनारोबिक) के प्रति संवेदनशील हैं। फ्लोरोक्विनोलोन के साथ, यह समूह क्रोनिक कोलेसिस्टिटिस के उपचार में एंटीबायोटिक दवाओं को आरक्षित करने के लिए है।

लेवोमाइसेटिन का उपयोग एक स्पष्ट हेपाटो-और नेफ्रोटॉक्सिक प्रभाव के साथ-साथ पित्त के खराब पैठ के कारण नहीं किया जाता है। "आधुनिक" माइक्रोफ्लोरा में कार्रवाई के बैक्टीरियोस्टेटिक तंत्र, हेपेटोटॉक्सिसिटी और उच्च प्रतिरोध के कारण टेट्रासाइक्लिन की सिफारिश नहीं की जाती है।

अनुभवजन्य एंटीबायोटिक चिकित्सा के लिए दृष्टिकोण:

1. रोगी की एक हल्की स्थिति में, मोनोथेरेपी का उपयोग किया जाता है:

• एम्पीसिलीन / सल्बैक्टम 1.5-5 ग्राम दिन में 4 बार, ओ अमोक्सिसिलिन / क्लैवुलैनेट;

• II - III पीढ़ी सेफलोस्पोरिन्स (सेफुरोक्साइम, सेफ़ोटैक्सिम, सीफ्रीअक्सोन या

सेफेरोपाज़ोन) - उदाहरण के लिए, सीफ्रीएक्सोन प्रति दिन 2-2 ग्राम;

• सेफ़पोराज़ोन / सल्बाक्गाम;

2. गंभीर मामलों में, संयोजन चिकित्सा की सिफारिश की जाती है:

• एमिकासिन / में + एम्पीसिलीन 4 ग्राम / दिन / मी + मेट्रोनिडाजोल 1.5 / में;

• सीफ्रीट्रैक्सोन 2 ग्राम / दिन + एमिकासिन 1 ग्राम / दिन;

• सेफ्ट्रिएक्सोन + एमिकैसीन + मेट्रोनिडाजोल (खुराक समान हैं);

• cefepime + metronidazole 1.5 ग्राम दैनिक अंतःशिरा;

• cefepime + amikacin 0.5 ग्राम 2 बार एक दिन अंतःशिरा;

3. एंटीबायोटिक्स रिजर्व:

• गंभीर रूप से बीमार रोगियों में एक अनुभवजन्य चिकित्सा के रूप में कार्बापेनिम्स (इमिपेनेम-सिलैस्टैटिन, 4 जी / सुक्र / iv या मेजपेनैम, 3 जी / दिन), जब नीले बीटा पुस बैसिलस को अलग करते हुए एक विस्तारित बीटा-लैक्टामेस स्पेक्ट्रम का उत्पादन करने वाले एंटरोबैक्टीरिया उपभेदों को अलग किया जाता है।

• फ़्लोरोक्विनोलोन (जिंरोफ़्लोक्सासिन, 0.4 ग्राम, दिन में 2 बार, डब्ल्यू / डब्ल्यू, ओफ़्लॉक्सासिन, पीफ्लॉक्सासिन) + मेट्रोनिडाज़ोल, जब उपभेदों को अन्य एंटीबायोटिक दवाओं के प्रति प्रतिरोधी या जब वे असहिष्णु होते हैं, तब अलग करते हैं।

प्रभावी चिकित्सा के साथ, स्थिति 6-12 घंटों के बाद सुधर जाती है, और ल्यूकोसाइटोसिस 2-3 दिनों तक कम हो जाता है। एंटीबायोटिक चिकित्सा का कोर्स - 7-14 दिन। नैदानिक प्रदर्शन के मामले में, एंटीबायोटिक दवाओं का परिवर्तन अव्यावहारिक है। यदि आवश्यक हो, तो 3 दिन के ब्रेक के बाद, उपचार दोहराया जा सकता है।

जीवाणुरोधी दवाओं को अधिमानतः choleretic, विरोधी भड़काऊ प्रभाव के साथ जोड़ा जाता है: भोजन से पहले साइक्लोवलन (साइक्वालोन) 0.1 ग्राम 3 -4 बार दैनिक, निकोडिन 0.5 ग्राम 3 बार भोजन से पहले। निकोडिन में एक जीवाणुरोधी प्रभाव भी होता है।

एंटीपैरासिटिक चिकित्सा। परजीवी आक्रमण की स्थिति में, उपयुक्त चिकित्सा की जाती है। गियार्डियासिस के लिए, मेट्रोनिडाजोल को 7 दिनों के लिए भोजन के बाद प्रतिदिन 0.25 ग्राम पर 3 बार या फ़र्ज़ीडोन 0.15 ग्राम 3-4 बार निर्धारित किया जाता है। जब opisthorchiasis, fascioliasis, clonorchosis - इरिथ्रोमाइसिन या फ़राज़ोलिडोन को ह्लॉक्सिलोम के साथ जोड़ा जाता है। स्ट्राइग्लोइदियासिस के साथ, ट्राइकोसेफालोसिस, एंकिलोस्टोमिडोज - मेबेंडेजोल, पाइरोडेल।

Antispasmodics। दर्द से राहत के लिए, विभिन्न एंटीस्पास्मोडिक्स का उपयोग किया जाता है, जो पित्त पथ के ऐंठन को खत्म करते हैं, पित्त के बहिर्वाह को सुविधाजनक बनाते हैं और इस तरह दर्द सिंड्रोम को खत्म करते हैं। एंटीकोलिनर्जिक्स व्यापक हैं, लेकिन उनकी नैदानिक प्रभावकारिता अपेक्षाकृत कम है और परिचित दुष्प्रभाव एक महत्वपूर्ण नुकसान हैं। अक्सर वे मुख्य रूप से मायोट्रोपिक एंटीस्पास्मोडिक्स का उपयोग करते हैं: ड्रोटावेरिन (2 मिलीलीटर इंट्रामस्क्युलर या मौखिक रूप से, दिन में 0.04 ग्राम 2-3 बार)। दुर्लभ दर्दनाक

हमलों के मामले में, इन दवाओं का उपयोग छिटपुट रूप से किया जाता है। लंबे समय तक दर्द के साथ, दवाओं को 2-4 सप्ताह तक लेने की सिफारिश की जाती है। Drotaverine की कमियों में से एक सभी चिकनी मांसपेशियों पर एक सामान्यीकृत प्रभाव है, और उनके लंबे समय तक उपयोग के साथ पित्ताशय की थैली के डिस्किनेशिया का विकास हो सकता है।

मायोट्रोपिक एंटीस्पास्मोडिक्स के बीच, हाइमेक्रोमोन (ओडेस्टोन) पर ध्यान आकर्षित किया जाता है, जो एंटीस्पास्मोडिक और कोलेरेटिक गुणों को जोड़ता है, अंतर्गर्भाशयी और असाधारण पित्त पथ के एक सामंजस्यपूर्ण खालीपन प्रदान करता है, पित्त के समय और पित्त में अनियंत्रित प्रवाह ग्रहणी में। अन्य एंटीस्पास्मोडिक्स पर हाइक्रोमोन का लाभ यह है कि इसका अन्य चिकनी मांसपेशियों, विशेष रूप से, हृदय प्रणाली और आंतों पर लगभग कोई प्रभाव नहीं पड़ता है। आधे घंटे के लिए दिन में 3 बार 200-400 मिलीग्राम लागू करें

हाल के वर्षों में, मायोट्रोपिक एंटीस्पास्मोडिक मेबेरिन (डसपटालिन), जो चुनिंदा रूप से ओडडी के स्फिंक्टर पर काम करता है और इसके बाद के हाइपोटेंशन का कारण नहीं बनता है, व्यापक रूप से उपयोग किया गया है। भोजन से पहले 20 मिनट के लिए दिन में 200 मिलीग्राम 2 बार लागू करें।

विरोधी भड़काऊ दवाएं 7-10 दिनों के लिए एक भड़काऊ प्रक्रिया (बुखार, ईएसआर त्वरण, ल्यूकोसाइटोसिस, आदि) के चिह्नित संकेतों के लिए निर्धारित की जाती हैं। विरोधी भड़काऊ दवाएं निर्धारित की जाती हैं, जिनमें एनाल्जेसिक, डाइक्लोफेनाक, 25-50 मिलीग्राम भोजन के बाद रोजाना 2-3 बार शामिल हैं।

पित्ताशय की थैली और पित्त नलिकाओं में भड़काऊ प्रक्रियाओं के दौरान तीव्र चरण में कोलेरेटिक दवाओं को contraindicated है। वे भड़काऊ प्रक्रिया को राहत देने के लिए या इंटरकटल अवधि में निर्धारित हैं। प्राप्त प्रभाव के आधार पर, एचबीएच के वासनोत्तेजक दवाओं के उपचार के दौरान 1030 दिनों का उपचार होता है। उनके उपयोग से अतिरंजना के अवशिष्ट प्रभावों के उन्मूलन में योगदान होता है।

फिजियोथैरेपी उपचार और मिनरल वाटर, सहवर्ती डिस्केनेसिया के प्रकार पर निर्भर करता है। सही हाइपोकॉन्ड्रिअम के क्षेत्र में एचबीएच के ह्रास के कम होने के चरण में, एक हीटिंग पैड, पैराफिन, ऑज़ोकोराइट अनुप्रयोगों की सिफारिश की जाती है, डायथर्मी, इंडोथर्मिया निर्धारित हैं।

उपचार के चरण में उपचार में परहेज़, निवारक उपचार पाठ्यक्रम शामिल हैं: वसंत-शरद ऋतु की अवधि में 2-3 महीने के लिए महीने के पहले 10 दिनों के लिए कोलेस्ट्रेटिक प्लस एंटीस्पास्मोडिक्स या प्रोकिनेटिक्स; कम खनिज युक्त क्षारीय खनिज पानी के साथ उपचार के पाठ्यक्रम 4 सप्ताह 2 बार एक वर्ष। इसके अलावा, फिजिकल थेरेपी एक्सरसाइज (सुबह की एक्सरसाइज और डोज्ड वॉकिंग), मिनरल वाटर के साथ बाइलॉजिकल रिसोर्ट्स में स्पा ट्रीटमेंट।

एचबीएच के लिए सर्जिकल उपचार के लिए संकेत दिया गया है:

1. लंबे समय तक अप्रभावी रूढ़िवादी उपचार, पित्ताशय की थैली के कार्य को बनाए रखते हुए, लेकिन पेरीकोलेकाइटिस के साथ

2. पित्ताशय की थैली के "वियोग" या इसके गंभीर विकृति के साथ, तेज दर्द की

अनुपस्थिति में भी

3. पुरानी अग्नाशयशोथ और कोलेजनजाइटिस का इलाज करने में मुश्किल

दृष्टिकोण

एचबीएच के रोगियों में एक्सस्प्रेशन और फॉलो-अप के पर्याप्त उपचार के साथ प्रैग्नेंसी संतोषजनक है। कार्य क्षमता बचाई। इन परिस्थितियों में सर्जिकल उपचार की आवश्यकता अपेक्षाकृत कम है। यह भड़काऊ गतिविधि, चिह्नित दर्द सिंड्रोम और प्रतिक्रियाशील अग्नाशयशोथ के विकास के संकेत के साथ अक्सर तेज हो जाता है।

निवारण

निवारक उद्देश्य के साथ एक संतुलित आहार, एक सक्रिय जीवन शैली, शारीरिक शिक्षा की सलाह देते हैं। तीव्र कोलेसिस्टिटिस का समय पर और तर्कसंगत उपचार, पाचन तंत्र के रोग, फोकल संक्रमण, नशा, एलर्जी, न्यूरोटिक और चयापचय संबंधी विकार आवश्यक हैं।

क्रोनिक हेपेटाइटिस

दुनिया भर में, जिगर की बीमारी विकलांगता और मृत्यु दर के कारणों में एक महत्वपूर्ण स्थान है। विरोधाभासी रूप से, लेकिन तथ्य यह है कि 15 वीं शताब्दी में लियोनार्डो दा विंची ने जिगर के सिरोसिस की घटना का वर्णन किया, और चिली के कवि पाब्लो नेरुडो ने जिगर को एक समर्पित किया - "द डार्क मोनार्क"।

रोगों का अंतर्राष्ट्रीय वर्गीकरण (ICD-10)

- K.70। शराबी जिगर की बीमारी
- K.71। विषाक्त यकृत रोग
- K.72। यकृत की विफलता
- K.73। क्रोनिक हेपेटाइटिस, अन्यत्र वर्गीकृत नहीं
- K.74। फाइब्रोसिस और सिरोसिस
- K.75। अन्य सूजन संबंधी यकृत रोग
- K.76। यकृत के अन्य रोग
- K.77। अन्य बीमारियों में यकृत रोग अन्य शीर्षकों में वर्गीकृत हैं

क्रोनिक हेपेटाइटिस (सीजी) एक भड़काऊ जिगर की बीमारी है जो 6 महीने (विशेषज्ञों की डब्ल्यूएचओ परिभाषा) से अधिक है।

तटरक्षक एक पॉलीटियोलॉजिकल आवर्तक फैलाना विनाशकारी-भड़काऊ प्रक्रिया है, जो जिगर के सामान्य आर्किटेक्चर को बनाए रखते हुए परिगलन, सूजन, फाइब्रोसिस की दृढ़ता से विशेषता है।

महामारी विज्ञान

पृथ्वी पर लगभग 600 मिलियन लोग HGH से पीड़ित हैं। जमीन पर हेपेटाइटिस का प्रसार एक समान नहीं है। इसलिए, यूरोप में, सीजी की आवृत्ति कम हो जाती है, जबकि भूमध्यसागरीय देशों में बढ़ रहा है। इससे भी बदतर, पुरानी हेपेटाइटिस "युवा" है।

वायरल हेपेटाइटिस यकृत रोग का सबसे आम कारण है।

एटियलजि

वायरस

1. वायरस ए - तीव्र हेपेटाइटिस का गंभीर कोर्स देता है, लेकिन केवल 1% मामलों में यह पुराना हो जाता है। ट्रांसमिशन पथ फेकल-ओरल है।

2. वायरस बी - तीव्र वायरल हेपेटाइटिस बी के 20-40% रोगियों में पुरानी हेपेटाइटिस में परिवर्तन होता है।

संचरण के तरीके:
• प्राकृतिक पथ (यौन और ऊर्ध्वाधर)।
• पैरेंट्रल (रक्त और उसके उत्पाद)।
• संपर्क घर।

3. वायरस सी - 50-80% मामलों में, तीव्र हेपेटाइटिस पुरानी हेपेटाइटिस हो जाता है और 20% में - यकृत के सिरोसिस में। पारेषण मार्ग पैतृक है।

4. वायरस डी - यह वायरस अकेले हेपेटाइटिस का कारण नहीं बनता है, क्योंकि अपूर्ण जीन को वायरस बी के साथ जोड़ा जाता है। संचरण पथ मुख्य रूप से मासिक धर्म है

5. ई वायरस - क्रोनिक हेपेटाइटिस में गुजरता है, अगर बी-संक्रमण के साथ जोड़ा जाता है, और फिर मृत्यु दर 75-80% तक पहुंच जाती है। ट्रांसमिशन पथ फेकल-ओरल है।

विषाक्त हेपेटाइटिस

1. बहिर्जात।
• औषधीय (लगभग 200 दवाओं में हेपेटोटॉक्सिक प्रभाव होता है, उदाहरण के लिए, सल्फानिलमाइड
• अंतर्जात।

ये हेपेटाइटिस आंतरिक अंगों की विकृति में होते हैं।

शराब, सीजी के विकास में इसका विशेष महत्व है, कई एटियलॉजिकल कारकों में दूसरा स्थान लेता है। एक स्वस्थ व्यक्ति का लिवर अल्कोहल के 20 ग्राम / दिन तक कार्बन डाइऑक्साइड और पानी को नुकसान पहुँचाए बिना चयापचय करता है।

इडियोपैथिक सीजी (ऑटोइम्यून)।

रोगजनन

एटियलॉजिकल कारकों के आधार पर, क्रोनिक हेपेटाइटिस के रोगजनन के कई

संस्करण संभव हैं।

क्रोनिक वायरल हेपेटाइटिस (सीवीएच) का रोगजनन

1. एक वायरस के जैविक विकास चक्र में यकृत कोशिका के जीनोम में इसकी प्रतिकृति और एकीकरण के चरण शामिल हैं। हेपेटोसाइट क्षति वायरस एंटीजन (प्रतिरक्षा साइटोलिसिस) को साइटोटोक्सिक लिम्फोसाइटों की प्रतिक्रिया का एक परिणाम है।

2. योजनाबद्ध रूप से, इस रोगजनन का प्रतिनिधित्व निम्नानुसार किया जा सकता है:

• 1 चरण। वायरस, सेल नाभिक में घुसना, इसका हिस्सा बन जाते हैं, आंतरिक संरचना को नुकसान होता है। सेल में संचय करते हुए, वायरस बाहरी वातावरण में फिर से प्रवेश करता है और फिर से पास के हेपेटोसाइट्स को नुकसान पहुंचाता है। वायरस के एंटीबॉडी एंटीबॉडी (एटी) द्वारा निर्मित होते हैं। एंटीबॉडी वायरस के केवल एंटीजेनिक संरचनाओं को अवरुद्ध कर सकते हैं, लेकिन वायरस ही नहीं, सेल के अंदर स्थित है। शरीर में वायरस की उपस्थिति के जवाब में, टी-किलर लिम्फोसाइटों को संश्लेषित किया जाता है, जो क्षतिग्रस्त हेपेटोसाइट्स का पता लगाते हैं और उन्हें वायरस के साथ ले जाते हैं। मैक्रोफेज प्रवास के निषेध के संबंध में टी-लिम्फोसाइट्स की दबाने वाली गतिविधि कम होती है, जो उनके हत्यारे प्रभाव को अधिक स्पष्ट करता है।

• अपूर्ण प्रतिरक्षा प्रतिक्रिया के साथ, टी लिम्फोसाइट्स संक्रमित हेपेटोसाइट्स को नष्ट करने में सक्षम हैं, लेकिन वे वायरस को संक्रमित स्वस्थ कोशिकाओं से नहीं रोक सकते हैं।

जब वायरस और प्रतिरक्षा प्रणाली बातचीत करते हैं, तो निम्नलिखित परिणाम संभव हैं:

No यदि कोई प्रतिक्रिया नहीं होती है, तो व्यक्ति वायरस वाहक बन जाता है।

§ जब अत्यधिक प्रतिरक्षा प्रतिक्रिया तीव्र हेपेटाइटिस का एक गंभीर रूप विकसित करती है।

§ एक सामान्य प्रतिरक्षा प्रतिक्रिया के साथ - वसूली।

• स्टेज 2। यह एक ऑटो-आक्रामकता प्रक्रिया है। पर्यावरण में नष्ट हेपेटोसाइट्स, यानी हेपेटोसाइटिक एजी दिखाई देते हैं, जो ऑटो-एजी हैं। ऑटो-एटी के जवाब में उत्पादित। जैसे-जैसे यह प्रक्रिया तेज होती जाती है, स्वतःगामी प्रक्रिया तेज होती जाती है। सीजी के बहिष्कार का कारण ऑटो-एटी का उत्पादन है। इम्यून कॉम्प्लेक्स बनते हैं, लाइसोसोमल एंजाइम जारी होते हैं, ऊतक प्रतिक्रिया विकसित होती है: लिम्फोसाइट प्रसार, लिम्फोसाइट और मोनोकाइट प्रवास का निषेध।

• इस स्तर पर, माइक्रोथ्रोमोसिस का विकास होता है, जो माइक्रोनेक्रोसिस के साथ होता है। और परिगलन की उपस्थिति भड़काऊ माध्यमिक प्रतिक्रियाशील सूजन को प्रेरित करती है।

• रोगजनन के चरण 2 में, प्रतिरक्षात्मक अंग, तिल्ली प्रतिक्रिया।

विषाक्त हेपेटाइटिस

दवाओं, रसायनों का लीवर कोशिकाओं पर सीधा हानिकारक प्रभाव पड़ता है।

औषधीय हेपेटाइटिस

1. ओब्लिगेट्स - हेपेटोटॉक्सिक दवाओं से प्रेरित होते हैं, बढ़ती खुराक के साथ उनकी विषाक्तता बढ़ जाती है (क्लोरोफॉर्म, आदि)।

इनमें ऐसी दवाएं शामिल हैं जो यकृत एंजाइम (फेनोबार्बिटल) या यकृत के वसायुक्त अध: पतन को प्रेरित कर सकती हैं।

2. वैकल्पिक - उनकी कार्रवाई idiosyncrasy के कारण होती है, खुराक पर निर्भर नहीं होती है।

गैर-विशिष्ट प्रतिक्रियाशील हेपेटाइटिस का विकास पोर्टल शिरा या यकृत धमनी प्रणाली और यकृत पर उनके प्रभावों के माध्यम से विभिन्न उच्च रक्तचाप और विषाक्त पदार्थों के रक्त प्रवाह में जुड़ा हुआ है।

एड्स में, लीवर में परिवर्तन या तो एचआईवी संक्रमण (वायरल हेपेटाइटिस के रूप में) के संपर्क में आने से होता है, या संबंधित रोगों के प्रकट होने से होता है।

मादक हेपेटाइटिस का रोगजनन

शराब चयापचय

गैस्ट्रिक म्यूकोसा में, अल्कोहल चयापचय का पहला चरण गैस्ट्रिक अंश AlkDG की भागीदारी के साथ किया जाता है (यह तथाकथित चतुर्थ श्रेणी एल्कडग का है, जो यकृत में नहीं है)।

हेपेटिक एलकेडीजी एक साइटोप्लाज्मिक एंजाइम है जो इथेनॉल को मेटाबोलाइज़ करता है अगर इसकी ऊतक सांद्रता 10 mmol / l (50 mg / dl) से अधिक न हो।

तीन जीन एन्कोडिंग हैं ALDG: AlcDG 1, AlcDG2, AlcDHD, जो पेप्टाइड सबयूनिट्स के माध्यम से प्रेषित होते हैं, ए, बी और जी नामित होते हैं। ये सबयूनिट होमोडाइमर और हेटेरोडिमर्स बनाने में सक्षम हैं, जो विभिन्न जातीय समूहों द्वारा शराब की अलग-अलग सहिष्णुता की व्याख्या कर सकते हैं। AlkDG2 और AlkDGZ के बीच बहुरूपता का पता चलता है।

हेपेटिक एलकेडीजी जीन और उनके बहुरूपता

AlkDG 1: अल्फा	AlkDG2: बीटा	Alkdg3: गामा
AlkDG 1: अल्फा	DG2 * 2: beta2	अल्कडग 3 * 1: गामा 1
	AlkDG2 * 1: beta1 Alk	अल्कडग 3 * 2: गामा 2
		अल्कडग 3 * 3: गामा 3

ALDG में दो आइसोनिजेस होते हैं: ALDG1 और ALDG2। इसके अलावा, ALDG2 एसीटैल्डिहाइड की मुख्य मात्रा के एसीटेट को ऑक्सीकरण को नियंत्रित करता

है। एसिटालडिहाइड इथेनॉल ऑक्सीकरण का एक संभावित विषाक्त उत्पाद है। ALDG2 की गतिविधि में कमी के साथ, यह प्रणालीगत संचलन में जमा हो जाता है, जिसके साथ जुड़े लक्षण जैसे कि चेहरे का फूलना, टैचीकार्डिया और कभी-कभी संवहनी पतन होता है।

ALDG2 * 1 एक सामान्य एलील है, जबकि ALDG2 * 2 एक असामान्य एलील है। लगभग 50% जापानी और चीनी को ALDG2 * 2 की विरासत के कारण ALDG की कमी है, इसलिए अक्सर शराब पीते समय उनका चेहरा लाल हो जाता है। इस एलील के लिए होमोज़ाइट्स (ALDG2 * 2/2 * 2) शराब की वजह से शायद ही कभी इसका दुरुपयोग किया जाता है क्योंकि इसकी खराब सहिष्णुता है, जो उनमें मौजूद एसिटाल्डीहाइड के उच्च सांद्रता से जुड़ी है। यदि ऐसे लोग अभी भी शराब का दुरुपयोग करते हैं, तो उनका बीपीओ नियंत्रण समूह की तुलना में शराब की कम संचयी खुराक के साथ विकसित होता है। ALDG2 * 1/2 * 2 के हेटेरोजाइट्स में अल्कोहल का दुरुपयोग शराब के निम्न खुराक की पृष्ठभूमि पर यकृत को अधिक नुकसान पहुंचाता है।

नियंत्रण समूह में और सफेद शराबियों में, एएलडीजी 2 * 2 का पता नहीं चला। 10 mmol / l (50 mg / dl) से ऊपर ऊतक इथेनॉल सांद्रता में, इथेनॉल माइक्रोसोमल ऑक्सीकरण की प्रणाली इसके चयापचय में मुख्य भूमिका मानती है। यह साइटोक्रोम P-4502E1 (CYP2E1) का एक घटक है और इसमें अन्य यौगिकों के चयापचय को प्रभावित करने की क्षमता है, जैसे कि एसिटामिनोफेन, नाइट्रोसमाइंस, आदि। लंबे समय तक शराब का सेवन CYP2E1 उत्पादन को उत्तेजित करता है, जो संभवतः पुरानी शराबियों में इथेनॉल के अधिक तेजी से उन्मूलन और जिगर की क्षति की प्रगति की ओर जाता है।

AlkDG - साइटोप्लास्मिक अल्कोहल डिहाइड्रोजनेज AldDG - माइटोकॉन्ड्रियल एल्डिहाइड डिहाइड्रोजनेज

सुरक्षित पीने की सीमाएँ (WHO, 1995)

पुरुषों	महिलाओं
20 तक - 40 ग्राम / दिन	20 ग्राम / दिन तक
140 तक - 280 ग्राम / सप्ताह	140 ग्राम / सप्ताह तक

अधिकांश शोधकर्ताओं का मानना है कि 10-12 वर्षों तक प्रति दिन 40-80 ग्राम इथेनॉल लेने से बीपीए का विकास हो सकता है। हालांकि, खतरनाक खुराक में शराब का सेवन करने वाले 50% से कम लोग गंभीर घावों से पीड़ित होते हैं - हेपेटाइटिस और सिरोसिस। इससे पता चलता है कि अल्कोहल रोग के रोगजनन में, इथेनॉल के प्रत्यक्ष विषाक्त प्रभाव के अलावा, अन्य कारक हैं जो रोग के विकास को रोकते हैं या बढ़ावा देते हैं।

महिलाओं में, अल्कोहल की कम क्षति अल्कोहल की कम मात्रा में विकसित होती है, छोटी अवधि में और पुरुषों की तुलना में अधिक गंभीर होती है। महिलाओं में सिरोसिस से मृत्यु

दर भी अधिक है। यह माना जाता है कि यह एल्कडजी के गैस्ट्रिक अंश की कम सांद्रता के कारण है, जिसके कारण पुरुषों की तुलना में महिलाओं के जिगर में अधिक इथेनॉल की आपूर्ति की जाती है। हार्मोनल कारक भी इस प्रक्रिया को प्रभावित करते हैं।

शराब से प्रेरित यकृत क्षति के विकास के लिए मोटापा एक स्वतंत्र जोखिम कारक माना जाता है।

यह ध्यान दिया जाना चाहिए कि अल्कोहल के व्यवस्थित उपयोग से हेपेटाइटिस सी वायरस से संक्रमण का खतरा बढ़ जाता है, जो अल्कोहल यकृत की क्षति की गंभीरता को प्रभावित करता है। शराब निर्भरता वाले व्यक्तियों में, हेपेटाइटिस सी वायरस से संक्रमित, जिगर कम उम्र में क्षतिग्रस्त हो जाता है, शराब की कम संचयी खुराक के साथ, असंक्रमित शराबियों की तुलना में क्षति के अधिक गंभीर रूपात्मक संकेत और उच्च मृत्यु दर।

शराबी जिगर की क्षति का रोगजनन अजीब है - हेपेटोसाइट्स का एक चयापचय पुनर्व्यवस्था होती है, जो निम्नलिखित में स्वयं प्रकट होती है।

फैटी एसिड का चयापचय परेशान है, ट्राइग्लिसराइड्स के संश्लेषण में वृद्धि हुई है, इंट्रासेल्युलर ट्राइग्लिसराइड नशा हेपेटोसाइट्स से ट्राइग्लिसराइड्स की रिहाई को अवरुद्ध करने के कारण होता है, "हेपेटोसिस का एक इंट्रासेल्युलर चरण" होता है। जिगर के फैटी अध:पतन से हेपेटोसाइट्स के झिल्ली में परिवर्तन होता है, रक्त में एंजाइमों और ट्राइग्लिसराइड्स की बढ़ती संख्या की उपस्थिति होती है, और स्टीटोसिस होता है। इस प्रक्रिया की पृष्ठभूमि के खिलाफ, मादक हाइलिन (मैलोरी का बछड़ा) का संश्लेषण होता है। इसका संचय और यकृत के स्ट्रोमा से बाहर निकलने से उस पर एंटीबॉडी का उत्पादन होता है, जिसका साइटोटॉक्सिक प्रभाव होता है। उसी समय संयोजी ऊतक क्षतिग्रस्त हो जाता है, फाइब्रोसिस होता है।

ऑटोइम्यून क्रॉनिक हेपेटाइटिस एक ऐसी बीमारी है जिसमें लिम्फोसाइटों की टी-दमनकारी आबादी के निषेध के कारण पैथोलॉजिकल परिवर्तन प्रचुर मात्रा में ऑटोरैक्टिविटी के साथ जुड़े हुए हैं। नाभिक, माइटोकॉन्ड्रिया, चिकनी मांसपेशियों की कोशिकाओं के एंटीबॉडी और विशिष्ट हेपेटोसाइट लिपोप्रोटीन रक्त में दिखाई देते हैं। ये एंटीबॉडी लिम्फोसाइटों द्वारा यकृत को मारने वाले - हेपेटोसाइट्स के साइटोलिसिस को उत्तेजित करते हैं।

वर्गीकरण

रोगों का अंतर्राष्ट्रीय वर्गीकरण (ICD-10) वर्तमान में चिकित्सकों और आकृति विज्ञानियों के अनुरूप नहीं है। उदाहरण के लिए, छूट के चरण में, सीएजी का सीपीजी के साथ कोई रूपात्मक मतभेद नहीं था। इस परिस्थिति ने विभेदक निदान में काफी बाधा डाली। इसके अलावा, क्रोनिक वायरल हेपेटाइटिस सी के अध्ययन ने मॉर्फोलॉजिस्ट को इस निष्कर्ष पर पहुंचाया कि इस बीमारी ने सीपीएच और सीएजी के बीच अंतर पूरी तरह से खो दिया है। इस प्रकार, वर्गीकरण ने मुख्य नोसोलॉजिकल रूपों के चयन के लिए रूपात्मक तर्क खो दिया है।

आज "क्रोनिक परसेंट" शब्द की आलोचना की गई है, क्योंकि परिभाषाओं के संयोजन के बाद "क्रोनिक" और "लगातार" अर्थ का डुप्लिकेट है। दृढ़ता का अर्थ है निरंतरता, अवधि,

इसलिए लगातार प्रक्रिया केवल पुरानी हो सकती है।

CAG और KhPG की शर्तों का अनुमानित अर्थ उचित नहीं था। यह सुझाव दिया गया है कि सीपीएच एक सौम्य बीमारी है। सामरिक रूप से, सीपीएच का निदान रोगी को अकेला छोड़ देने के लिए आवश्यक था। हालांकि, क्रोनिक वायरल हेपेटाइटिस सी के एक नैदानिक और रूपात्मक अध्ययन से पता चला है कि क्रोनिक हेपेटाइटिस सी के पाठ्यक्रम के बाद क्रोनिक एसिम्प्टोमैटिक रोग वाले रोगियों में यकृत और हेपैटोसेलुलर कार्सिनोमा के सिरोसिस के साथ रोगियों का विकास हुआ है।

इसलिए, CAG और KhPG शब्द पुराने हैं।

दुनिया के प्रमुख हेपेटोलॉजिस्ट के एक अंतरराष्ट्रीय समूह ने क्रोनिक हेपेटाइटिस का एक वर्गीकरण विकसित किया है, जो एटिऑलॉजिकल सिद्धांत पर आधारित है। 1994 में लॉस एंजिल्स में गैस्ट्रोएंटरोलॉजी के 10 वें अंतर्राष्ट्रीय कांग्रेस में इस वर्गीकरण पर चर्चा की गई और अपनाया गया।

सीजी वर्गीकरण (लॉस एंजिल्स, 1994)

1. क्रोनिक हेपेटाइटिस बी हेपेटाइटिस बी वायरस के कारण होने वाला एक सूजन संबंधी यकृत रोग है, जो 6 महीने या उससे अधिक की अवधि के साथ, यकृत के सिरोसिस के संभावित संक्रमण या इसके साथ जुड़ा हुआ है।

2. क्रोनिक हेपेटाइटिस डी - हेपेटाइटिस डी वायरस के कारण होने वाली भड़काऊ यकृत की बीमारी, वायरल हेपेटाइटिस बी के साथ, 6 महीने या उससे अधिक की अवधि के साथ, यकृत के सिरोसिस में संक्रमण की संभावित संभावना या इसके साथ जुड़ा हुआ है।

3. क्रॉनिक हेपेटाइटिस सी, हेपेटाइटिस सी वायरस के कारण होने वाला एक भड़काऊ यकृत रोग है, जो 6 महीने या उससे अधिक की अवधि के साथ, यकृत के सिरोसिस में संक्रमण की संभावना या इसके साथ जुड़ा हुआ है। हेपेटाइटिस सी वायरस के एंटीबॉडी का पता लगाने के आधार पर इसका निदान किया जाता है। हेपेटाइटिस सी की कपटीता के बारे में याद रखना आवश्यक है। तीव्र हेपेटाइटिस सी 75% रोगियों में स्पर्शोन्मुख है, केवल ट्रांसएमिनेस स्तर में वृद्धि के साथ, लेकिन 50% रोगियों में क्रोनिक हेपेटाइटिस सी के लिए संक्रमण होता है, और 20–40% में यकृत सिरोसिस का विकास देखा जाता है। तुलना के लिए: तीव्र हेपेटाइटिस बी 10% मामलों में सिरोसिस के विकास की ओर जाता है। हेपेटाइटिस सी वायरस का कार्सिनोजेनिक प्रभाव भी साबित हुआ है।

4. क्रॉनिक नॉनसेप्टिक वायरल हैपेटाइटिस एक भड़काऊ लिवर की बीमारी है, जो 6 महीने या उससे अधिक की अवधि में एक गैर-पहचानी गई, गैर-पहचान या अज्ञात वायरस के कारण होती है।

5. ऑटोइम्यून हेपेटाइटिस (एआईएच)। हाइपरगामा-ग्लोब्युलिनमिया और जिगर के ऊतकों को एंटीबॉडी के उत्पादन के साथ मॉर्फोलॉजिकली-मुख्य रूप से परिधीय हेपेटाइटिस। भविष्यवाणी करना सबसे कठिन। ग्लूकोकॉर्टिकॉस्टिरॉइड्स और इम्यूनोसप्रेसिव थेरेपी की कार्रवाई के तहत रोग की सकारात्मक गतिशीलता विशेषता है।

एंटीबॉडी और क्लिनिक के प्रकार के आधार पर, एआईजी के 3 प्रकार हैं:

• टाइप I - सभी AIG का 90% हिस्सा बनाता है। अप्रचलित नाम I AIG टाइप करें - ल्यूपॉइड हेपेटाइटिस, क्रोनिक हेपेटाइटिस एक्स्टेराफेटिक अभिव्यक्तियों के साथ। एंटी-एक्टिन एंटीबॉडी की उपस्थिति द्वारा विशेषता।

• टाइप II - सभी एआईजी का 4%। ज्यादातर बीमार बच्चे 2 से 14 साल के हैं। थायरोग्लोबुलिन के एंटीबॉडी, लैंगरहैंस के आइलेट्स की विशेषता है। इसलिए, टाइप II एआईजी को अक्सर हाशिमोटो के गण्डमाला, मधुमेह के साथ जोड़ा जाता है। इस प्रकार का AIG टाइप I AIG की तुलना में तेजी से सिरोसिस की ओर बढ़ता है।

• टाइप III एआईजी, हाल ही में पृथक, एआईजी के 3% के लिए खातों। ज्यादातर 30-60 वर्ष की महिलाएँ बीमार होती हैं। मरीजों ने हेपेटोसाइट साइटोप्लाज्म के एंटीबॉडी का पता लगाया।

6. क्रोनिक हेपेटाइटिस, जिसे वायरल या ऑटोइम्यून के रूप में वर्गीकृत नहीं किया जाता है - हेपेटोट्रोपिक वायरस और / या एक ऑटोइम्यून उत्पत्ति (यदि इन एटियलॉजिकल कारकों के बीच सटीक रूप से अंतर करना असंभव है) के कारण 6 महीने या उससे अधिक की अवधि के साथ एक सूजन जिगर की बीमारी।

7. अज्ञात एटिओलॉजी का क्रोनिक हेपेटाइटिस 6 महीने या उससे अधिक की अवधि के साथ अज्ञात एटियलजि का एक सूजन जिगर की बीमारी है।

8. क्रोनिक ड्रग-प्रेरित हेपेटाइटिस जिगर की एक सूजन बीमारी है, जो दवाओं के दुष्प्रभावों के कारण होती है, 6 महीने या उससे अधिक की अवधि के साथ। दुष्प्रभाव इसके कारण हो सकते हैं:

• दवाओं या उनके चयापचयों के प्रत्यक्ष विषाक्त प्रभाव;

• दवा के लिए idiosyncrasy।

9. प्राथमिक पित्त सिरोसिस सिरोसिस के संभावित विकास के साथ या उनके साथ ऑटोइम्यून एटियलजि के इंटरलॉबुलर और सेप्टल पित्त नलिकाओं में एक क्रोनिक कोलेस्टेटिक ग्रैनुलोमैटस विनाशकारी प्रक्रिया है।

10. प्राथमिक स्क्लेरोज़िंग कोलेजनिटिस एक क्रोनिक प्रगतिशील तंतुमय भड़काऊ बीमारी है जो एक्स्ट्राफेटिक और इंट्राहेपेटिक पित्त नलिका प्रणाली दोनों को प्रभावित करती है, जिससे माध्यमिक पित्त सिरोसिस हो जाता है। एटियलजि अज्ञात है।

11. विल्सन-कोनोवालोव रोग जिगर की एक पुरानी सूजन बीमारी है, जो कि ऑटोसोमल रिसेसिव प्रकार द्वारा विरासत में मिली है, साथ में तांबा चयापचय का उल्लंघन है, जिससे जिगर की विफलता, पुरानी हेपेटाइटिस और जिगर की सिरोसिस या इन जटिलताओं के साथ तेजी से प्रगति हो सकती है।

12. लिवर अल्फा एंटीट्रिप्सिन की कमी की बीमारी एक पुरानी बीमारी है जो कि ऑटोसोमल रिसेसिव तरीके से विरासत में मिली है, साथ ही सीरम ए 1-एंटीट्रीप्सिन सामग्री में कमी के साथ, क्रोनिकता और यकृत सिरोसिस के संक्रमण के साथ होती है।

जिगर के सिरोसिस को एक स्वतंत्र बीमारी के रूप में नहीं माना जाता है, लेकिन हेपेटाइटिस के परिणामस्वरूप। आकृति विज्ञानियों के दृष्टिकोण से, सिरोसिस एक पूरी प्रक्रिया है, यकृत में भड़काऊ-नेक्रोटिक और डिस्ट्रोफिक प्रक्रियाओं का अंतिम चरण। इसलिए, अवधारणा पेश की गई है: "यकृत के सिरोसिस से जुड़े पुराने हेपेटाइटिस।" उदाहरण के लिए, यदि यकृत का सिरोसिस क्रोनिक हेपेटाइटिस सी के परिणामस्वरूप विकसित हुआ है: लिवर के सिरोसिस से जुड़े तीव्र चरण में क्रोनिक हेपेटाइटिस सी।

यह ध्यान देना आवश्यक है, इस वर्गीकरण में कोई शराबी हेपेटाइटिस, शराबी सिरोसिस के रूप में स्वतंत्र नोसोलॉजिकल रूप नहीं हैं। शराब के जिगर पर प्रभाव की ख़ासियत के कारण, उन्होंने एक विशेष स्वतंत्र नोसोलॉजिकल रूप की पहचान की है - शराबी जिगर की बीमारी। शराबी यकृत रोग के निम्नलिखित विकल्प (वे चरण हैं):

1. स्टीटोसिस;
2. शराबी हेपेटाइटिस;
3. यकृत का सिरोसिस;
4. हेपैटोसेलुलर कार्सिनोमा।

इसके अलावा, शराबी यकृत रोग की प्रगति में मुख्य भूमिका तीव्र मादक हेपेटाइटिस द्वारा निभाई जाती है, जो कि यकृत की गंभीर बीमारी, क्रोनिक हेपेटाइटिस या सिरोसिस की पृष्ठभूमि पर हो सकती है। यह तीव्र शराबी हेपेटाइटिस है जो प्रक्रिया की गंभीरता और रोग का निदान करता है।

क्रोनिक हेपेटाइटिस के रूपात्मक रूपों को इसकी गतिविधि की डिग्री के साथ सहसंबद्ध किया जाता है।

क्रोनिक हेपेटाइटिस गतिविधि के ऊतकीय सूचकांक के घटक (नॉडेल, 1981)

घटकों	अंक
1. परिधीय और पुल परिगलन	
कोई कर रहे हैं	0
कमजोर ढंग से कदम परिगलन व्यक्त किया	1
अधिकांश पोर्टल पथों की परिधि के कम से कम 50% हिस्से पर कब्जा करने वाले मध्यम रूप से व्यक्त की गई नेक्रोसिस	3
उच्चारण किए गए परिगलन, जिसने अधिकांश पोर्टल ट्रैक्ट की परिधि के 50% से अधिक पर कब्जा कर लिया	4
पुल नेक्रोसिस के साथ संयोजन में मामूली से परिगलन	5
पुल नेक्रोसिस के संयोजन में गंभीर कदम परिगलन	6
मल्टीलोबार नेक्रोसिस	10

द्वितीय। इंट्रा लॉबुलर नेक्रोसिस और हेपेटोसाइट्स की डिस्ट्रोफी	
कोई कर रहे हैं	0
कमजोर रूप से व्यक्त (एसिडोफिलिक निकायों, गुब्बारा अध:पतन और / या लोब्यूल्स या नोड्स के 1/3 से कम परिगलन के बिखरे हुए foci)	1
मामूली रूप से स्पष्ट, रोमांचक 1/3 -2/3 स्लाइस या नोड्स	3
मामूली रूप से स्पष्ट, रोमांचक 1/3 -2/3 स्लाइस या नोड्स	4
तृतीय। पोर्टल सूजन	
कोई पोर्टल सूजन नहीं	0
हल्के (पोर्टल पथ के 1/3 से कम में एकल भड़काऊ कोशिकाएं)	1
पोर्टल ट्रैक्स के 1/3 -2/3 में सूजन कोशिकाओं की संख्या में मामूली वृद्धि हुई है	3
व्यक्त (घनीभूत रूप से भड़काऊ कोशिकाओं से भरा हुआ 2/3 पोर्टल ट्रैक्स)।	4
चतुर्थ। फाइब्रोसिस	
कोई फाइब्रोसिस नहीं	0
पोर्टल फाइब्रोसिस	1
पोर्टो पोर्टल सेप्टा	2
पोर्टो-सेंट्रल सेप्टा	3
सिरोसिस	4

हिस्टोलॉजिकल इंडेक्स के आधार पर, 4 डिग्री गतिविधि को प्रतिष्ठित किया जा सकता है।

फाइब्रोसिस और सिरोसिस की गंभीरता और व्यापकता के आधार पर क्रोनिक हेपेटाइटिस के चरणों को प्रतिष्ठित किया जाता है।

पुरानी हेपेटाइटिस के चरणों का निर्धारण

डिजिटल सूचकांक	क्रोनिक हेपेटाइटिस के चरणों का वर्णन	विवरण विवरण (1995)
0	कोई फाइब्रोसिस नहीं	कोई फाइब्रोसिस नहीं
1	हल्के फाइब्रोसिस	पेरिपोर्टल फाइब्रोसिस
2	मध्यम फाइब्रोसिस	पोर्ट-पोर्टल सेप्टा (> 1 सेप्टा)
3	गंभीर फाइब्रोसिस	पोर्टो-केंद्रीय सेप्टा (1 सेप्टा)

4	यकृत सिरोसिस	यकृत सिरोसिस

पुरानी हेपेटाइटिस के चरणों का निर्धारण

डिजिटल सूचकांक	क्रोनिक हेपेटाइटिस के चरणों का वर्णन	विवरण (1995) विवरण
0	कोई फाइब्रोसिस नहीं	कोई फाइब्रोसिस नहीं
1	हल्के फाइब्रोसिस	पेरिपोर्टल फाइब्रोसिस
2	मध्यम फाइब्रोसिस	पोर्ट-पोर्टल सेप्टा (> 1 सेप्टा)
3	गंभीर फाइब्रोसिस	पोर्ट-पोर्टल सेप्टा (> 1 सेप्टा)
4	यकृत सिरोसिस	यकृत सिरोसिस

नोट: फाइब्रोसिस (एफ) के चरणों - METAVIR प्रणाली द्वारा मूल्यांकन।

क्रोनिक हेपेटाइटिस बी की गतिविधि की डिग्री का आकलन करने के लिए भी एएलटी और नैदानिक डेटा के स्तर का उपयोग करें।

हल्की प्रक्रिया	एलएटी गतिविधि 3 से कम मानकों
मध्यम प्रक्रिया	3 से 10 मानकों से एएलएटी गतिविधि
भारी प्रक्रिया	AlAT गतिविधि 10 से अधिक मानकों

इस प्रकार, गैस्ट्रोएंटेरोलॉजिस्ट (लॉस एंजिल्स, 1994) की विश्व कांग्रेस की सिफारिशों को ध्यान में रखते हुए, डेसमेट एट अल (1995) के प्रस्तावों, सीजी के आधुनिक वर्गीकरण को निम्नलिखित रूप में प्रस्तुत किया गया है।

क्रोनिक हेपेटाइटिस का वर्गीकरण (गैस्ट्रोएंटरोलॉजी के विश्व कांग्रेस, लॉस एंजिल्स, 1994, डेसमेट एट अल।, 1995)।

एटियलजि

1. क्रोनिक हेपेटाइटिस बी
2. क्रोनिक हेपेटाइटिस डी
3. क्रोनिक हेपेटाइटिस सी
4. क्रोनिक हेपेटाइटिस जी
5. ऑटोइम्यून हेपेटाइटिस
6. दवा-प्रेरित
7. क्रिप्टोजेनिक

गतिविधि की डिग्री
1. न्यूनतम गतिविधि के साथ क्रोनिक हेपेटाइटिस
2. कमजोर हैपेटाइटिस
3. हल्के पुराने हेपेटाइटिस
4. गंभीर क्रोनिक हेपेटाइटिस

फाइब्रोसिस की डिग्री (चरण)
1. कोई फाइब्रोसिस नहीं
2. कमजोर रूप से व्यक्त
3. मध्यम फाइब्रोसिस
4. गंभीर फाइब्रोसिस
5. सिरोसिस

आकृति विज्ञान

Morphologically, CG (यकृत के सिरोसिस के विपरीत) यकृत की लोबुलर संरचना के संरक्षण को संदर्भित करता है।

क्लिनिक

सीजी के घोषणापत्र बेहद विविध हैं और यह सीजी के रूप पर निर्भर करता है, प्रक्रिया का चरण (विस्तार या छूट) और मुख्य नैदानिक सिंड्रोम की गंभीरता से निर्धारित होता है:
1. साइटोलिटिक;
2. hepatodepressive;
3. मेसेंकाईमल सूजन;
4. अस्थानो-वनस्पति;
5. अपच;
6. कोलेस्टेटिक;
7. रक्तस्रावी;
8. हाइपरस्प्लेनिज्म सिंड्रोम।

उच्च गतिविधि के साथ HGG क्लिनिक बहुरूपता द्वारा प्रतिष्ठित है।
विशिष्ट एक ऐसा अनिश्चित लक्षण है, जैसा कि अस्थेनोवैगेटिव है। यह कमजोरी, थकान, उदास मनोदशा, घबराहट, प्रगतिशील वजन घटाने की विशेषता है। बार-बार आर्थ्राल्जिया और पोलिनेराइटिस।
डायस्पेप्टिक सिंड्रोम भूख, मतली के नुकसान की विशेषता है, जो खाने और दवा के बाद बढ़ता है, खाने के बाद पेट में भारीपन और परिपूर्णता की भावना। रोगियों के एक छोटे से अनुपात में, पेट में दर्द, यकृत का क्षेत्र, जो मामूली परिश्रम से उत्तेजित होता है, प्रबल होता है। उल्टी

और दस्त भी संभव है। बहुत बार बुखार। यकृत की विफलता का सिंड्रोम उनींदापन, रक्तस्राव, क्षणिक पीलिया और वजन घटाने में प्रकट होता है।

उद्देश्य अनुसंधान

पीलिया, वजन में कमी, पुरुषों में स्त्री रोग, त्वचा पर रक्तस्राव ("मकड़ी नसों"), "जिगर हथेलियों", ikterichnost श्वेतपटल और त्वचा का पीलापन, यकृत वृद्धि, इसकी सील। तिल्ली का बढ़ना।

प्रणालीगत अभिव्यक्तियाँ - एरिथेमा नोडोसम, फुफ्फुसीय, पेरिकार्डिटिस, रक्तस्रावी वाहिकाशोथ।

मध्यम डिग्री गतिविधि के साथ सीजी कम रोगसूचक है, और कभी-कभी स्पर्शोन्मुख।

नैदानिक परीक्षण

प्रयोगशाला डेटा

1. पूर्ण रक्त गणना:

• वृद्धि हुई ESR,

• ल्यूकोपेनिया की प्रवृत्ति,

• अक्सर थ्रोम्बोसाइटोपेनिया के लिए,

• शायद ही कभी एनीमिया (ऑटोइम्यून और पोस्ट-हेमोरेजिक) का पता चला है।

2. जैव रासायनिक रक्त परीक्षण:

• मानक के साथ तुलना में बिलीरुबिन 1.2-2.5 गुना की सामग्री में वृद्धि (50-80)mol / l तक)।

• साइटोलिटिक सिंड्रोम के संकेतक बढ़े हुए हैं: एएलएटी और असैट की गतिविधि 2-10 गुना बढ़ जाती है, अन्य एंजाइम (गामा-जीटीपी, ग्लूटामेट डिहाइड्रोजनेज, एल्डोलेस) को कुछ हद तक उठाया जाता है। जब अल्कोहल का सेवन किया जाता है (30-80 ग्राम वोदका), गामा-जीटीआर, एएसटी को अलाट की तुलना में अधिक मात्रा में बढ़ाया जाता है।

• हेपेटोडेप्रेशन के संकेतक: कोलीनस्टेरस गतिविधि में कमी, एल्ब्यूमिन को कम करना, प्रोथ्रोम्बिन सूचकांक को कम करना, पैथोलॉजिकल ब्रोमसल्फेलिनोवाया और एंटीपीयरिन के नमूने।

• मेसेनकाइमल-भड़काऊ सिंड्रोम संकेतक: थाइमोल परीक्षण 10-20 यू तक बढ़ जाता है, गामा ग्लोब्युलिन का स्तर 30-50% तक बढ़ जाता है।

• इम्युनोग्लोबुलिन: सीजी के साथ, इम्युनोग्लोबुलिन जी को बढ़ाया जाता है और इम्युनोग्लोबुलिन एम को कुछ हद तक कम किया जाता है, और शराबी एटियलजि के साथ, इम्युनोग्लोबुलिन ए बढ़ा दिया जाता है।

• लिवर शंटिंग सिंड्रोम - संकेतक: अमोनिया, फिनोल, अमीनो एसिड (ट्रिप्टोफैन, फैटी एसिड, आदि)। प्रतिकृति के वायरल हेपेटाइटिस चरण के मार्करों की पहचान करता है।

3. अल्ट्रासाउंड परीक्षा। यकृत और प्लीहा में वृद्धि होती है, जिसमें ध्वनिक विविधता के प्रकार में फैलने वाले परिवर्तनों की विशेषता होती है। पोर्टल उच्च रक्तचाप के प्रारंभिक संकेत।

4. रेडियो आइसोटोप स्कैनिंग: बढ़े हुए यकृत, फैलाना आइसोटोप का असमान वितरण।

5. लैप्रोस्कोपी: यकृत बढ़े हुए, भिन्न, लाल, रक्त वाहिकाओं के पैटर्न को बढ़ाता है, कैप्सूल को मोटा करता है। बायोप्सी: डिस्ट्रोफी और नेक्रोसिस क्षेत्र, पोर्टल क्षेत्रों के लिम्फोसाइटिक घुसपैठ।

अलग सीजी विकल्प

कोलेस्टेटिक सिंड्रोम के साथ सीजी।

क्लिनिक में एक स्पष्ट और लगातार कोलेस्टेसिस होता है। मरीजों में एक लहराती होती है, अक्सर गायब नहीं होती है पीलिया (पीलिया का पता 34.2 μmol / l के बिलीरुबिन स्तर पर और 120 μmol / l पर अलग-अलग होता है)। कुल बिलीरुबिन सामग्री सामान्य से 3–10 गुना अधिक है, मुख्य रूप से संयुग्मित बिलीरुबिन के कारण। कोलेस्टेसिस के संकेतक स्पष्ट रूप से बदल दिए जाते हैं: क्षारीय फॉस्फेटस, गामा-जीटीपी, कोलेस्ट्रॉल, पी-लिपोप्रोटीन, पित्त एसिड, 5-न्यूक्लियोटिडेस की गतिविधि बढ़ जाती है।

ऑटोइम्यून हेपेटाइटिस

यह महिलाओं में, युवा लोगों में (रजोनिवृत्ति के दौरान कम अक्सर) विकसित होता है। एक्स्टेपेटिक सिस्टमिक अभिव्यक्तियों की आवृत्ति उच्च है (पॉलीसेरोसिटिस, हाशिमोटो थायरॉयडिटिस, ऑटोइम्यून हेमोलिटिक एनीमिया, तीव्र पुरानी ग्लोमेरुलोनेफ्राइटिस, रेनॉड्स सिंड्रोम, मायोसिटिस)। बहुत कम ही विमुद्रीकरण होता है, पाठ्यक्रम लगातार जारी होता है। रक्त में, ऊतक एंटीबॉडी सबसे अधिक बार सकारात्मक होते हैं।

मुख्य नैदानिक मानदंड (मैके मापदंड):

1. महिला लिंग
2. युवा आयु (प्रजनन काल)
3. हिस्टोकंपैटिबिलिटी एंटीजन (HLA) B8, DR3, DR4 की उपस्थिति
4. हाइपरप्रोटीनेमिया (> 90 g / l)
5. हाइपरगैमाग्लोबुलिनमिया
6. ^ ईएसआर - 20 मिलीलीटर / एच से अधिक
7. प्रतिरक्षा स्थिति विकार
8. अन्य ऑटोइम्यून बीमारियों की उपस्थिति: थायरॉयडिटिस, यूसी, शेरजेन सिंड्रोम
9. हेमोलिटिक ठेठ रूपात्मक संलक्षण: मोनोन्यूक्लियर कोशिकाओं, पेरिफोर्टल क्षेत्रों के साथ घुसपैठ, रोसेट के गठन के साथ उत्थान
10. इम्यूनोसप्रेसिव थेरेपी का सकारात्मक प्रभाव (ग्लूकोकार्टोइकोड्स और साइटोस्टैटिक्स)

क्रोनिक हेपेटाइटिस रिमूवल में (क्रोनिक वायरल हेपेटाइटिस का एकीकृत चरण)।

प्रमुख सिंड्रोम-डिस्पेप्टिक, एस्टनो-वनस्पति। आमतौर पर कोई शिकायत नहीं होती है। कुछ मामलों में, सही हाइपोकॉन्ड्रिअम में भारीपन या सुस्त दर्द की भावना की शिकायत हो सकती है, अपच संबंधी लक्षण (मतली, पेट में जलन, मुंह में कड़वा स्वाद), एस्थेनोवैगेटिव सिंड्रोम (थकान, चिड़चिड़ापन, नींद की गड़बड़ी)।

परीक्षा में: 1/5 रोगियों में ikterichnost श्वेतपटल, पल्मार एरिथेमा, थोड़ी हेपेटोमेगाली (एक चिकनी सतह और एक गोल किनारे के साथ कॉम्पैक्ट जिगर), स्प्लेनोमेगाली।

निदान

जैव रासायनिक मापदंडों में परिवर्तन महत्वहीन और परिवर्तनशील हैं। बढ़ी हुई एमिनोट्रांस्फरेज गतिविधि (1.5-2 बार), डिम्बप्रोटेनेमिया अल्ब्यूमिन में कमी के कारण, थाइमोल नमूने में वृद्धि। हाइपरबिलिरुबिनमिया या कुल बिलीरुबिन के सामान्य स्तर। वायरल हेपेटाइटिस मार्कर (एकीकरण चरण मार्कर)।

अल्ट्रासाउंड मध्यम हेपेटोमेगाली दिखाता है, कभी-कभी प्लीहा में एक छोटी सी वृद्धि। यकृत बायोप्सी नमूनों की हिस्टोलॉजिकल परीक्षा: पैथोलॉजिकल प्रक्रिया पोर्टल ट्रैक्स में केंद्रित होती है।

विभेदक निदान

क्रोनिक हेपेटाइटिस का विभेदक निदान अन्य फैलाना यकृत रोगों के साथ करने के लिए सबसे पहले आवश्यक है।

हेपेटोसिस यकृत रोगों की एक श्रृंखला है जो कि हेपेटोसाइट्स के प्राथमिक चयापचय विकार की विशेषता है और एक महत्वपूर्ण मेसेनकाइमल-सेल प्रतिक्रिया के बिना उनके डिस्ट्रोफी द्वारा प्रकट रूप से प्रकट होता है। सबसे आम है स्टीटोसिस, जिसे हेपेटोसाइट्स में ट्राइग्लिसराइड्स के लंबे संचय की विशेषता है। इसका मुख्य कारण अल्कोहल का दुरुपयोग है, साथ ही मधुमेह मेलेटस, मोटापा, असंतुलित पोषण (प्रोटीन की कमी), गैस्ट्रोइंटेस्टाइनल ट्रैक्ट की पुरानी बीमारियां, जिसमें दुर्बलता, पुरानी दुर्बलता संबंधी बीमारियां (कैंसर, एनीमिया, हृदय और फेफड़े की अपर्याप्तता), जीवाणु कारक हैं। यह शालीनता से आगे बढ़ता है। जिगर बढ़े हुए है, मध्यम घनत्व का है, किनारे गोल है। यकृत के कार्यात्मक विकार मामूली हैं। उनके निदान में महत्वपूर्ण महत्व को जिगर के पंचर बायोप्सी दिया जाता है। आनुवंशिक रूप से निर्धारित एंजियोपैथियों के कारण पिगमेंटेड हेपेटोसिस विकसित होता है। यह गिल्बर्ट सिंड्रोम है (वंशानुक्रम का एक ऑटोसोमल प्रमुख पैटर्न, मुक्त के कारण बिलीरुबिन में वृद्धि, हेमोलिसिस के संकेतों के बिना); क्रेगलर-नायर सिंड्रोम (ऑटोसोमल रिसेसिव, बिलीरुबिन में मुफ्त की कीमत में वृद्धि, एक पारिवारिक चरित्र है); डबिनिन-जॉनसन सिंड्रोम (ऑटोसोमल

प्रमुख, बिलीरुबिन जुड़े के कारण बढ़ जाता है, ब्रोमसल्फ़ोलिनोवाया बढ़ाता है); रोटर सिंड्रोम (ऑटोसोमल प्रमुख, संबंधित बिलीरुबिन को बढ़ाता है)।

गौचर रोग। यह एक वंशानुगत बीमारी है जो रेटिकुलोएन्डोथेलियल सिस्टम की कोशिकाओं में ग्लूकोकेरेब्रोसिड्स के संचय द्वारा विशेषता है, मुख्य रूप से तिल्ली, यकृत और अस्थि मज्जा में। बीमारी दुर्लभ है। यह बीमारी स्फिंगोलिपिडोसिस के समूह की है। यकृत, प्लीहा, त्वचा की रंजकता में वृद्धि द्वारा विशेषता। निदान जैव रासायनिक विधि के आधार पर किया जाता है - ल्यूकोसाइट्स में एंजाइम ग्लुकोकेरेब्रोसिडेज का पता लगाने और यकृत या अस्थि मज्जा की पंचर बायोप्सी। इसी समय, गौचर कोशिकाएं पाई जाती हैं - एक छोटे से नाभिक के साथ बड़ी कोशिकाएं जो सनकी रूप से स्थित होती हैं, और तंतुमय, धारीदार प्रकाश ग्रे साइटोप्लाज्म का एक विस्तृत क्षेत्र।

यकृत के चयापचय विकृति का अगला बड़ा समूह ग्लाइकोजन है। ये वंशानुगत एंजाइमोपाथी हैं जो एंजाइम की कमी के कारण होते हैं जो कि ग्लाइकोजन के अपघटन और संश्लेषण की प्रक्रियाओं को उत्प्रेरित करते हैं, और विभिन्न अंगों और ऊतकों में इसके अत्यधिक संचय की विशेषता है। गिर्के की बीमारी (ग्लूकोज -6-फॉस्फेट की कमी) उनमें से सबसे आम है। अंतिम निदान एंजाइम की गतिविधि के अध्ययन के आधार पर किया जाता है।

यकृत अमाइलॉइडोसिस के साथ एक विभेदक निदान करना भी आवश्यक है। जब यकृत क्षति के साथ-साथ एमाइलॉयडोसिस होता है, तो अन्य अंगों और प्रणालियों को नुकसान होता है। अमाइलॉइडिसिस प्रोटीन चयापचय का उल्लंघन है, जो विशेषता भौतिक रासायनिक गुणों के साथ प्रोटीन के ऊतकों में जमाव और संचय में प्रकट होता है। जिगर विकृति आमतौर पर कार्यात्मक विकारों के साथ नहीं है। विभेदक निदान के संदर्भ में, यकृत के पंचर बायोप्सी का लाभ है।

घातक लिम्फोमा के साथ क्रोनिक हेपेटाइटिस का सबसे कठिन अंतर निदान। लिम्फोमा के खिलाफ वे "स्पाइडर वेन्स", पॉलीक्लोन हाइपरिमुनो-ग्लोब्युलिनमिया, और लिम्फोमा में - मोनोक्लोनल कहते हैं। कभी-कभी पंचर बायोप्सी भी विभेदक निदान की सुविधा नहीं देता है।

संयोजी ऊतक के प्रणालीगत रोगों के प्रारंभिक रूपों (SLE, संधिशोथ, एंकिलोसिंग स्पॉन्डिलाइटिस, आदि) से यकृत की क्षति के साथ होने वाले क्रोनिक हेपेटाइटिस के विभेदक निदान में, लिवर की क्षति के साथ संवहनी तारे और पंचर बायोप्सी डेटा संकेत देते हैं।

इलाज

मूल चिकित्सा (सभी सीजी के लिए):

1. आहार "पी" पोषण प्रोटीन और विटामिन की पर्याप्त मात्रा के साथ पूर्ण, आंशिक, विविध होना चाहिए। अनुशंसित वसा 1.5 ग्राम / किलोग्राम वजन, कार्बोहाइड्रेट

4-6 ग्राम / किलोग्राम वजन, प्रोटीन - 2 ग्राम / किलोग्राम वजन, 3 ग्राम / दिन का नमक है। भोजन का कुल ऊर्जा मूल्य 2000-2800 किलो कैलोरी है।
2. सीमित शारीरिक और तंत्रिका तनाव के साथ कोमल मोड।
3. घरेलू और व्यावसायिक खतरों का समावेश, सौर पृथक्करण, हाइपोथर्मिया।
4. एंजाइम की तैयारी।
5. आंतों के डिस्बिओसिस का उपचार।
6. Detoxification थेरेपी: ड्रिप, विटामिन में / में ग्लूकोज समाधान।
7. सहवर्ती रोगों का उपचार।

तीव्र चरण में पुरानी हेपेटाइटिस का उपचार: मूल चिकित्सा।

ड्रग थेरेपी
1. मेटाबोलिक एजेंट:
• विटामिन (बी 1, बी 6, बी 12, सी, कोकारबॉक्साइलेज, 20-30 दिनों के लिए सामान्य दैनिक खुराक में लिपोइक एसिड);
• हेपेटोप्रोटेक्टर्स: एसेंशियल-फ़ोरेट "एन", हॉफिटोल, टैविन, सिल्वरिन, एडेमेटिनिन, हेपेटोफॉक-प्लांटा, यूडीसीए।
2. प्रतिरक्षाविज्ञानी:
• ग्लूकोकार्टिकोआइड्स;
• ग्लूकोकॉर्टीकॉइड + इम्यूनोसप्रेसेन्ट।

गंभीर सीजी में, खोए हुए कार्यों के पर्याप्त प्रतिस्थापन को प्राप्त करना आवश्यक है: शरीर को डिटॉक्सीफाई करने के लिए हेमोसर्प्शन सबसे प्रभावी तरीका है। इसके अलावा, जबरन दस्त, रक्त संचार का आदान-प्रदान करना, डोनर लिवर के माध्यम से एक्स्ट्राकोरपोरल हेमोपरफ्यूजन, लीवर कोशिकाओं की संस्कृति का उपयोग किया जाता है, हाइपरबेरिक ऑक्सीकरण का भी उपयोग किया जाता है, पोटेशियम की तैयारी के संयोजन में आइसोटोनिक एल्ब्यूमिन समाधान के अंतःशिरा प्रशासन का उपयोग प्रोटीन होमोस्टैसिस को ठीक करने के लिए किया जाता है।

कोलेस्टेटिक सिंड्रोम के साथ पुरानी हेपेटाइटिस के उपचार की विशेषताएं

प्रति दिन 40 ग्राम वसा के प्रतिबंध के साथ आहार।
दवा उपचार में वसा-घुलनशील विटामिन (विट। ए, डी, ई, के, सामान्य दैनिक खुराक में), इम्यूनोसप्रेसेन्ट शामिल हैं। ड्रग्स जो यकृत कोलेसस्टेसिस को खत्म करते हैं: यूडीसीए, कोलेस्टरैमिन; रिफैम्पिसिन, अफीम विरोधी (नालोक्सोन); 5-HT-serotonin रिसेप्टर्स (ondsetron) के विरोधी।

ऑटोइम्यून हेपेटाइटिस के उपचार की विशेषताएं

इम्यूनोसप्रेस्सेंट दिखाना, हार्मोनल ड्रग्स (प्रेडनिसोन) से शुरू करना। उनकी खुराक गामा ग्लोब्युलिन के स्तर और अमीनोट्रांसफेरस की गतिविधि से हल होती है। जब सामान्य प्रदर्शन को प्राप्त करने के लिए उपचार आवश्यक होता है, तो एएलएटी और एसएटीटी की गतिविधि 2 बार से अधिक नहीं होनी चाहिए। यदि हार्मोन प्रभावी नहीं हैं, तो साइटोस्टैटिक्स (एज़ैथियोप्रिन, साइक्लोस्पोरिन ए, टैक्रोलिमस, मोफेटिओफ मायकोफेनोलेट, साइक्लोफॉस्फेमाइड) जोड़ें। हालांकि, प्रेडनिसोन के साथ या एज़ैथियोप्रिन के साथ संयोजन में मोनोथेरेपी उपचार का आधार है।

क्रोनिक वायरल हेपेटाइटिस के उपचार की विशेषताएं

विशिष्ट एंटीवायरल दवाओं की सिफारिश की जाती है। वर्तमान में निम्नलिखित एंटीवायरल दवाओं का उपयोग कर रहा है।

1. इंटरफेरॉन:
• मैं टाइप करता हूं - अल्फा, बीटा और गामा इंटरफेरॉन;
• II प्रकार - गामा इंटरफेरॉन।
2. इंटरफेरॉन inducers - इंटरल्यूकिन्स और साइक्लोफेरॉन।
• कीमोथेरेपी - विदरबिन, रिबाविरिन और अन्य।

क्रोनिक वायरल हेपेटाइटिस के लिए एंटीवायरल थेरेपी के लक्ष्य हैं:
1. वायरल प्रतिकृति का उन्मूलन या समाप्ति;
2. सूजन की गतिविधि को रोकना या कम करना;
3. सिरोसिस और हेपेटोसेलुलर कार्सिनोमा सहित दूरस्थ परिणामों के विकास के साथ पुरानी हेपेटाइटिस की प्रगति को रोकना।

वैक्सीन चिकित्सा पद्धति का उपयोग किया जाता है (टीकों की चार पीढ़ियां हैं)।

क्रोनिक वायरल हेपेटाइटिस के उपचार में रोगसूचक दवाओं को छोड़ देना चाहिए, क्योंकि वे रोग के परिणाम को प्रभावित नहीं करते हैं।

उपचार में पुरानी हेपेटाइटिस का उपचार (वायरल हेपेटाइटिस के एकीकृत चरण)

आमतौर पर, इन रोगियों को विशेष चिकित्सा उपचार की आवश्यकता नहीं होती है।
1. मूल चिकित्सा।
2. हेपेटोप्रोटेक्टर्स।

निवारण

क्रोनिक हेपेटाइटिस वाले सभी रोगियों को डिस्पेंसरी में होना चाहिए।

प्राथमिक रोकथाम के तरीकों में वायरल संक्रमण, शराब, और संतुलित आहार की रोकथाम शामिल है। और प्रोफिलैक्सिस के लिए टीके के अलावा कोई दवा नहीं दी जानी

चाहिए।

यकृत सिरोसिस

लीवर सिरोसिस (सीपी) एक फैलाना रोग प्रक्रिया है जो अत्यधिक फाइब्रोसिस और संरचनात्मक रूप से असामान्य पुनर्योजी नोड्स के गठन के साथ होता है।

लिवर फाइब्रोसिस अपने प्रसार या रेटिकुलिन प्रणाली के पतन के कारण अंग में संयोजी ऊतक का अत्यधिक गठन है।

आईसीडी -10:

K74 - जिगर के फाइब्रोसिस और सिरोसिस।

महामारी विज्ञान

आर्थिक रूप से विकसित देशों में, लीवर सिरोसिस 35-60 वर्ष की आयु में मृत्यु के छह प्रमुख कारणों में से है और प्रति 100,000 जनसंख्या पर 14 से 30 मामले हैं। पुरुषों में लिवर सिरोसिस अधिक आम है, पुरुष और महिला रोगियों का अनुपात औसतन 3: 1 है। रोग सभी आयु समूहों में मनाया जाता है, लेकिन अधिक बार 40 साल बाद।

एटियलजि

वायरल, ऑटोइम्यून, औषधीय और पुरानी हेपेटाइटिस के अन्य रूप, शराबी यकृत रोग। तेजी से प्रगति करने वाली बीमारी के साथ शराब-वायरल सीपीयू विशेष रूप से गंभीर हैं। बड़े इंट्राहेपेटिक और एक्स्टेपेटिक पित्त नलिकाओं के घाव, प्राथमिक स्केलेरोजिंग हैजांगाइटिस, जिससे माध्यमिक पित्त सिरोसिस होता है। प्राथमिक पित्त सीपीयू का एटियलजि अज्ञात है। बीमारी और बुड-चियारी सिंड्रोम और सही वेंट्रिकुलर एचएफ के मामले में शिरापरक बहिर्वाह का अवरोध। जन्मजात चयापचय संबंधी विकार (विल्सन-कोनोवालोव रोग, ए 1-एंटीट्रीप्सिन की कमी, ग्लाइकोजन, हेमोक्रोमैटोसिस, थैलेसीमिया, टायरोज़िनोसिस, गैलेक्टोसिमिया, सिस्टोन फाइब्रोसिस आदि)। जन्मजात रक्तस्रावी telangiectasia (Randyu-Osler-Weber रोग)। परजीवी रोग (ओपिस्थोरचियासिस, इचिनोकोसिस, लीशमैनियासिस, आदि)। अस्पष्ट एटियलजि के मामले में, वे क्रिप्टोजेनिक सिरोसिस के बारे में बात करते हैं।

रोगजनन

सीपी विभिन्न पुरानी यकृत रोगों का अंतिम चरण है, जबकि लिवर कोशिकाओं के चल रहे परिगलन, एटियलॉजिकल एजेंट के प्रत्यक्ष हानिकारक प्रभावों के परिणामस्वरूप, सिरोसिस के परिणाम के साथ प्रक्रिया के पुराने पाठ्यक्रम को निर्धारित करता है।

यकृत कोशिका की मृत्यु संयोजी ऊतक के प्रसार की ओर ले जाती है।

यकृत के आर्किटेक्चर में सिरोटिक परिवर्तन इसके पैरेन्काइमा के छोटे या बड़े फोकल परिगलन के परिणामस्वरूप विकसित होते हैं और रेशेदार सेप्टा का विकास

होता है, जो संरक्षित पेप्टोसाइट्स के उत्थान के साथ, "झूठे" लोबूल के गठन की ओर जाता है। प्राथमिक पित्त सिरोसिस की घटना क्रोनिक नॉन-सपूरेटिव डिस्ट्रक्टिव कोलेसंगाइटिस (ऑटोइम्यून) से जुड़ी होती है, बाद में पेरिडेक्टल फाइब्रोसिस और संयोजी ऊतक स्ट्रैंड्स के क्रमिक पैठ के केंद्र में लिंड्यूलस में प्रवेश करती है।

शराबी एटियलजि के सिरोसिस के साथ, संयोजी ऊतक पर शराब का प्राथमिक प्रभाव भी नोट किया जाता है। छोटे-साइट सिरोसिस के मामले में, संयोजी ऊतक, स्केलेरोसिस, इसके घावों में फाइब्रोसिस, केंद्रीय शिरा के आसपास और पोर्टल ट्रैक्ट के साथ, लोब्यूल्स के आसपास, अन्य रोगजनन (यानी, गांठदार प्रसार और यकृत हिपेटोसाइट्स अपर्याप्तता के संबंध में) उन्नत है। उच्च रक्तचाप।

यकृत के बड़े आकार के सिरोसिस में, प्रत्याशा परिगलन होता है, न केवल व्यक्तिगत हेपेटोसाइट्स का, बल्कि लोबुल ज़ोन का भी, जिसके परिणामस्वरूप संयोजी ऊतक के द्रव्यमान के साथ यकृत के ऊतक का उत्थान होता है और आर्किटेक्चर का उल्लंघन होता है। एक ही समय में हेपेटोसेल्यूलर अपर्याप्तता मुख्य रूप से विकसित होती है।

प्राथमिक पित्त सिरोसिस में, प्राथमिक लक्ष्य कोलेजनोल है। यहां संयोजी ऊतक बढ़ता है, जो लोबुल को टुकड़े करता है, और फिर रोगजनन छोटे नोड के समान है।

माध्यमिक पित्त सिरोसिस के मामलों में, संयोजी ऊतक मुख्य रूप से पित्त वृक्ष के आसपास बढ़ता है, और फिर लोब्यूल तक पहुंचता है और सिरोसिस पूर्ण विकसित होता है। मुख्य रूप से कोलेस्टेसिस के लक्षण के रूप में प्रकट होता है।

संयोजी ऊतक, बिगड़ा हुआ लसीका और रक्त परिसंचरण की वृद्धि हाइपोक्सिया और माध्यमिक चरण परिगलन के विकास में योगदान करती है।

सीपी में पोर्टल हाइपरटेंशन (प्री- या पोस्ट-सिनुसॉइडल) फाइब्रोस टिश्यू, रीजनरेशन नोड्स, पेरिसिनसुओडल फाइब्रोसिस द्वारा हेपेटिक नसों की शाखाओं के संपीड़न के कारण होता है, और हेपेटिक धमनी से धमनीविस्फार एनास्टोमोसेस के माध्यम से पोर्टल शिरा में रक्त प्रवाह में वृद्धि होती है। पोर्टल दबाव में वृद्धि के साथ संपार्श्विक रक्त प्रवाह में वृद्धि होती है, जो इसके आगे की वृद्धि को रोकता है। परिणामस्वरूप, एनास्टोमॉसेस पोर्टल और अवर वेना कावा के बीच पूर्वकाल पेट की दीवार में, घेघा के निचले तीसरे और पेट के हृदय भाग के सबम्यूकोसल परत में, मेसेंटेरिक और हेमोराहाइडल नसों के बेसिन में, प्लीहा और बाएं हेपेटिक नसों के बीच होता है।

पोर्टल उच्च रक्तचाप से घनास्त्रता, अंगों में ठहराव, उनके कार्यों का उल्लंघन होता है। बिगड़ा हुआ जिगर समारोह हाइपोएल्ब्यूमिनमिया और जलोदर के विकास की ओर जाता है। यह एडिमा और हाइपर एल्डोस्टेरोनिज़्म के विकास में योगदान देता है। सोडियम और पानी में देरी हो रही है, सूजन बढ़ रही है।

साइनसॉइडल हाइड्रोस्टेटिक दबाव, हाइपोएल्ब्यूमिनमिया को बढ़ाना, रेनिन-एंजियोटेंसिन-एल्डोस्टेरोन प्रणाली के सक्रियण के बाद प्रभावी प्लाज्मा मात्रा को कम करना और एंटीडायरेक्टिक हार्मोन का स्राव सीपी रोगियों में जलोदर के रोगजनन में मुख्य कारक हैं।

प्लीहा की वृद्धि अक्सर हाइपरस्प्लेनिज्म सिंड्रोम के साथ होती है, जो एनीमिया,

ल्यूकोपेनिया, थ्रोम्बोसाइटोपेनिया और प्रतिपूरक अस्थि मज्जा हाइपरप्लासिया द्वारा प्रकट होती है। इस सिंड्रोम का विकास परिपक्वता के स्प्लेनोजेनिक निषेध और गठित तत्वों के अस्थि मज्जा से रक्त में प्रवेश करने, प्लीहा में उनके जमाव और विनाश, प्लेटलेट्स और रक्त कोशिकाओं के एंटीबॉडी के गठन के कारण होता है।

हाइपरप्लेनिज्म के विकास के कारण एनीमिया विकसित होता है, रक्त जमावट प्रणाली के कारकों के संश्लेषण में कमी, और पोर्टल उच्च रक्तचाप के कारण रक्तस्राव के कारण भी। उपरोक्त सभी नैदानिक अभिव्यक्तियों की ओर जाता है।

वर्गीकरण (Loginov ए.एस., 1987)

एटियोलॉजी के अनुसार:

1. वायरल
2. शराबी
3. ऑटोइम्यून
4. बिगड़ा हुआ चयापचय (हेमोक्रोमैटोसिस, विल्सन-कोनोवलोव रोग, अल्फा 1-एंटीट्रीप्सिन की कमी, चतुर्थ प्रकार के ग्लाइकोजेनोसिस, गैलेक्टोसिमिया)
5. कोलेस्टेटिक - इंट्रा-एंड एक्सट्रापैटिक ट्रैक्ट्स की एक बीमारी (पीबीसी, सेकेंडरी बाइल सीपी)
6. विषाक्त
7. पोषण की कमी (विशेषकर प्रोटीन)
8. पुराने संक्रमण की पृष्ठभूमि के खिलाफ (परजीवी आक्रमण, सारकॉइडोसिस)
9. क्रिप्टोजेनिक।

आकृति विज्ञान द्वारा:

1. छोटा नोड
2. उच्च नोड
3. मिश्रित

प्रक्रिया गतिविधि द्वारा:

1. सक्रिय (न्यूनतम, मध्यम, स्पष्ट गतिविधि)
2. निष्क्रिय

कार्यात्मक हानि की डिग्री के अनुसार:

1. मुआवजा दिया
2. विघटित

सीपीयू के रूपात्मक वर्गीकरण

सिरोसिस का रूपात्मक रूप आवश्यक रूप से रोग के कारण पर निर्भर नहीं करता

है। एक निश्चित etiological कारक के संबंध में केवल एक रूप या किसी अन्य की मात्रात्मक प्रबलता है। मैक्रो- और माइक्रोनोडुलर सीपीयू में नैदानिक अंतर भी सापेक्ष हैं। रोग की प्रक्रिया में, एक रूपात्मक रूप दूसरे में बदला जा सकता है।

सीपीयू के रूपात्मक रूप:

1. माइक्रोनोडुलर (छोटा-नोड) - 1 से 3 मिमी के व्यास के साथ एक ही आकार के पुनर्जनन नोड्स; रेशेदार सेप्टा लगभग हमेशा समान लंबाई का होता है।

2. मैक्रोनोडुलर (बड़े-नोड) - 3 मिमी से अधिक के व्यास के साथ विभिन्न आकार के उत्थान नोड्स; रेशेदार सेप्टा व्यापक हैं, निशान के समान।

3. मैक्रो-माइक्रोनोडुलर (मिश्रित) - बड़े और छोटे नोड्स की संख्या लगभग समान है; सेप्टा केंद्रीय नसों और पोर्टल ट्रैक्ट्स (अधूरा सेप्टल फॉर्म) को जोड़ने के बिना आँख बंद करके भविष्यवाणी और अंत करता है।

4. पित्त सिरोसिस - पित्त अंतर्गर्भाशयी नलिकाओं की दीवार में भड़काऊ घुसपैठ और उनके आसपास, कोलेस्टेसिस, नलिका विनाश और प्रसार के स्पष्ट संकेत, यकृत लोब्यूल्स के बाद फैलने के साथ पेरिडक्टयुलर फाइब्रोसिस, यकृत कोशिकाओं के क्रमिक विघटन, जिगर की कोशिकाओं के क्रमिक विघटन और पुनर्जनन। संयोजी ऊतक की परतों से घिरा हुआ।

सिरोसिस की गतिविधि की डिग्री

सीरम संकेतक	यकृत सिरोसिस की मध्यम डिग्री	गंभीर यकृत सिरोसिस
बी 2-ग्लोब्युलिन	↑ 13% तक	↑ 13% से अधिक
श्री ग्लोबुलिन	↑ 27-30% तक	↑ 27-30% से अधिक
मोल परीक्षण	↑ 8/9% तक	↑ 8-9 से अधिक इकाइयाँ
एएलटी	↑ 1.5 / 2 बार	↑ 3-4 बार या उससे अधिक
उदात्त परीक्षण	↓ 1.2 1.8 से 1.2 मिली	↓ से कम 1.2 मिली

नोट: ↑ ↑ ↓ ↓ । टर्मिनल चरण में, इस एंजाइम के संश्लेषण के उल्लंघन के कारण एएलटी का रक्त स्तर सामान्य या थोड़ा ऊँचा हो सकता है।

यकृत सिरोसिस (बाल-पुघ सूचकांक) की गंभीरता का निर्धारण

मार्कर	समूह		
	एक	में	सी
बिलिरुबिन, मोल / एल का स्तर	<35	35–55	>55

	एल्बुमिन स्तर, जी / एल	>35	30–35	<30
	प्रोथ्रोम्बिन समय की अवधि, एस	1–4	4–6	>6
	जलोदर	नेट	चिकित्सा के लिए जलोदर (हल्के)	जलोदर खराब नियंत्रित (गंभीर) है
	शरीर का वजन (हानि)	नहीं	रोगियों की औसत "मोटापा"	↓कैशेक्सिया के लिए
	सीएनएस	अव्यक्त उल्लंघन	न्यूनतम एन्सेफैलोपैथी (i-ii)	प्रीकोमा (कोमा) (III-IV)
	नैदानिक अभिव्यक्तियों के लिए अंकों की संख्या	1	2	3

सीपीयू गंभीरता कक्षाएं:
A - 5–6 अंक - (मुआवजा)
बी -)- ९ अंक - (अवक्षेपण)
सी -> 9 अंक (10-15) - (अपघटन)

क्लिनिक

मुआवजे वाले सीपी के प्रारंभिक चरण में, निम्नलिखित सिंड्रोमों को नोट किया जाता है: एस्टेनो-न्यूरोटिक, अतिताप, अपच संबंधी (मतली, दर्द, नाराज़गी, उल्कापिंड)। दर्द और सही हाइपोकॉन्ड्रिअम या ऊपरी पेट में भारीपन की भावना, भूख न लगना और वजन कम होना। एक वस्तुनिष्ठ परीक्षा में निम्नलिखित संकेत सामने आए: बढ़े हुए यकृत, मध्यम स्प्लेनोमेगाली।

बाद में, रोग के विकसित चरण में, प्रारंभिक, हल्के पैरेन्काइमल और संवहनी विघटन की विशिष्ट अभिव्यक्तियाँ होती हैं। यह "मकड़ी नसों", "जिगर हथेलियों", blanching नाखून "ड्रमस्टिक", "चित्रित जीभ", रक्तस्रावी प्रवणता, कंकाल की मांसपेशियों की शोष, मध्यम ik-terichnost श्वेतपटल की प्रारंभिक अभिव्यक्ति, leykotrombotsitopenii करने की प्रवृत्ति कभी कभी एरिथ्रोसाइट अवसादन दर, hyperdynamic संचार के संकेत, अंत: स्रावी वृद्धि हुई उल्लंघन। कोलेस्टेसिस की उपस्थिति में, एक्सथोमास और प्रुरिटस हो सकते हैं। इस अवधि के दौरान, जैव रासायनिक सिंड्रोम स्पष्ट रूप से प्रकट होते हैं: साइटोलिसिस सिंड्रोम, कोलेस्टेसिस सिंड्रोम, सूजन सिंड्रोम। एनीमिक सिंड्रोम।

लीवर सिरोसिस के तीसरे चरण में गंभीर पैरेन्काइमल और (या) संवहनी विघटन की विशेषता है। दूसरे चरण की तुलना में नैदानिक लक्षण अधिक स्पष्ट हैं। एक हेपेटोडेप्रेशन के जैव रासायनिक सिंड्रोम का पता चलता है। संवहनी विघटन गंभीर जटिलताओं के विकास की विशेषता है। पोर्टल उच्च रक्तचाप, जलोदर, आंतों की क्षति, हेपेटोपैंक्रिटिक सिंड्रोम, विषाक्त एन्सेफैलोपैथी।

जटिलताओं

जिगर की सिरोसिस की जटिलताओं:

1. पाचन तंत्र के वैरिकाज़ नसों से रक्तस्राव।

2. हेपरेटेनल सिंड्रोम (कमजोरी, प्यास, सूखापन और त्वचा की मरोड़, ऑलिग्यूरिया, हाइपोटेंशन की कमी)।

3. जलोदर।

4. बैक्टीरियल पेरिटोनिटिस - ठंड लगना, बुखार, पेट दर्द, जलोदर में वृद्धि, पूर्वकाल पेट की दीवार में मांसपेशियों में तनाव और तालमेल के दौरान दर्द।

5. पोर्टल शिरा घनास्त्रता - गंभीर पेट दर्द, मतली, बार-बार खूनी उल्टी, क्षिप्रहृदयता, तीव्र घनास्त्रता में हाइपोटेंशन; क्रोनिक घनास्त्रता के मामलों में सीपी और पीजी के विघटन के संकेतों में वृद्धि।

6. हेपेटोपुलमोनरी सिंड्रोम।

7. माध्यमिक संक्रमण (सबसे अधिक बार निमोनिया)।

8. पित्ताशय की थैली में पत्थरों का निर्माण और प्राथमिक पित्त सिरोसिस में नलिकाएं।

9. सिरोसिस के लिए सीपी का परिवर्तन।

10. हेपेटिक विफलता।

हेपेटिक एन्सेफैलोपैथी (पीई) शब्द मस्तिष्क संबंधी विकारों के पूरे परिसर को संदर्भित करता है, जो तीव्र या पुरानी यकृत क्षति के परिणामस्वरूप विकसित होता है। हेपेटिक एन्सेफैलोपैथी (असली यकृत कोमा, अमोनिया कोमा, इलेक्ट्रोलाइट कोमा, मिश्रित कोमा) के 4 संस्करण हैं।

रोग का कोर्स यकृत में भड़काऊ-नेक्रोटिक प्रक्रिया की गतिविधि से निर्धारित होता है, हेपेटोसेल्यूलर अपर्याप्तता और पोर्टल उच्च रक्तचाप का विकास।

निदान

प्रयोगशाला डेटा

रक्त परीक्षण: ल्यूकोसाइटोसिस, सक्रिय सीपी और माध्यमिक संक्रमण के साथ ईएसआर बढ़ा। हाइपरस्प्लेनिज्म के प्रकट होने के कारण - एनीमिया, ल्यूकोपेनिया, थ्रोम्बोसाइटोपेनिया। एनीमिया हाइपोप्लेनिज्म, पोस्ट-हेमोरेजिक (हाइपोक्रोमिक माइक्रोकैटिक), हेमोलिटिक (नॉर्थोक्रोमिक, नॉरोटोसाइटिक), लोहे की कमी (हाइपोप्रोमिक माइक्रोकैटिक) के साथ नॉरमो-या मैक्रोसाइटिक हो सकता है; विटामिन बी 12 और फोलिक एसिड (हाइपरक्रोमिक मैक्रोसाइटिक) की कमी के कारण।

मूत्रालय: यूरोबिलिनुरिया (हेपेटोसाइट्स को नुकसान का एक प्रारंभिक संकेत)। हेपैटोसेलुलर पीलिया और कोलेस्टेसिस में बाध्य बिलीरुबिन की घटना। हेमोलिसिस के दौरान यूरोबिलिन दैनिक उत्सर्जन में वृद्धि।

मल विश्लेषण: पैरेन्काइमल पीलिया में कमी और कोलेस्टेसिस में स्टर्कोबिलिन और स्टीटोरिया का पूर्ण रूप से गायब हो जाना।

सक्रिय सीपी के जैव रासायनिक संकेत - मेसेनचाइमल-भड़काऊ और साइटोलिटिक सिंड्रोम्स के बढ़ते सूचकांक।

सीपी के वायरल उत्पत्ति के साथ सीरम में वायरल संक्रमण के मार्कर।

हेपेटोसेल्युलर विफलता के जैव रासायनिक सिंड्रोम: बिलीरुबिन की सांद्रता में वृद्धि, उपचर्म नमूना, एल्ब्यूमिन की सामग्री में कमी, रक्त जमावट, कोलेस्ट्रॉल और कोलीनस्टेरेज़ गतिविधि में कमी।

हेपेटोरेनल सिंड्रोम के संकेतक: संभव छोटे प्रोटीनमेह; यूरिया और क्रिएटिनिन की प्लाज्मा सामग्री में वृद्धि; हाइपरकलेमिया; चयापचय एसिडोसिस।

एस्केटिक फ्लूइड (एएफ) का विश्लेषण: बाँझ, स्पष्ट, लगभग बेरंग या पीले तरल; विशिष्ट गुरुत्व 1015 से अधिक नहीं होता है, प्रोटीन के 25 ग्राम / एल से कम; मामूली साइटोसिस (1 μl में 300 से अधिक ल्यूकोसाइट्स नहीं); नकारात्मक परीक्षण रिवाल्टा।

यदि जलोदर का सिरोथियल एटियलजि सिद्ध होता है, तो यह आमतौर पर कुल प्रोटीन सामग्री, एल्ब्यूमिन, 1 मिलीलीटर वायुसेना में न्यूट्रोफिल की संख्या और बाँझपन के लिए इसके बीजारोपण का अनुमान लगाने के लिए पर्याप्त है।

1 मिमी (0.25 x 10) प्रति 250 न्यूट्रोफिल से अधिक की सामग्री द्रव के संक्रमण को इंगित करती है।

एक सीरम एसेटिक ग्रेडिएंट (SAAG) पोर्टल हाइपरटेंशन की डिग्री के साथ निकटता से संबंध रखता है, जिसे सूत्र का उपयोग करके गणना की जाती है: SAAG = सीरम एल्बुमिन - albumin AJ. Of०% मामलों में SAAG ११ ग्राम / या अधिक के मान, जलोदर के कारण के रूप में पोर्टल उच्च रक्तचाप के पक्ष में हैं।

SAAG 11 g / l का पता तब लगाया जाता है जब:
1. यकृत का सिरोसिस;
2. तीव्र यकृत विफलता;
3. बुद्ध सिंड्रोम - चियारी;
4. मेटास्टैटिक यकृत क्षति;
5. दिल की विफलता के साथ कंजेस्टिव यकृत;
6. युरेमिक जलोदर।

11 g / l से कम SAAG तब होता है जब:
1. कार्सिनोमैटोसिस पेरिटोनियम, मेसोथेलियोमा;
2. अग्नाशय जलोदर;
3. तपेदिक जलोदर;
4. सहज जीवाणु पेरिटोनिटिस;

5. काइलस जलोदर;
6. हाइपोथायरायडिज्म।

वाद्य अनुसंधान के तरीके

जिगर का अल्ट्रासाउंड: यकृत की वृद्धि (या कमी), इसके विपरीत की असमानता। शरीर की ध्वनिक विषमता। तिल्ली का बढ़ना। पोर्टल उच्च रक्तचाप के संकेत।

अन्नप्रणाली और पेट की एक्स-रे परीक्षा घुटकी की वैरिकाज़ नसों और पेट के कार्डियल भाग को निर्धारित करने के लिए की जाती है।

ईआरसीपी और टीपीएच: प्राथमिक और माध्यमिक पित्त सीपी (इंट्राहेपेटिक और एक्सट्रैप्टिक कोलेस्टेसिस) के बीच अंतर करने के लिए महत्वपूर्ण हैं।

गणना की गई टोमोग्राफी (सीटी), जलोदर, तेज उल्कापिंड वाले रोगियों में यकृत अल्ट्रासाउंड पर पसंद की जाती है।

एंजियोग्राफी: सिलियोग्राफी, स्प्लेनोप्टोग्राफी आपको स्प्लेनोपॉर्टल बेड में बदलावों की पहचान करने और पोर्टल सिस्टम (इंट्रा-एंड एक्सटेरपेटिक) में ब्लॉक के स्तर को निर्धारित करने की अनुमति देती है।

पोर्टल शिरा में दबाव को मापने के लिए तरीके: पंचर स्प्लेनोमोनोमेट्री, हेपेटोमोनोमेट्री और पोर्टोमोनोमेट्री (पोर्टल शिरा के मुख्य ट्रंक का कैथीटेराइजेशन या पंचर) का उपयोग किया जाता है।

एसोफैगोगैस्ट्रोडोडोडेनोस्कोपी: एक एक्स-रे परीक्षा की तुलना में अधिक बार, यह अन्नप्रणाली और पेट की वैरिकाज़ नसों को प्रकट करता है, साथ ही साथ बड़े ग्रहणी संबंधी पैपिला के घावों, जिससे सबहैटिक पीलिया होता है।

रेडियोन्यूक्लाइड स्कैनिंग - अध्ययन एयू या टीसी की 198 a99Mg-g कोलाइडयन तैयारी से आयोजित किया जाता है, जिसका अवशोषण पोर्टल रक्त प्रवाह की स्थिति पर निर्भर करता है और जो बंगाल गुलाब I के विपरीत, न केवल यकृत में, बल्कि तिल्ली में भी जमा होता है। उत्तरार्द्ध की बढ़ी हुई रेडियोधर्मिता सीपी की प्रगति को दर्शाती है, और इसकी वृद्धि (हेमोबलास्टोसिस, हेमोलिटिक एनीमिया, आदि) के लिए अन्य विकल्पों से सिरोसिस के साथ स्प्लेनोमेगाली को भी अलग करती है।

आकृति विज्ञान

लिवर पंचर बायोप्सी: बायोप्सी नमूनों की एक हिस्टोलॉजिकल परीक्षा प्रक्रिया चरण (सक्रिय या निष्क्रिय) को प्रकट करती है, लेकिन सीपी के रूपात्मक रूप को निर्धारित करने के लिए अक्सर अपर्याप्त होती है।

लक्षित बायोप्सी के साथ लैप्रोस्कोपी आपको सीपीयू के रूपात्मक संस्करण को मज़बूती से स्थापित करने की अनुमति देता है।

प्राथमिक पित्त सिरोसिस

आकृति विज्ञान (4 चरण)

1. नॉन-प्यूरुलेंट डिस्ट्रक्टिव चोलेंजाइटिस का चरण (कोलेस्टेसिस अभी तक नहीं)
2. चोलेंजिओल और पेरिडक्टुलर फाइब्रोसिस के प्रसार का चरण
3. सेप्टल चरण (लोब्यूल्स की परिधि पर निशान, घुसपैठ)
4. सीपीयू

क्लिनिक:

1. लगातार खुजली वाली त्वचा, अक्सर कंघी।
2. उन्नत चरण में - पीलिया, सीपी के लक्षण। खुजली भी कम हो जाती है।
3. देर के चरणों में - सामान्य कमजोरी, वजन में कमी, हड्डियों में दर्द, वजन में कमी।

विभेदक निदान

यकृत रोग: फैटी डिस्ट्रोफी, ऑटोइम्यून और क्रोनिक हेपेटाइटिस, सिरोसिस, कैंसर, घातक और सौम्य यकृत ट्यूमर, एमाइलॉयडोसिस, यकृत अल्सर, ग्लाइकोजेनोसिस के अन्य प्रकार। इसके अलावा, प्राथमिक यकृत कैंसर, यकृत सिरोसिस के चयापचय रूपों (हेमोक्रोमैटोसिस, विल्सन-कोनोवलोव रोग), एमाइलॉयडोसिस और यकृत फाइब्रोसिस के साथ अंतर करना आवश्यक है।

जिगर मेटास्टेस के साथ विभिन्न अंगों के घातक नवोप्लाज्म।

हेमोबलास्टोसिस: क्रोनिक ल्यूकेमिया, ओस्टियोमाइलोस्क्लेरोसिस, लिम्फोग्रानुलोमैटोसिस, मायलोमा, वाल्डेनस्ट्रॉम मैक्रोग्लोबुलिनमिया।

संक्रामक और परजीवी रोग: तपेदिक, ब्रुसेलोसिस, सिफलिस, वायुकोशीय इचिनेकोकोसिस, लीशमैनियासिस, ओपिसथोरियासिस।

जलोदर के कारण होने वाले रोग: बड-चियारी सिंड्रोम, इस्केमिक हृदय रोग, हृदय दोष, चिपकने वाला पेरीकार्डिटिस और संचार विफलता के अन्य कारण, नेफ्रोटिक सिन्ड्रोम, डिम्बग्रंथि ट्यूमर और अल्सर, इसके सिर में वृद्धि के साथ अग्न्याशय के रोग, पेरिटोनियम, मेसोथेलियोमा, तपेदिक में घातक ट्यूमर के मेटास्टेसिस myxedema।

प्राथमिक पित्त सिरोसिस को प्राथमिक स्केलेरोजिंग चोलैंगाइटिस से अलग किया जाना चाहिए।

इलाज

लीवर सिरोसिस के उपचार में इसके गठन के कारण को प्रभावित करना शामिल है - एक बीमारी जो सिरोसिस ("मूल चिकित्सा") का कारण बनी, और नैदानिक अभिव्यक्तियों और सिरोसिस की जटिलताओं के आधार पर रोगसूचक हस्तक्षेप।

मोड शारीरिक रूप से कोमल होना चाहिए। प्रक्रिया और विघटन की गतिविधि के साथ - बिस्तर आराम।

आहार "पी"। जब एन्सेफैलोपैथी प्रोटीन के स्तर तक सीमित है। जलोदर के साथ, आहार नमक मुक्त है।

ड्रग थेरेपी

मेटाबोलिक थेरेपी (हेपेटाइटिस के उपचार के समान), 3 सप्ताह से 6 महीने तक उपचार का एक कोर्स।

आधान के समाधान रक्तस्रावी सिंड्रोम, जलोदर और हेपेटोसेल्युलर विफलता के लिए संकेत दिए जाते हैं।

सक्रिय प्रक्रिया के दौरान, ग्लूकोकार्टोइकोड्स निर्धारित हैं, जिनमें से खुराक प्रक्रिया की गतिविधि की डिग्री पर निर्भर करता है।

सर्जिकल तरीकों को एक विशेष स्थान दिया जाता है - यकृत प्रत्यारोपण और उपशामक हस्तक्षेप (उदाहरण के लिए, वैरिकाज़ नसों में)।

चिकित्सीय दृष्टिकोणों को एकजुट करने के लिए, चाइल्ड ग्रेड के अनुसार सिरोसिस के उपचार के लिए निम्नलिखित रणनीति विकसित और उपयोग की जाती है।

क्लास ए में बुनियादी चिकित्सा की आवश्यकता होती है, आहार का चयन - आहार में दैनिक प्रोटीन सामग्री शरीर के वजन के लगभग 1 ग्राम प्रति 1 किलो के अनुरूप होनी चाहिए, - अपच की अभिव्यक्तियों को खत्म या कम कर सकती है। आहार संबंधी उपायों के अलावा, बाद में, बहुउद्देशीय तैयारी के तर्कसंगत चयन द्वारा प्राप्त किया जाता है। हालांकि, बीमारी के किसी भी etiological संस्करण में, इसके विकास के किसी भी ईथेन पर, प्रयुक्त दवाओं की मात्रा को तर्कसंगत न्यूनतम तक कम किया जाना चाहिए।

कक्षा बी भी मूल चिकित्सा के अधीन है। एक अपवाद वायरल एटियलजि का सिरोसिस है: इंटरफेरॉन और अन्य एंटीवायरल दवाओं के साथ ऐसे रोगियों का उपचार नहीं किया जाता है। जिगर के सिरोसिस के उप-स्तर के रोगियों के आहार में प्रति दिन शरीर के वजन के प्रति किलोग्राम 0.5 ग्राम तक प्रोटीन सीमा की आवश्यकता होती है, साथ ही प्रति दिन 2 ग्राम तक तालिका नमक की मात्रा का उपयोग किया जाता है।

संकेतों के अनुसार निर्धारित मूत्रवर्धक (फ़्यूरोसेमाइड, वर्शपिरॉन)।

अंतर्जात नशा को कम करना निरंतर या पाठ्यक्रम (यदि संकेत दिया गया है) लैक्टुलोज डिसैकराइड तैयारी (डुपलाक) का उपयोग करके प्राप्त किया जा सकता है।

लैक्टुलोज जिगर की विफलता में प्रोटीन चयापचय (अमोनिया, आदि) के विषाक्त उत्पादों को बांधता है और उनके उत्सर्जन को सुनिश्चित करता है, साथ ही साथ बृहदान्त्र में उनके गठन को कम करके पीएच को कम करता है और प्रोटियोलिटिक बैक्टीरिया के विकास को रोकता है।

अंतर्जात नशा को कम करने के लिए एंटरोसोरबेंट्स (बेलोसोरब, आदि) का उपयोग किया जाता है।

संकेत के अनुसार एलिमेंटरी कैनाल (एम्फीसिलिन या नोमाइसिन की दैनिक खुराक में

2 ग्राम प्रति 4 विभाजित खुराकों में न्यूनतम सोखना) के साथ जीवाणुरोधी दवाएं निर्धारित की जाती हैं। इस प्रकार, सिरोसिस के subcompensated पाठ्यक्रम के मामले में, नशा को कम करने के लिए आंतों के माइक्रोबियल वनस्पति की गतिविधि को दबाने के लिए, हर 2 महीने में 5 दिनों के पाठ्यक्रम के साथ एक एंटीबायोटिक का प्रशासन करने का प्रस्ताव है।

विघटित सिरोसिस (बाल के अनुसार वर्ग सी) के लिए थेरेपी एक गंभीर चिकित्सीय समस्या बनी हुई है। ऊपर सूचीबद्ध दवाओं (वर्ग बी) के साथ दीर्घकालिक निरंतर उपचार की पृष्ठभूमि पर, रोगियों को गहन उपचार (लगभग 10 दिनों तक चलने वाले) के व्यवस्थित पाठ्यक्रम की आवश्यकता होती है, जिसमें सबसे ऊपर, ब्रांकेड-चेन एमिनो एसिड समाधान का जलसेक, साथ ही साथ उनके अंतर्ग्रहण (टैविमाइन) भी शामिल हैं। उपचार में भी उपयोग किया जाता है: एस्कॉर्बिक एसिड का एक समाधान, राइबोक्सिन के साथ ग्लूकोज का एक समाधान, कोकारबॉक्साइलेस, अल्बुमिन जलसेक, 20% मैनिटॉल का समाधान। सफाई एनीमा भी दिखाए जाते हैं।

ऑटोइम्यून हेपेटाइटिस के परिणामस्वरूप विकसित जिगर के सिरोसिस के साथ, इम्यूनोसप्रेसेन्ट्स की नियुक्ति का संकेत दिया जाता है: प्रेडनिसोलोन और एज़ैथोप्रिन।

सिरोसिस की जटिल चिकित्सा में, जो वायरल हेपेटाइटिस सी, बी (विघटन और स्पष्ट गतिविधि की अनुपस्थिति में, साथ ही वायरस प्रतिकृति मार्करों की उपस्थिति में) के परिणामस्वरूप उत्पन्न हुआ, एंटीवायरल ड्रग्स शामिल हैं।

प्राथमिक पित्त सिरोसिस वाले मरीजों को लंबे समय तक थेरेपी को ursodeoxycholic acid के साथ निर्धारित किया जाता है।

विल्सन-कोनोवलोव रोग का इलाज व्यक्तिगत रूप से चयनित खुराक में डी-पेनिसिलिन के साथ किया जा सकता है। हीमोक्रोमैटोसिस में सिरोसिस के उपचार की एक विशेषता हीमोग्लोबिन के नियंत्रण में रक्तस्राव की पृष्ठभूमि पर डिस्फेरल का उपयोग और रक्त सीरम की लौह-बाध्यकारी क्षमता है।

सिरोसिस के उपचार में सफलता की कुंजी रोगी का शराब से इनकार है। आवश्यक और एंजाइम तैयार करने वाली दवाओं को दिखाया गया है।

इसके अलावा, गंभीर कोलेस्टैटिक सिंड्रोम के मामलों में, उपचार में वसा में घुलनशील विटामिन, कैल्शियम सप्लीमेंट (प्रतिदिन 1 ग्राम तक) और उपचार शामिल होते हैं जो यकृत के कोलेस्टेसिस को समाप्त करते हैं (हेपेटाइटिस के उपचार देखें)।

जटिलताओं की उपस्थिति चिकित्सा रणनीति की प्रकृति को बदल देती है।

पोर्टल उच्च रक्तचाप का उपचार

1. पोर्टल उच्च रक्तचाप के स्तर को कम करने के लिए, हाल ही में गैर-चयनात्मक बीटा-ब्लॉकर्स (प्रोप्रानोल 40 मिलीग्राम / दिन कई महीनों या अधिक के लिए) का उपयोग किया।
2. सर्जिकल उपचार।

जलोदर उपचार

व्यावहारिक कार्यों में, इंटरनेशनल सोसाइटी फॉर द स्टडी ऑफ एसाइट्स (इंटरनेशनल एसैसिटिक क्लब) का वर्गीकरण बहुत सुविधाजनक है, जिसमें इसकी गंभीरता के आधार पर 3 डिग्री शामिल हैं: 1 डिग्री - उदर गुहा में तरल पदार्थ केवल अल्ट्रासाउंड द्वारा निर्धारित किया जाता है, 2 डिग्री - एक सममित वृद्धि द्वारा प्रकट होता है। पेट, 3 डिग्री - एक तनावपूर्ण जलोदर है। उपचार: 1. बिस्तर पर आराम। 2. प्रति दिन 1-2 ग्राम नमक प्रतिबंध के साथ आहार। प्रति दिन 1000-1200 मिलीलीटर तक तरल प्रतिबंध।

ड्रग थेरेपी

इंटरनेशनल सोसायटी फॉर द स्टडी ऑफ एससाइट्स की सिफारिशों के अनुसार, 1 डिग्री गंभीरता वाले रोगियों को केवल 1.5 जी / दिन नमक प्रतिबंध के साथ आहार निर्धारित किया जाता है। ग्रेड 2 जलोदर के लिए, आहार के अलावा, स्पिरोनोलैक्टोन को 50-200 मिलीग्राम / दिन या एमिलोराइड की प्रारंभिक खुराक में प्रशासित किया जाता है, 5-10 मिलीग्राम / दिन। परिधीय एडिमा वाले मरीजों को प्रतिदिन 20–40 मिलीग्राम फ़्यूरोसेमाइड निर्धारित किया जाता है। मूत्रवर्धक थेरेपी को पर्याप्त माना जाता है यदि खपत किए गए तरल की अधिकता परिधीय शोफ के बिना रोगियों के लिए 500 मिलीलीटर और परिधीय एडिमा वाले रोगियों के लिए 800-1000 मिलीलीटर से अधिक नहीं है। रोगी का वजन करते समय मूत्रवर्धक चिकित्सा की प्रभावशीलता की निगरानी करना भी उचित है (1 सप्ताह के लिए वजन घटाने 2.5-3 किलोग्राम) और कमर परिधि को मापना चाहिए। सीरम में इलेक्ट्रोलाइट्स का स्तर सप्ताह में कम से कम 2 बार निर्धारित किया जाना चाहिए।

यह याद रखना चाहिए कि जब मूत्रवर्धक दवाओं को लेने से अक्सर अन्य उत्तेजक कारकों की अनुपस्थिति में पोर्टोसिस्टमिक एन्सेफैलोपैथी विकसित होती है, साथ ही साथ गुर्दे की विफलता और इलेक्ट्रोलाइट विकार (हाइपोनेट्रेमिया, हाइपो-, हाइपरमिया)।

हाल ही में, ACE अवरोधकों का भी उपयोग किया गया है, उदाहरण के लिए, मूत्रवर्धक प्रतिरोधी जलोदर के लिए प्रति दिन 10-20 मिलीग्राम enalopril। दवा एंजियोटेनसिन- I को एंजियोटेंसिन- II में परिवर्तित करने वाले एंजाइम को रोककर एल्डोस्टेरोन के स्राव को कम करती है, जो एल्डोस्टेरोन के गठन का एक शारीरिक उत्प्रेरक है।

ग्रेड 3 जलोदर और / या पूर्वगामी की अप्रभावीता के साथ, परासरण। इस मामले में, एक प्रभावी इंट्रावस्कुलर वॉल्यूम को बनाए रखने के लिए निकाले गए द्रव के 25 मिलीलीटर प्रति 1 लीटर की दर से 20% एल्ब्यूमिन समाधान की शुरूआत के बाद, एक साथ 4–6 लीटर एस्किटिक तरल पदार्थ निकाला जाता है। एल्बुमिन का प्रशासन अनिवार्य है और हेपेटोरेनल सिंड्रोम और हाइपोवोल्मिया के विकास को रोकता है। यह याद रखना चाहिए कि बड़ी मात्रा में जलोदर द्रव को हटाने से हेपेटिक एन्सेफैलोपैथी का एक महत्वपूर्ण कारण होता है।

सीपी के इलाज की एक कट्टरपंथी विधि, प्रतिरोधी (दुर्दम्य) जलोदर द्वारा जटिल, यकृत प्रत्यारोपण है, जो अक्सर एक यकृत प्रत्यारोपण की प्रतीक्षा सूची में रोगी के दीर्घकालिक अवलोकन से जुड़ी होती है। इसलिए, ऑपरेशन से पहले की अवधि के दौरान, मरीजों को

टीआईपीएस (ट्रांसज्यूगुलर पोर्टोसिस्टिक शंटिंग) से गुजरना पड़ता है, या यदि आवश्यक हो, तो एक पैरासेन्टेसिस से गुजरना पड़ता है, जो अल्ब्यूमिन के अंतःशिरा आधान के साथ संयोजन में किया जाता है और हर 2-4 सप्ताह में एक बार किया जाता है।

TIPS ऑपरेशन थोपना है एक स्टेंट की संभावित स्थापना के बाद यकृत और पोर्टल नसों के बीच एनास्टोमोसिस

घुटकी-गैस्ट्रिक रक्तस्राव से राहत

इस प्रकार, इसोफेजियल वैरिकाज़ नसों से रक्तस्राव रोगी के जीवन के लिए खतरा बन जाता है और स्रोत को स्थानीय बनाने और रूढ़िवादी हेमोस्टेसिस का प्रयास करने के लिए आपातकालीन एसोफैगोगैस्ट्रोडोडोडेनोस्कोपी की आवश्यकता होती है। एंडोस्कोपिक तकनीकों का उपयोग करते हुए, स्केलेरोथेरेपी, बंधाव या रक्तस्राव वाहिकाओं की कतरन, और ब्लैकमोर जांच के साथ टैम्पोनड का प्रदर्शन किया जाता है।

समानांतर में, पिट्युट्रिन या वैसोप्रेसिन को 20 इकाइयों की खुराक में पैत्रिक रूप से 15-20 मिनट के लिए 5% ग्लूकोज समाधान के 100-200 मिलीलीटर में प्रशासित किया जाता है। आधुनिक समय में, वैसोप्रेसिन-आर्टलिप्रेसिन के एक लम्बी एनालॉग का उपयोग किया जाता है। वर्तमान में, सोमाटोस्टैटिन का एक सिंथेटिक एनालॉग, ऑक्ट्रेओटाइड, पाचन नहर के म्यूकोसा सहित एक सार्वभौमिक स्राव अवरोधक, भी उपयोग किया जाता है (दैनिक खुराक 1.5 मिलीग्राम से अधिक नहीं है)।

प्रतिस्थापन और हेमोस्टैटिक चिकित्सा की जाती है। ताजा जमे हुए प्लाज्मा के 400-600 मिलीलीटर को अंतःशिरा में इंजेक्ट किया जाता है, फाइब्रिनोलिसिस इनहिबिटर का उपयोग अंतःशिरा में किया जाता है (अमीनोकैप्रोइक एसिड का 5% समाधान - हर 6 घंटे में 50-100 मिलीलीटर, दिन में 2 बार 100,000 लीटर की खुराक); डिट्सिनोन (एतामज़िलाट) - 12.5% - 24 मिली, विकसोल और अन्य।)

उपरोक्त की अप्रभावीता के साथ, गैस्ट्रोटोनिया का उपयोग अन्नप्रणाली और पेट की रक्तस्राव नसों को चमकाने के साथ किया जाता है।

रक्तस्राव को रोकने के लिए, बीटा-ब्लॉकर्स निर्धारित किए गए हैं, इसोफेजियल या गैस्ट्रिक वैरिकाज़ नसों, पोर्टोसिस्टमिक शंटिंग और टीआईपीएस की सिफारिश की जाती है।

सहज जीवाणु पेरिटोनिटिस (एसबीपी) का उपचार

बड़े पैमाने पर एंटीबायोटिक चिकित्सा दिखा रहा है। जीवाणुरोधी चिकित्सा एसबीपी के साथ रोगियों को निर्धारित की जाती है, संक्रमण के नैदानिक अभिव्यक्तियों के साथ संस्कृति-नकारात्मक न्यूट्रोफिलिक जलोदर, और मोनोमिरोबियल गैर-न्यूरोफिलिक जीवाणु जलोदर। पसंद की दवा तीसरी पीढ़ी के सेफोटैक्साइम के सेफलोस्पोरिन के समूह से एक एंटीबायोटिक है: इसे 5 जी 7 दिनों के लिए हर 8 घंटे में 2 ग्राम उपयोग किया जाता है। इस समूह में अन्य दवाओं में से, सिफेट्रैक्सोन और सेफ़ोनिकाइड निर्धारित हैं। एक वैकल्पिक उपचार विधि के रूप में, प्रत्येक 6 घंटे में 1 ग्राम एमोक्सिसिलिन और 0.2 ग्राम क्लैवुलानिक एसिड का संयोजन होता

है। एसबीपी के एक सीधी पाठ्यक्रम के साथ ओलोक्सासिन 400 मिलीग्राम 2 बार एक दिन में मौखिक रूप से प्रशासन भी प्रभावी है।

एंटीबायोटिक चिकित्सा की प्रभावशीलता नैदानिक लक्षणों के लापता होने और वायुसेना में न्यूट्रोफिल की संख्या में 25% से अधिक की कमी से निर्धारित होती है। एंटीबायोटिक को प्रतिस्थापित करें चयनित सूक्ष्मजीव की संवेदनशीलता के अधीन होना चाहिए। इस तथ्य के कारण कि 70% रोगियों में एसबीपी के दोहराया एपिसोड देखे जाते हैं, ऐसे रोगियों को वायुसेना के प्रोफिलैक्सिस को रोकने के लिए दिखाया जाता है। रोकथाम फ़्लोरोक्विनोलोन समूह दवाओं (नॉरफ़्लोक्सासिन, सिप्रोफ्लोक्सासिन) के साथ लगातार किया जाता है, जब तक जलोदर गायब नहीं हो जाता है या यकृत प्रत्यारोपण नहीं होता है। पसंद की दवा 400 मिलीग्राम की खुराक पर प्रति दिन 2 बार प्रति ओएस या नासोगैस्ट्रिक ट्यूब के माध्यम से कम से कम 7 दिनों के लिए होती है।

यकृत एन्सेफैलोपैथी (पीई) का उपचार

यकृत एन्सेफैलोपैथी के 4 चरण हैं।

मंच	प्रसार	नैदानिक लक्षण	
अव्यक्त पीई	65–80%	उप-वैज्ञानिक रूप, केवल साइकोमेट्रिक परीक्षणों की सहायता से पाया गया। मानसिक कमजोरी और ठीक मोटर कौशल का नुकसान	
नैदानिक रूप से व्यक्त पीई			
I	20–35%		मामूली व्यक्तित्व परिवर्तन, नींद संबंधी विकार, कम ध्यान, हल्के गतिभंग और कंपकंपी
II	-		सुस्ती, उदासीनता, समय में भटकाव, अति सक्रियता, नीरस भाषण
III	-		उनींदापन, भ्रम, असंगत भाषण, जिगर की गंध, हाइपो या हाइपरफ्लेक्शन, थरथराहट, आक्षेप, मांसपेशियों में अकड़न
IV	-		कोमा, स्पष्ट यकृत गंध, बढ़े हुए इंट्राकैनायल दबाव के संकेत

क्रोनिक पोर्टोसिस्टिक एन्सेफैलोपैथी के लिए उपचार कार्यक्रम में निम्नलिखित क्षेत्र शामिल हैं:

1. एन्सेफैलोपैथी के विकास को भड़काने वाले कारकों का उन्मूलन;
2. स्वास्थ्य भोजन;
3. अमोनिया और मर्कैप्टान की आंत में उत्पादन में कमी, और उनका अवशोषण;
4. यकृत, मांसपेशियों, मस्तिष्क में अमोनिया न्यूनीकरण की उत्तेजना;
5. रक्त में अमोनिया का बंधन;
6. मस्तिष्क में झूठे न्यूरोट्रांसमीटर के गठन को कम करना;
7. चयापचय उपक्षार का सुधार;
8. गाबा-बेंजोडायजेपाइन रिसेप्टर्स के अवरोधकों का उपयोग;
9. विषहरण और अपवाही चिकित्सा;
10. यकृत प्रत्यारोपण।

आहार। पीई के किसी भी चरण वाले रोगियों में, भोजन से प्रोटीन का सेवन सीमित करना उचित है:

40 ग्राम / दिन (0.6 ग्राम / किग्रा शरीर के वजन) तक अव्यक्त पीई प्रोटीन के साथ, चरण III में 30 ग्राम / दिन (0.4 ग्राम / किग्रा) तक।

चरण III-IV में, लगभग 20 ग्राम / दिन की प्रोटीन सामग्री के साथ जांच और पैरेंट्रल पोषण के लिए रोगी का स्थानांतरण इष्टतम है।

इसी समय, प्रोटीन का लंबे समय तक और कठोर प्रतिबंध अंतर्जात प्रोटीन के टूटने में योगदान देता है, जिससे रक्त में नाइट्रोजन युक्त यौगिकों की एकाग्रता में वृद्धि होती है, इसलिए, हालत में सुधार के बाद आहार प्रोटीन का सेवन 3 दिनों में औसतन 10 ग्राम तक बढ़ जाना चाहिए।

भोजन की कैलोरी सामग्री (1800-2500 किलो कैलोरी / दिन) वसा (70-140 ग्राम) और कार्बोहाइड्रेट (280–325 ग्राम) के पर्याप्त सेवन से सुनिश्चित होती है।

ड्रग थेरेपी

अमोनिया और मर्कैप्टान की आंत में उत्पादन में कमी, और उनका अवशोषण। इस प्रयोजन के लिए, गैर-सिंथेटिक सिंथेटिक डिसेकेराइड और एंटीबायोटिक दवाओं का उपयोग किया जाता है, साथ ही आंतों की सफाई भी।

1. लैक्टुलोज दिन में 2-3 बार निर्धारित किया जाता है, दवा की खुराक अलग-अलग होती है। इस आशय की शुरुआत कोलन के पीएच में 6.0 की कमी को दर्शाती है। खुराक का चयन करते समय कुर्सी की आवृत्ति से संबंधित नियमों का पालन करना चाहिए: "कम से कम दो, तीन से अधिक नहीं।" लैक्टुलोज की तैयारी का उपयोग पुरानी यकृत एन्सेफैलोपैथी के किसी भी चरण में किया जाना चाहिए, साथ ही तीव्र यकृत एन्सेफैलोपैथी में भी।

2. आंत में अमोनिया के संश्लेषण को दबाने के लिए जीवाणुरोधी एजेंटों का उपयोग। न्यूमाइसिन लागू करें। अन्य खराब अवशोषित एंटीबायोटिक दवाओं का उपयोग किया जा सकता है। अधिक बार, अमोनोजेनिक आंत्र वनस्पतियों को दबाने के लिए नियोमाइसिन के साथ

लैक्टुलोज के सह-प्रशासन का उपयोग किया जाता है।

3. बृहदान्त्र बैक्टीरिया के लुमेन का उपनिवेशण, मूत्र उत्पादन नहीं।

4. एक नियम के रूप में, लैक्टोबैक्टीरिन, लाइनक्स को 4 सप्ताह तक लागू करें।

5. पेट की सफाई। लैक्टुलोज के साथ उच्च एनीमा का प्रभावी उपयोग।

यकृत, मांसपेशियों, मस्तिष्क में अमोनिया न्यूनीकरण का उत्तेजना।

1. सबसे अधिक अध्ययन वाली दवा जो जिगर, मांसपेशियों और मस्तिष्क में अमोनिया को बेअसर करने की प्रक्रिया को बढ़ाती है, वह है- एल-ऑर्निथिन-बी-एस्पार्टेट (हेप-मर्ट्ज़)।

2. Ornitsetil - एक ketogluconate ornithine है, क्रिया का तंत्र L-ornithine L-aspartate की क्रिया के तंत्र के समान है, दवा अमोनिया को बांधती है।

3. इस उद्देश्य के लिए, गेपसोल-ए का भी उपयोग किया जाता है, जिसमें आर्जिनिन, मैलिक एसिड, एसपारटिक एसिड, सोर्बिटोल, विटामिन बी 2, बी 6, निकोटिनामाइड होता है।

4. यह माना जाता है कि जस्ता को खाद्य योजक के रूप में इस्तेमाल किया जा सकता है, जो कि यकृत इन्सेफैलोपैथी की मूल चिकित्सा के पूरक के रूप में है, विशेष रूप से इसके विकास के प्रारंभिक चरण में।

मस्तिष्क में झूठे न्यूरोट्रांसमीटर के गठन में कमी।

1. ब्रांच्ड चेन एमिनो एसिड (AKRTS)। यह ध्यान में रखा जाना चाहिए कि एसीसीआर पीई वाले रोगियों के लिए प्रोटीन का एक महत्वपूर्ण स्रोत है, जिन्हें आहार प्रोटीन के प्रतिबंध की आवश्यकता होती है।

2. गाबा-बेंजोडायजेपाइन रिसेप्टर्स के अवरोधकों के साथ उपचार। मस्तिष्क में GABA-benzodiazepine रिसेप्टर्स का अवरोधक flumazenil है।

Detoxification और अपवाही चिकित्सा।

हेमोसर्शन लागू करें, प्लाज्मा प्रतिस्थापन को बदलें - प्लास्मफेरेसिस (ताजा जमे हुए प्लाज्मा का उपयोग किया जाता है) 1 हर 34 दिनों में, हेमोफिल्ट्रेशन, सुगंधित एमिनो एसिड को हटाने के लिए जो केंद्रीय तंत्रिका तंत्र पर एक जहरीला प्रभाव होता है।

लीवर प्रत्यारोपण

गंभीर हेपेटिक सेल विफलता वाले मरीजों को डॉक्टर द्वारा सावधानीपूर्वक, प्रति घंटा अवलोकन की आवश्यकता होती है।

हाइपरस्प्लेनिज्म का उपचार

ल्यूकोपोस उत्तेजक का उपयोग किया जाता है: सोडियम न्यूक्लिक एसिड (0.3 ग्राम x 3-4 बार / दिन) या पेंटॉक्सिल (0.2 x 3 बार / दिन) - 2-3 सप्ताह। अप्रभावीता के साथ, प्रेडनिसोलोन (20–40 मिलीग्राम / दिन) - 2–3 महीने। लाल रक्त कोशिका द्रव्यमान की अप्रभावीता के साथ।

सर्जिकल उपचार: स्प्लेनेक्टोमी, स्प्लेनिक आर्टरी एम्बोलिज़ेशन।

हेपेटोरेनल सिंड्रोम का उपचार

30-40 ग्राम और तरल से 1 एल तक प्रोटीन के दैनिक आहार में प्रतिबंध। जिगर की विफलता का उपचार।

वर्तमान में, चिकित्सा चिकित्सा की सामान्य विधि अंतःशिरा एल्ब्यूमिन और टेरिलप्रेसीना का उपयोग है, जो वैसोकॉन्स्ट्रिक्टर है, जो वैसोप्रेसिन का एक लंबा-अभिनय एनालॉग है।

अन्य उपचार अप्रभावी हैं। एक यकृत प्रत्यारोपण प्रभावी है।

हेपटोपुलमोनरी सिंड्रोम का उपचार विकसित नहीं हुआ है!

दृष्टिकोण

जिगर के सिरोसिस के सभी मामलों में रोग का निदान जिगर में रूपात्मक परिवर्तनों की डिग्री, प्रगति की प्रवृत्ति और प्रभावी उपचार विधियों की कमी से निर्धारित होता है। 3-5 साल की औसत जीवन प्रत्याशा, शायद ही कभी 10 या अधिक।

gepatozy

हेपेटोसिस कई जिगर की बीमारियों के लिए एक सामान्य नाम है जिसे हेपेटोसाइट्स के प्राथमिक चयापचय विकार की विशेषता है और एक महत्वपूर्ण मेसेनकाइमल-सेलुलर प्रतिक्रिया के बिना उनके डिस्ट्रोफी द्वारा प्रकट रूप से प्रकट होता है।

हेपेटोसिस शब्द 1930 में R. Rössle द्वारा प्रस्तावित किया गया था। समूह घंटे में। हेपेटोसिस ई। एम। त्रीव में जिगर के विनिमय घाव शामिल थे, और ए। एल। मायसनिकोव ने इस शब्द को यकृत सिस्ट्रोफी के रूप में संदर्भित किया।

चयापचय संबंधी विकारों की प्रकृति के आधार पर, निम्न मुख्य प्रकार के हेपेटोसिस प्रतिष्ठित हैं:

1. फैटी (समानार्थक शब्द: जिगर का वसायुक्त अध: पतन, स्टीटोसिस)।
2. कोलेस्टेटिक।
3. वर्णक।

ICD-10 में, फैटी और कोलेस्टेटिक हेपेटोस को कक्षा XI, अनुभाग K.76 में वर्गीकृत किया गया है। यकृत के अन्य रोग।

फैटी हेपेटोसिस

फैटी हेपेटोसिस (फैटी घुसपैठ, लिवर स्टीटोसिस, फैटी लीवर, फैटी लीवर) लिवर कोशिकाओं के फैटी डिस्ट्रोफी के कारण होने वाला एक स्वतंत्र रोग या सिंड्रोम है।

वसा को जिगर कहा जाता है, जिसमें द्रव्यमान का 5% से अधिक वसा होता है, मुख्य

रूप से ट्राइग्लिसराइड्स के रूप में, या अगर ट्राइग्लिसराइड्स की सामग्री यकृत के सूखे द्रव्यमान (एस। पोडिमोवा) के 10% से अधिक है।

महामारी विज्ञान

लीवर बायोप्सी और अल्ट्रासाउंड और सीटी जैसी इमेजिंग तकनीकों की शुरुआत के साथ जिगर में अतिरिक्त वसा का पता लगाने की आवृत्ति बढ़ गई। शराबी घाव का निदान गैर-शराबी की तुलना में 10 से 15 गुना अधिक बार किया जाता है। जिगर की बायोप्सी से गुजरने वाले रोगियों में गैर-अल्कोहल फैटी हेपेटोसिस की घटना पश्चिमी यूरोप में 7–9% और जापान में 1.2% है। अस्पष्ट निदान के साथ जिगर की हर छठी बायोप्सी के लिए, इसके वसायुक्त अध:पतन के 1 मामले का पता लगाया जाता है। अक्सर (1055% मामलों में), टाइप II मधुमेह के साथ स्टीटोसिस को जोड़ा जाता है। पुरुषों और महिलाओं में व्याप्तता समान है, लेकिन महिलाओं में इसके गंभीर रूप से लीक होने की संभावना अधिक है। किसी भी उम्र (बच्चों सहित) में हो सकता है। घटना का मुख्य चरम 35 से 45 वर्ष की आयु में है।

एटियलजि

वसायुक्त यकृत वसा चयापचय के उल्लंघन में विकसित होता है, या तो हेपेटोसाइट्स में दोष के कारण होता है, या वसा, फैटी एसिड या कार्बोहाइड्रेट का अत्यधिक सेवन होता है, जो लिपिड को स्रावित करने के लिए हेपेटोसाइट्स की क्षमता से अधिक होता है।

तो, एक्सपी के साथ। लगभग आधे संक्रमणों में, फैटी लीवर डिस्ट्रोफी का पता लगाया जाता है। एटियलजि पर निर्भर करता है:

1. जिगर और शराबी स्टीटोहेपेटाइटिस के मादक फैटी घुसपैठ। पहले से ही प्राचीन समय में, उच्च सांस्कृतिक विकास वाले देशों (मिस्र, भारत) के साथ-साथ प्राचीन ग्रीस में, यह ज्ञात था कि शराब का जिगर पर हानिकारक प्रभाव पड़ता है। लेकिन केवल बीसवीं सदी के उत्तरार्ध में। यह दिखाया गया कि शराब के कारण जिगर की क्षति का पहला चरण हेपेटोसाइट्स (शराबी फैटी घुसपैठ) में वसा का संचय है। इस चरण के साथ, शराबी स्टीटोहेपेटाइटिस - एएसएच (अल्कोहल-प्रेरित स्टीटोहेपेटाइटिस, एएसएच) होता है और अंत में, यकृत का शराबी सिरोसिस विकसित होता है। फैटी हेपेटोसिस का यह रूप शराबी यकृत रोग की प्रस्तुति में अधिक पूरी तरह से कवर किया गया है।

2. गैर-अल्कोहल फैटी घुसपैठ यकृत (स्टीटोसिस) और गैर-अल्कोहल स्टीटोहेपेटाइटिस (एनएएसएच)। 1980 में, यह पहली बार स्थापित किया गया था कि इस तरह के परिवर्तन (यकृत के फैटी घुसपैठ -> स्टीटोहेपेटाइटिस -> सिरोसिस ऑफ लीवर) को अक्सर शराब के बिना मनाया जा सकता है। औद्योगिक देशों में, जहां उच्च-कैलोरी पोषण, कम शारीरिक गतिविधि और अधिक वजन अक्सर होता है, स्टीटोसिस और इसके परिणाम यकृत के सबसे लगातार रोगों में से हैं।

डब्ल्यूएचओ के विशेषज्ञ इस बात पर आम सहमति में थे कि धारणा "लिवर की क्षति, शराब के सेवन से संबंधित नहीं है" का अर्थ है कि उपभोग की जाने वाली शराब की मात्रा पुरुषों के लिए 30 ग्राम और महिलाओं के लिए प्रति दिन 20 ग्राम से अधिक नहीं है। जिगर की फैटी घुसपैठ, शराब सेवन से जुड़ी नहीं है, ज्यादातर मामलों में, "चयापचय सिंड्रोम" के हिस्से के रूप में कार्य करता है। सभी पश्चिमी देशों में स्टीटोसिस की व्यापकता काफी अधिक है (सामान्य आबादी के लिए 20%) और चयापचय सिंड्रोम की आवृत्ति से मेल खाती है। बीएमआई और स्टीटोसिस की आवृत्ति के बीच एक स्पष्ट सहसंबंध प्रकट किया। मोटापे में सबसे अधिक स्पष्ट वसा ऊतक के बयान के आंत-उदर प्रकृति है।

हालांकि, चयापचय सिंड्रोम के साथ स्टीटोसिस का यह संबंध अनिवार्य नहीं है। यकृत के डायरिया के 6 रोगियों में से एक में, चयापचय सिंड्रोम (16%) के लिए आवश्यक मानदंडों के अनुपालन की पहचान करना संभव नहीं है।

मेटाबोलिक सिंड्रोम चयापचय, हार्मोनल और नैदानिक विकारों का एक जटिल है जो हृदय रोगों के लिए जोखिम कारक हैं, जो इंसुलिन प्रतिरोध और प्रतिपूरक हाइपरसिनुलिमिया पर आधारित हैं।

यकृत स्टीटोसिस के माध्यमिक रूपों के विकास के कारण, जो शराब के सेवन से संबंधित नहीं हैं, और तथाकथित चयापचय सिंड्रोम के ढांचे में शामिल नहीं हैं

1. पेट और आंतों की सर्जरी मोटापे के संबंध में की गई

2. दवा (कॉर्टिकॉस्टिरॉइड्स, सिंथेटिक एस्ट्रोजेन, मेथोट्रेक्सेट, कोकीन, एस्पिरिन, एमियोडैरोन, निफेडिपिन, डैल्टिजेम, टेमोक्सीफेन, टेट्रासाइक्लिन, एंटिराइक्लिनल एजेंट्स (जिडोवुडिन), आदि)

3. इनहेरिटेड मेटाबॉलिक डिसऑर्डर (एब्लेटिपोप्रोटीनीमिया, लिपोडिस्ट्रोफी, कोलेस्ट्रॉल जमा होने की बीमारी)

4. संक्रमण (छोटी आंत में अत्यधिक बैक्टीरिया के विकास के लक्षण, उदाहरण के लिए, एचआईवी संक्रमण के मामले में)

5. हेपटोटोक्सिक पदार्थों की कार्रवाई (फास्फोरस, कवक जहर, पेट्रोकेमिकल उत्पाद, कार्बनिक सॉल्वेंट्स)

6. पुरानी दुर्बल रोग (कैंसर, आदि), साथ ही साथ:

• कंजेस्टिव हृदय विफलता, फुफ्फुसीय रोग, एक्सपी। श्वसन विफलता (1948 में ई। एम। तारिव ने पहली बार CIS में फैटी लिवर डिस्ट्रोफी का वर्णन किया है);

• सोरायसिस, गाउट, फैलाना संयोजी ऊतक रोग;

• सर्जिकल हस्तक्षेप: एक मासिक धर्म anastomosis, रुग्ण मोटापे के लिए जठरांत्र, पित्त-अग्नाशयी रंध्र का आरोपण, जेजुनम का व्यापक स्नेह।

रोगजनन

फैटी हेपेटोसिस का रोगजनन पूरी तरह से स्पष्ट नहीं है। सैद्धांतिक रूप से, यकृत में वसा संचय के कम से कम निम्नलिखित तंत्र को मानना संभव है।

लिवर में वसा की मात्रा बढ़ जाती है

1. खाद्य वसा के साथ जिगर अधिभार। भोजन से वसा मुख्य रूप से होलोमिक्रोन के रूप में रक्त द्वारा ले जाया जाता है। वसा ऊतकों में लिपोलिसिस के दौरान वसा ऊतकों में जारी किया जाता है। एडिपोसाइट्स में, उन्हें ट्राइग्लिसराइड्स में शामिल किया जाता है, लेकिन कुछ फैटी एसिड को रक्तप्रवाह में छोड़ा जा सकता है और यकृत द्वारा कब्जा कर लिया जाता है। काइलोमाइक्रोन के अवशेष भी यकृत में प्रवेश करते हैं।

2. जिगर में प्रवेश करने वाले अतिरिक्त कार्बोहाइड्रेट को फैटी एसिड में परिवर्तित किया जा सकता है।

3. ग्लाइकोजन के जिगर की कमी, डिपो से वसा के जमाव के लिए अग्रणी और जिगर में वृद्धि का कारण बनता है (उपवास के दौरान)।

4. पिट्यूटरी ग्रंथि के सोमाटोट्रोपिक हार्मोन का स्राव बढ़ जाता है, जो वसा डिपो (एंडोक्रिनोलॉजिकल रोगों के लिए) से वसा को इकट्ठा करता है।

5. इथेनॉल catecholamines की रिहाई में योगदान देता है, जो परिधीय वसा डिपो से वसा के जमाव का कारण बनता है, जो लिवर में प्रवेश करने वाले फैटी एसिड की मात्रा को बढ़ाता है। इथेनॉल मांसपेशियों के ऊतकों के साथ मुक्त फैटी एसिड और ट्राइग्लिसराइड्स के उपयोग को बाधित करता है।

6. शरीर में इथेनॉल का चयापचय बड़ी मात्रा में केएडी का उपयोग कर रहा है, जो फैटी एसिड ऑक्सीकरण के अंतिम चरण के लिए आवश्यक हैं। सीएडी की कमी है, जो ट्राइग्लिसराइड्स में उनके परिवर्तन के साथ यकृत में फैटी एसिड के संचय की ओर जाता है।

7. KAD और KADN के चयापचय में गड़बड़ी शरीर में वसा के ऑक्सीकरण में कमी की ओर जाता है, श्वसन विफलता, एनीमिया के दौरान भी।

जिगर से वसा (ट्राइग्लिसराइड्स) का उल्लंघन

हेपेटोसाइट्स से ट्राइग्लिसराइड्स को हटाने से एपोप्रोटीन, फॉस्फोलाइड और कोलेस्ट्रॉल को बहुत कम घनत्व वाले लिपोप्रोटीन (वीएलडीएल) बनाने के लिए बाध्य किया जाता है। शायद इन प्रक्रियाओं का उत्पीड़न।

1. एलडीएल के गठन में कमी प्रोटीन चयापचय, अपर्याप्त प्रोटीन पोषण, शराब के विकारों में देखी जाती है।

2. ट्राइग्लिसराइड्स के संश्लेषण में वृद्धि, और इसलिए फॉस्फोलिपिड्स (लेसिथिन) (शराब के साथ) के संश्लेषण को कम करना।

3. अपर्याप्त ऑक्सीडेटिव फॉस्फोराइलेशन के कारण कोशिका में फैटी एसिड के टूटने पर रोक। यह तंत्र O2 की कमी, भोजन में लिपोट्रोपिक कारकों की कमी, (मेथिओनिन,

लिपोकेन, विटामिन बी 1) की विशेषता है, जब ऊर्जा से भरपूर फॉस्फेट की कमी होती है या शराब के प्रभाव में होती है।

4. वंशानुगत कमी और एंजाइमों के गठन में कमी जो जिगर में वसा की सामग्री को नियंत्रित करती है।

5. पीओएल का सक्रियण, जो विषाक्त मध्यवर्ती उत्पादों के संचय की ओर जाता है जो जिगर में सूजन के विकास को उत्तेजित करते हैं।

इस प्रकार, फैटी हेपेटोसिस का रोगजनन यकृत में लिपिड के सेवन और जिगर में उनके चयापचय के बीच असंतुलन को कम कर देता है, यकृत से लिपोप्रोटीन का निर्माण और रिलीज होता है।

हाल ही में, चयापचय सिंड्रोम में स्टीटोसिस के एटियोपैथोजेनेसिस के कारकों के अध्ययन पर विशेष ध्यान दिया गया है। यह संकेत दिया जाता है कि उनमें से सबसे महत्वपूर्ण भूमिका एडिपोनेक्टिन की है। यह इंसुलिन संवेदनशीलता को बढ़ाता है। चूंकि मोटापे के साथ एडिपोनेक्टिन का उत्पादन घटता है, इंसुलिन प्रतिरोध विकसित होता है। रोगियों में, प्लाज्मा में एडिपोनेक्टिन का स्तर महत्वपूर्ण है

पहले से ही कम चरणों में (मोटापे और मधुमेह से पहले)। स्वस्थ लोगों में, उच्च वसा वाले भोजन के बाद, रक्त में एडिपोनेक्टिन का स्तर बढ़ जाता है, जबकि रोगियों में यह कम रहता है। एडिपोनेक्टिन सामग्री के बिगड़ा विनियमन का कारण पर्याप्त स्पष्ट नहीं है। यह माना जाता है कि यह आनुवंशिक कारकों के कारण हो सकता है। चयापचय को प्रभावित करने के अलावा, एडिपोनेक्टिन्स सूजन, परिगलन, एपोप्टोसिस और फाइब्रोसिस की प्रक्रियाओं को प्रभावित करता है।

आकृति विज्ञान

यकृत में वृद्धि हुई वसा संचय के रूपात्मक संकेतों के 2 समूह हैं: मैक्रोस्कोपिक और सूक्ष्म। वे संयुक्त हो सकते हैं। यानी

1. बड़ी छोटी बूंद (स्थूल)
2. छोटा (सूक्ष्म) मोटापा।

अपने आप से, वसा हेपेटोसाइट्स को नुकसान नहीं पहुंचाता है। लेकिन प्रतिकूल स्ताटोनोक्रोसिस (शराबी हेपेटाइटिस) की उपस्थिति है, जब हेपेटोसाइट्स की सूजन होती है और उनमें मैलोरी जीलीनिक निकायों का चित्रण होता है, हेपेटोसाइट्स के आसपास न्यूट्रोफिल का संचय और डिस्सेक स्पेस में पेरिकेलुलर फाइब्रोसिस का विकास होता है।

मोटा मोटापा। हेपेटोसाइट नेक्रोसिस आमतौर पर हल्का होता है। चयापचय को काफी परेशान किया जा सकता है, खासकर माइटोकॉन्ड्रिया में।

ग्रेड मोटापा के कारण (मुख्य रूप से ट्राइग्लिसराइड्स)

1. खाने का विकार।

2. ड्रग्स, ड्रग्स और हेपेटोट्रोपिक विषाक्त पदार्थों।
3. जन्मजात विकार।
4. चयापचय संबंधी विकार।

कारण, छोटे-मोटे मोटापे के साथ होने वाली बीमारियाँ (मुख्य रूप से फैटी एसिड)
1. गर्भवती महिलाओं के तीव्र वसायुक्त यकृत
2. रे का लक्षण
3. नशा
• ना वैल्प्रोएट
• टेट्रासाइक्लिन
• सैलिसिलेट
3. अफलातोक्सिन।
4. जन्मजात रोग।

फैटी अध: पतन के 4 हिस्टोलॉजिकल रूप हैं:
1. फोकल प्रसार, नैदानिक रूप से प्रकट नहीं
2. उच्चारित उच्चारण
3. आंचलिक (खंड के विभिन्न भागों में)
4. फैलाना

शायद फैटी अल्सर का गठन। फैटी डिस्ट्रोफी के साथ, सेलुलर भड़काऊ घुसपैठ (न्युट्रोफिलिक, रासायनिक सेल, मिश्रित) आमतौर पर लोब्यूल के केंद्र में पाया जा सकता है, हालांकि, यह पोर्टल और पेरिपोर्टल ज़ोन में फैल सकता है। मल्लोरी हाइलिन निकायों का पता लगाना संभव है, विशेष रूप से मादक हेपेटोसिस के साथ। गंभीर बीमारी के मामले में, फाइब्रोसिस और सिरोसिस का गठन संभव है।

क्लिनिक

क्लिनिक कारणों और रुपात्मक परिवर्तनों पर निर्भर करता है। फैटी हेपेटोसिस के नैदानिक अभिव्यक्तियाँ कम स्पष्ट हैं, अधिक बार यह स्पर्शोन्मुख है।

स्पर्शोन्मुख पाठ्यक्रम बड़े पैमाने पर मोटापे की विशेषता है। कभी-कभी भारीपन और असुविधा की शिकायत हो सकती है, सही हाइपोकॉन्ड्रिअम में दर्द, आंदोलन से बढ़ सकता है। यह दर्द वसा के तेजी से संचय के साथ जुड़ा हुआ है। तो, शराबी हेपेटोसिस के मामले में, मरीज शिकायत करते हैं, दर्द के अलावा, वसायुक्त खाद्य पदार्थों की असहिष्णुता, सामान्य कमजोरी, तेज थकान, चिड़चिड़ापन और कम प्रदर्शन। शराबी हेपेटोसिस वाले 50% रोगियों में, ये शिकायतें अनुपस्थित हैं। अन्य कारणों से, जैसे कि मधुमेह, आदि, लक्षण मुख्य रूप से इन रोगों के कारण होते हैं।

छोटे आकार के मोटापे के साथ रोग अक्सर थकान, मतली, उल्टी, अलग-अलग तीव्रता

के पीलिया, बिगड़ा गुर्दे समारोह, बिगड़ा चेतना द्वारा प्रकट होते हैं। हालांकि, यह न केवल जिगर की क्षति के कारण है, क्योंकि ट्राइग्लिसराइड्स गुर्दे की नलिकाओं में जमा हो सकते हैं, कभी-कभी मायोकार्डियम, मस्तिष्क और अग्न्याशय। ये गंभीर बीमारियां हैं, जो अक्सर जीवन के लिए खतरा हैं।

क्रिप्टोजेनिक फैटी लीवर वाले रोगियों में, जब कारणों की पहचान करना संभव नहीं होता है, तो चिंता के अलावा, आमतौर पर कोई शिकायत नहीं होती है।

फैटी हेपेटोसिस का प्रमुख नैदानिक संकेत हेपेटोमेगाली है - यकृत को मामूली रूप से बड़ा किया जाता है, इसकी मध्यम घनत्व (तंग-लोचदार या टेस्टोवैट) की स्थिरता, किनारे को कर्ल किया जाता है (कभी-कभी तेज) सतह चिकनी होती है, पैल्पेशन मध्यम रूप से दर्दनाक है। जिगर में काफी अधिक वृद्धि एक भड़काऊ प्रतिक्रिया की उपस्थिति में देखी जाती है।

निदान

जिगर में जैव रासायनिक मापदंडों और हिस्टोलॉजिकल परिवर्तनों के बीच कोई स्पष्ट पत्राचार नहीं है। प्रयोगशाला अध्ययनों में, एएलटी और एएसटी (मानक के साथ तुलना में 2-5 गुना) की गतिविधि में मध्यम वृद्धि हुई है, क्षारीय फॉस्फेटस में वृद्धि (आदर्श के साथ तुलना में 2-3 गुना)। 50% रोगियों में फेरिटीन की सामग्री में वृद्धि हुई है। प्रयोगशाला परीक्षणों का मूल्य निदान की पुष्टि करना नहीं है, बल्कि अन्य यकृत रोगों को बाहर करना है।

फैटी हेपेटोसिस का स्पष्ट रूप से अल्ट्रासाउंड और गणना टोमोग्राफी के साथ निदान किया जाता है। अल्ट्रासाउंड से यकृत की रक्तस्राव के निम्नलिखित लक्षणों का पता चलता है: हेपेटोमेगाली; बढ़ी हुई पैरेन्काइमा इकोजेनेसिटी, धुंधला संवहनी पैटर्न।

सीटी और एनएमआर अवशोषण गुणांक में कमी को प्रकट करता है, आपको उपचार की प्रभावशीलता की निगरानी करने की अनुमति देता है। सीटी के साथ, यकृत संरचना का एक समान रूप से कम घनत्व निर्धारित किया जाता है। स्थानीय फैटी घुसपैठ कभी-कभी अन्य फोकल यकृत रोगों से अलग करना मुश्किल होता है।

सामान्य तौर पर, विकिरण निदान की विधियाँ उन मामलों में यकृत स्टीटोसिस के बारे में एक अस्पष्ट निष्कर्ष निकालने की अनुमति देती हैं जहां कम से कम 1/3 यकृत कोशिकाओं में वसा का संचय होता है।

Radioisotope hepatography यकृत के स्रावी-उत्सर्जन समारोह का उल्लंघन बताती है।

सबसे अच्छा निदान विधि बायोप्सी है। ज्यादातर मामलों में, वसा की मात्रा केंद्रीय लोब्युलर क्षेत्र के हेपेटोसाइट्स में होती है। नशा के दौरान प्रोटीन की कमी, विषाक्तता, वसा मुख्य रूप से पोर्टल क्षेत्र में वितरित की जाती है। यदि वसा परिवर्तन खराब रूप से व्यक्त किए जाते हैं, तो उन्हें सूडान III के साथ जमे हुए वर्गों को धुंधला करके पहचाना जा सकता है।

विभेदक निदान

विभेदक निदान हेपेटोसिस के बीच किया जाता है, एक एटियलजि पर विभिन्न, और एक जिगर में वृद्धि के बाद होने वाली बीमारियों।

इलाज

सबसे पहले, आपको या तो उस कारक के प्रभाव को खत्म करना चाहिए या कम करना चाहिए जिसके कारण जिगर में वसा का जमाव होता है। शराब के संबंध में यह लगभग हमेशा संभव है, जब तक कि यह एक लत का सवाल नहीं है, जब एक नशा विशेषज्ञ की मदद की आवश्यकता होती है। मधुमेह मेलेटस और हाइपरलिपिडिमिया वाले मरीजों को क्रमशः एक एंडोक्रिनोलॉजिस्ट और एक कार्डियोलॉजिस्ट द्वारा संयुक्त रूप से मनाया जाना चाहिए।

हल्के व्यायाम से ऊर्जा की लागत बढ़ जाती है और फैटी अध: पतन में कमी आती है। मायोसाइट्स में ऑक्सीजन की वृद्धि में योगदान और उनके ऑक्सीकरण द्वारा एफए का उपयोग। अपने आप से, अधिकांश लोगों में शरीर के वजन को कम करने के लिए शारीरिक गतिविधि पर्याप्त नहीं है और यह यकृत के रूपात्मक चित्र के बिगड़ने से जुड़ा हो सकता है। शरीर के वजन का सामान्यीकरण रोग की प्रगति को रोकने के लिए एक शर्त है। एक ही समय में, शारीरिक गतिविधि के साथ एक उपयुक्त आहार का संयोजन एक आहार का पालन करने की तुलना में अधिक प्रभाव डालता है।

सभी रोगियों को कम वसा वाले आहार की आवश्यकता होती है। अनुशंसित आहार "पी": 100-200 ग्राम / दिन तक प्रोटीन सामग्री, पशु वसा का प्रतिबंध, लिपोट्रॉपिक कारकों (कॉटेज पनीर, एक प्रकार का अनाज, गेहूं, दलिया), विटामिन, सूक्ष्मजीवों के साथ संवर्धन। तीव्र वजन घटाने अवांछनीय है, क्योंकि ऐसे मामलों में जारी फैटी एसिड यकृत की कार्यात्मक स्थिति को खराब कर सकते हैं, और पित्त पथरी का खतरा बढ़ जाता है। सबस्यूट स्टीटोहेपेटाइटिस के विकास का एक बढ़ा जोखिम है; वयस्कों के लिए दरें 1-2 किग्रा / सप्ताह होनी चाहिए।

दवा उपचार

शरीर के वजन को कम करने के लिए, एक गैस्ट्रोइंटेस्टाइनल लाइपेस इनहिबिटर, ड्रग ऑरलिस्टैट, प्रशासित किया जा सकता है। यह आहार वसा के टूटने और बाद में अवशोषण को रोकता है। यह भी दिखाया गया कि, दवा के उपयोग की पृष्ठभूमि के खिलाफ, आंत-पेट की चर्बी का द्रव्यमान कम हो जाता है, इंसुलिन के लिए ऊतकों की संवेदनशीलता में सुधार होता है, और हाइपरिन्सुलिनमिया कम हो जाता है।

वर्तमान में, इंसुलिन सेंसिटाइज़र सामने आए हैं: थियाजोलिडाइनायड्स, जो इंसुलिन संवेदनशीलता बढ़ाते हैं और मोटापा कम करने में मदद करते हैं। मेटफोर्मिन में एक ही तंत्र क्रिया है। ग्लूकोज सहिष्णुता के उल्लंघन में इसका उपयोग माइटोकॉन्ड्रिया में फैटी एसिड ऑक्सीकरण में वृद्धि और ट्राइग्लिसराइड्स के संश्लेषण में कमी की ओर जाता है।

उपचार में प्रतिक्रियाशील ऑक्सीजन कणों की महत्वपूर्ण रोगजनक भूमिका को ध्यान में रखते हुए, एंटीऑक्सिडेंट का भी उपयोग किया जाता है: विटामिन ई, एस-एडेनोसिलमेथिओनिन,

बीटाइन और एन-एसिटाइलसिस्टीन। ये दवाएं सीरम ट्रांसएमिनेस के स्तर को कम करने में मदद करती हैं। यह ursodeoxycholic एसिड पर लागू होता है, जिसे इसके साइटोप्रोटेक्टिव प्रभाव पर ध्यान केंद्रित करते हुए निर्धारित किया जा सकता है।

नैदानिक अभ्यास में, अन्य हेपेटोप्रोटेक्टर्स - आवश्यक फॉस्फोलिपिड्स, सिलीमारिन / सिलिबिनिन - का व्यापक रूप से उपयोग स्टेटोसिस के इलाज के लिए किया जाता है (दवाओं के इस समूह के उपयोग के बारे में अधिक जानकारी के लिए, हेपेटाइटिस पर अनुभाग देखें)।

दृष्टिकोण

अपूर्ण फैटी डिस्ट्रोफी का पूर्वानुमान अनुकूल है, जबकि यकृत से वसा के पैथोलॉजिकल चित्रण के कारणों को समाप्त कर देता है। आमतौर पर माना जाता है कि फैटी हेपेटोसिस एक ऐसी बीमारी है जो लगभग प्रगतिशील नहीं है। हालांकि यह बीमारी आमतौर पर स्पर्शोन्मुख है, लगभग आधे रोगियों में प्रगतिशील फाइब्रोसिस विकसित होता है और कम से कम 1/6 सिरोसिस विकसित होता है। कई साहित्य डेटा और नैदानिक टिप्पणियों के अनुसार, शराबी फैटी हेपेटोसिस गैर-शराबी की तुलना में सिरोसिस में बदलने की 2 गुना अधिक संभावना है।

कोलेस्टेटिक हेपेटोसिस

कोलेस्टेटिक हेपेटोसिस को कोलेस्टेसिस और हेपेटोसाइट्स में पित्त वर्णक के संचय की विशेषता है, उनमें डायस्ट्रोफिक परिवर्तन (मुख्य रूप से प्रोटीन डिस्ट्रोफी)।

एटियलजि

हेपेटोसिस का एटियलजि कुछ पदार्थों और दवाओं के विषाक्त और विषाक्त-एलर्जी प्रभाव है। कोलेस्टेटिक हेपेटोसिस का एक सामान्य कारण निम्नलिखित दवाओं का प्रशासन है - डेरिवेटिव ऑफ फेनोथियाज़िन (एमिनाज़ीन) और हार्मोनल स्टेरॉयड ड्रग्स (टेस्टोस्टेरोन, एस्ट्रोजन, जेनाजेन के एनालॉग्स), एंटीकोआगुलंट्स, एंटीबायोटिक्स। गर्भावस्था के दौरान विकसित करना भी संभव है (गर्भवती महिलाओं का आवर्तक पीलिया)। कभी-कभी क्रिप्टोजेनिक।

रोगजनन

रोगजनन कोलेस्ट्रॉल और पित्त एसिड चयापचय के उल्लंघन के कारण इंट्राहेपेटिक कोलेस्टेसिस के विकास के साथ जुड़ा हुआ है, यकृत कोशिका में मिसेल का बिगड़ा गठन, और इंट्राओबुलर ब्यूल नलिकाओं के माध्यम से पित्त के प्रवाह में कठिनाई। अंतर्जात पेप्टाइड्स के कारण खुजली होती है।

एथ्रिनाइल एस्ट्राडियोल की क्रिया से झिल्लियों की तरलता और K-Na ATPase की गतिविधि कम हो जाती है। यह मिथाइल समूह के एस-एडेनोसिलमेथिओनिन-डोपेट की कार्रवाई से रोका जाता है, जो झिल्ली की तरलता को प्रभावित करता है।

साइक्लोस्पोरिन ए कैनालिक झिल्ली के पित्त एसिड, पित्त, पित्त एसिड पर निर्भर के लिए

एटीपी-निर्भर परिवहन प्रोटीन को रोकता है।

आकृति विज्ञान

हेपेटोसाइट्स में पित्त वर्णक की उपस्थिति और सेल्युलेटेड सेल्युलेटोकोलीओसाइट्स (लोब्यूल्स के केंद्र में बड़ी संख्या में) की उपस्थिति द्वारा विशेषता।

हेपेटोसाइट्स का "परिपत्र" अध: पतन पित्त एसिड के संचय के कारण होता है; फोम कोशिकाएं मोनोन्यूक्लियर कोशिकाओं के समूह से घिरी होती हैं। रोग के पाठ्यक्रम में, वर्णक intralobular पित्त नलिकाओं में जमा हो जाता है, कैटरल और ओक्सीक्लोरल कोलाइटिस विकसित होता है। हेपेटोसाइट्स के प्रोटीनयुक्त डिस्ट्रोफी और नेक्रोबायोसिस को संलग्न करते समय, हेपेटोसिस की भड़काऊ प्रतिक्रिया हेपेटाइटिस में बदल जाती है।

क्लिनिक

यह इंट्राहेपेटिक कोलेस्टेसिस सिंड्रोम द्वारा प्रकट होता है। पीलिया, खुजली वाली त्वचा, मल का मलिनकिरण, गहरे रंग का मूत्र, बुखार अक्सर होता है। जिगर आमतौर पर बढ़े हुए, संकुचित, चिकनी किनारे, दर्द रहित होता है।

रोग तीव्र हो सकता है या एक लंबी चपेट में आ सकता है। क्रोनिक कोलेस्टेटिक हेपेटोसिस, यकृत और द्वितीयक चोलैंगाइटिस के रेटिकुलोइस्टियोसाइटिक स्ट्रोमा के कारण अपेक्षाकृत तेजी से हेपेटाइटिस में बदल जाता है। गर्भवती महिलाओं में जन्म के तुरंत बाद गुजरता है। सौमर्स इंट्राहेपेटिक कोलेस्टेसिस के रूप का वर्णन समरस्किल - 1959 द्वारा किया गया है।

निदान

प्रयोगशाला अध्ययन हाइपरबिलिरुइनीमिया, क्षारीय फॉस्फेट गतिविधि को बढ़ाता है, रक्त सीरम में,-लिपोप्रोटीन, हाइपरकोलेस्ट्रोलेमिया और अक्सर ईएसआर में वृद्धि। इसमें स्टर्कोबिलिन की कम सामग्री के कारण मल अधिक या कम मलिनकिरण होता है।

पंचर बायोप्सी डेटा नैदानिक महत्व का है: कोलेस्टैटिक हेपेटोसिस में, पित्त वर्णक हेपेटोसाइट्स, रेटिकुलोएन्डोथेलियल कोशिकाओं में और इंट्रालोबुलर पित्त नली में जमा होता है। हेपेटोसाइट्स (मुख्य रूप से प्रोटीन डिस्ट्रोफी) के डिस्ट्रोफिक परिवर्तन निर्धारित हैं, उन्नत मामलों में - चोलैंगाइटिस की घटना।

विभेदक निदान

विभेदक निदान हेपेटोसिस और रोगों के विभिन्न एटियलजि के बीच किया जाता है, यकृत में वृद्धि और कोलेस्टेसिस के लक्षण के साथ।

इलाज

उपचार पुरानी वसायुक्त हेपेटोसिस के साथ के रूप में ही है। इसके अतिरिक्त,

कॉर्टिकोस्टेरॉइड हार्मोन, एस-एडेनोसिलमेथिओनिन अक्सर निर्धारित होते हैं। नालोक्सोन और 5-NTZ-serotonin रिसेप्टर्स (ondansetron) के प्रतिपक्षी के साथ उपचार से खुजली कम हो जाती है।

एटिऑलॉजिकल कारक की समाप्ति के लिए प्रयास करना आवश्यक है। मादक पेय पदार्थों के सेवन पर सख्त प्रतिबंध लगाएं। पूर्ण आहार वाले पशु प्रोटीन की उच्च सामग्री के साथ एक आहार असाइन करें।

निवारण

क्रोनिक हेपेटोसिस की रोकथाम इन रोगों के कारणों का उन्मूलन (शराब के खिलाफ लड़ाई, रोगियों के उपयोग पर सावधानीपूर्वक चिकित्सा नियंत्रण और प्रतिकूल हेपेटोट्रोपिक प्रभाव के साथ विभिन्न दवाओं के प्रभाव), संतुलित पोषण सुनिश्चित करना, पाचन तंत्र के रोगों का समय पर इलाज, रोगों का पता लगाना और उपचार करना है। जो फैटी हेपेटोसिस (मधुमेह मेल्लेटस, थायरोटॉक्सिकोसिस) से जटिल हो सकता है। पुरानी हेपेटोसिस वाले मरीजों को उपचार के समय-समय पर (1-2 गुना या अधिक) पाठ्यक्रमों के साथ अवलोकन करना चाहिए और उपचार को रोकना चाहिए।

रंजित हेपेटोसिस

पिगमेंटेड हेपेटोस एक डायस्ट्रोफिक प्रकृति के यकृत के घाव हैं, जो आनुवंशिक रूप से निर्धारित एंजाइमोपैथियों के आधार पर विकसित होते हैं, बिगड़ा हुआ इंट्राहेपेटिक बिलीरुबिन चयापचय और जीर्ण या आंतरायिक पीलिया द्वारा प्रकट होता है।

ICD-10 को कक्षा IY, "एंडोक्राइन रोग और मेटाबोलिक विकार" खंड में वर्गीकृत किया गया है:

ई 80.4 - गिल्बर्ट रोग;
ई 80.5 - क्रेगलर-नायर सिंड्रोम;
ई 80.6 - डबलिन-जॉनसन सिंड्रोम; रोटर सिंड्रोम।

वर्गीकरण (खजानोव ए.आई., कोमारोव एफ.आई., 1992)

1. अपरंपरागत बिलीरुबिन के कारण हाइपरबिलिरुबिनमिया।
- गिल्बर्ट की बीमारी और आसन्न कालका सिंड्रोम (पोस्ट-हेपेटाइटिस संस्करण)।
- क्रेगलर - नायर सिंड्रोम, टाइप I और II।
- लूसी-ड्रिस्कॉल सिंड्रोम।

2. गैर-संयुग्मित और संयुग्मित बिलीरुबिन के कारण हाइपरबिलिरुबिनमिया।
- डबलिन-जॉनसन सिंड्रोम।
- रोटर सिंड्रोम।

एटियलजि और रोगजनन

पित्त पिगमेंट के आदान-प्रदान के विकार विभिन्न कारणों से हो सकते हैं।

1. मुख्य रूप से बढ़े हुए हेमोलिसिस के कारण अपरंपरागत पिगमेंट का उत्पादन बढ़ा।

2. जिगर द्वारा असंबद्ध सीरम बिलीरुबिन की जब्ती में कमी।

3. जिगर में बिलीरुबिन के संयुग्मन का उल्लंघन।

4. क्षतिग्रस्त हेपेटोसाइट से बिलीरुबिन की रिहाई सीधे रक्त में (उदाहरण के लिए, स्पष्ट साइटोलिसिस के साथ)।

5. हेपेटोसाइट से पित्त केशिका में पित्त स्राव का उल्लंघन।

6. अंतर्गर्भाशयकला और extrahepatic पित्त पथ के माध्यम से पित्त के संचलन का उल्लंघन।

1-3 - संयुग्मित बिलीरुबिन में वृद्धि के लिए नेतृत्व।

5-6 - मुख्य रूप से संयुग्मित बिलीरुबिन में वृद्धि की ओर जाता है।

गिल्बर्ट सिंड्रोम

इस सिंड्रोम का नाम पेरिस के चिकित्सक ऑगस्टिन गिल्बर्ट (1858-1927) के नाम पर रखा गया है, जिन्होंने 1901 में पहली बार सौम्य आवर्तक पीलिया का वर्णन "साधारण फैमिलियल चोलिमिया" के नाम से किया था। 1955 में, खज़ानोव ए.आई. और उसी समय 1955 में एच। कालर पोस्ट-हेपेटाइटिस हाइपरबिलिरुबिनमिया का वर्णन किया गया था।

गिल्बर्ट सिंड्रोम (sm J.) एक वंशानुगत बीमारी है और एक ऑटोसोमल प्रमुख तरीके से प्रसारित होती है। एस। मा का आधार एक आनुवंशिक दोष है - जीन एन्कोडिंग यूडीपीएचटी के प्रमोटर क्षेत्र (एए (टीए) 6 टीएए) पर एक अतिरिक्त डायन्यूक्लियोटाइड टीए की उपस्थिति, जो प्लॉट के गठन की ओर जाता है (एए (टीए) 7 टीएए) यह दोष एक ऑटोसोमल रिसेसिव तरीके से विरासत में मिला है, इसलिए इस बीमारी के विकास के लिए रोगी को इस गली के लिए होमोजीगस होना चाहिए। यह माना जाता है कि प्रवर्तक अनुक्रम का लंबा होना प्रतिलेखन कारक II D के बंधन का उल्लंघन करता है, जो एंजाइम UHPHT I के गठन में कमी की ओर जाता है। हालांकि, अकेले एंजाइम के संश्लेषण में कमी जे। मामा के विकास के लिए पर्याप्त नहीं है; अन्य कारक भी आवश्यक हैं, जैसे कि लीवर में अव्यक्त हेमोलिसिस और बिगड़ा बिलीरुबिन परिवहन। इसलिए, ब्रोमसल्फेलिन और टोलबुटामाइड (एक दवा जो संयुग्मन से गुजरती नहीं है) की रिहाई में एक छोटी सी गड़बड़ी भी एस के दौरान नोट की जाती है।

प्रोटीन के परिवहन समारोह (ग्लूटाथिओन ट्रांसफ़रेज़, आदि) का उल्लंघन, हेपोटोसाइट्स के चिकनी एंडोप्लाज़मिक रेटिकुलम (माइक्रोसोम) को असंबद्ध बिलीरुबिन प्रदान करता है।

कुछ शोधकर्ता हेमोलिटिक बीमारी के एक प्रकार के साथ सिंड्रोम जे लाते हैं, लेकिन यह एनीमिया की अनुपस्थिति से संकेत मिलता है। सच है, लाल रक्त कोशिकाओं के आधे जीवन में कुछ कमी का स्पष्टीकरण नहीं मिलता है।

इस प्रकार, गिल्बर्ट के सिंड्रोम में, रक्त से जब्ती और बिलीरुबिन के संयुग्मन में कमी होती है और असंबद्ध हाइपरबिलिरुबिनमिया का विकास और पीलिया की उपस्थिति होती है।

महामारी विज्ञान

जनसंख्या में, जे। मा की आवृत्ति २-५%, (१-५%), महिलाओं की तुलना में पुरुषों में १० गुना अधिक है। आमतौर पर किशोरावस्था और कम उम्र (आमतौर पर 11-30 साल) में पाया जाता है और जीवन भर जारी रहता है।

आकृति विज्ञान

मैक्रोस्कोपिक रूप से, यकृत को नहीं बदला जाता है। हिस्टोलॉजिकल और हिस्टोकेमिकल अध्ययन हेपेटोसाइट्स (लिपोफ्यूसिन के समान) में सुनहरे भूरे रंग के पिगमेंट के जमाव, मोटापे, नाभिक के ग्लाइकोजेनेसिस, कुफ़्फ़र कोशिकाओं की सक्रियता, हेपेटोसाइट्स के प्रोटीन डिस्ट्रॉफी और पोर्टल फ़ील्ड्स के फाइब्रोसिस को दर्शाता है। रोग के इन लक्षणों के प्रारंभिक चरण में नहीं हो सकता है।

क्लिनिक

रोगियों की सामान्य स्थिति आमतौर पर संतोषजनक होती है। मुख्य शिकायत पीलिया की उपस्थिति है, अधिक बार यह प्रतिष्ठित श्वेतपटल होता है और कम अक्सर त्वचा का पीलापन होता है। सामान्य त्वचा का रंग अक्सर ऊंचा बिलीरुबिन (पीलिया के बिना चूल्हा) के साथ बनाए रखा जाता है। पीलिया आंतरायिक है। यह संभोग संक्रमण के बाद या उपवास के बाद बढ़ सकता है, यह तनावपूर्ण स्थितियों, गंभीर शारीरिक परिश्रम से उकसाया जा सकता है।

पीलिया के साथ हो सकता है, विशेष रूप से पीरियड्स के दौरान, हाइपोकॉन्ड्रिअम में गैर-तीव्र दर्द, अपच संबंधी लक्षण (मतली, मुंह में कड़वा स्वाद, भूख न लगना, पेट फूलना, असामान्य मल, कब्ज या दस्त, पेट फूलना), साथ ही साथ ज्योतिषीय अभिव्यक्तियों (अवसाद) , गरीब नींद, दिल में बेचैनी, चक्कर आना)।

पीलिया के साथ, कुछ मामलों में, पलक xanthelasma, चेहरे की रंजकता, और त्वचा पर बिखरे हुए वर्णक धब्बे देखे जाते हैं। 25% रोगियों में, एस। पोडिमोवा के अनुसार, एक बड़ा जिगर देखा जाता है। यकृत 1-2 (कभी-कभी 4 सेमी तक) के लिए कॉस्टल आर्च के नीचे से फैलता है, स्थिरता सामान्य (नरम) है, पैल्पेशन पर दर्द रहित। एक बढ़े हुए प्लीहा की विशेषता नहीं है, लेकिन 10% रोगियों में मनाया जाता है।

9% रोगियों में रोग स्पर्शोन्मुख है और एक चिकित्सा परीक्षा के दौरान संयोग से पाया जाता है।

निदान

निदान नैदानिक और प्रयोगशाला डेटा पर आधारित है। पैथोलॉजी के बिना केएलए। एस। डी। पोडिमोवा हाइपरबिलीरुब्युमिया के साथ देखे गए रोगियों के 1/3 में एचबी में 160

ग्राम / एल तक वृद्धि का संकेत देता है। इन मामलों में, ईएसआर में कमी देखी गई थी। 15% रोगियों में, छोटे pstikulotsitoz मनाया जाता है, 12% में - एरिथ्रोसाइट्स के थोड़े कम आसमाटिक प्रतिरोध, हालांकि हेमोलिसिस के कोई अन्य लक्षण नहीं हैं (माइक्रोसाइट्स की संख्या में वृद्धि, माइक्रोसेरोसाइट्स की उपस्थिति, एक सकारात्मक Coombs परीक्षण)।

गिल्बीमर के सिंड्रोम में सीरम बिलीरुबिन में वृद्धि को पृथक अप्रत्यक्ष हाइपरबिलिरुबिनमिया या एक अलग निर्धारण में अप्रत्यक्ष अंश की प्रबलता द्वारा विशेषता है। नि: शुल्क बिलीरुबिन (अप्रत्यक्ष रूप से अप्रत्यक्ष) आमतौर पर 85-100 माइक्रोन मोल / एल से अधिक नहीं होता है, यहां तक कि एक्ससेस्बेशन की अवधि के दौरान भी। इस मामले में, बिलीरुबिन्यूरिया अनुपस्थित है, मल और मूत्र में यूरोबिलिन निकायों की संख्या नहीं बदली जाती है।

एस। मामा का एक वैकल्पिक रूप है जब थोड़ा प्रत्यक्ष बिलीरुबिन उगता है, जो बिलीरुबिन उत्सर्जन के उल्लंघन के साथ जुड़ा हुआ है। जोर लगाने की अवधि में, मध्यम यूरोबिलिरुबिन्यूरिया और मूत्र का हल्का कालापन संभव है।

एग्जॉस्टबेशन की अवधि में एमिनोट्रांस्फरेज़ में थोड़ी वृद्धि हुई है, एल्ब्यूमिन में कमी संभव है। हालांकि, यह आमतौर पर लंबी अवधि की बीमारी और एक्सपी के विकास के साथ है। हेपेटाइटिस।

विशेष नैदानिक परीक्षण:

1. उपवास के साथ परीक्षण सकारात्मक है (उपवास की पृष्ठभूमि के खिलाफ सीरम में बिलीरुबिन के स्तर में वृद्धि) 400 किलो कैलोरी / दिन प्रति दिन 2 बार बढ़ जाता है

2. फेनोबार्बिटल के साथ परीक्षण (फेनोबार्बिटल लेने से बिलीरुबिन 120-180 मिलीग्राम / दिन - 2-4 सप्ताह के स्तर में कमी का कारण बनता है।)

3. निकोटिनिक एसिड (अंतःशिरा निकोटिनिक एसिड, जो लाल रक्त कोशिकाओं के आसमाटिक प्रतिरोध को कम करता है, बिलीरुबिन के स्तर में वृद्धि का कारण बनता है) के साथ एक परीक्षण 1% निकोटिनिक एसिड के 5 मिलीलीटर; 5 घंटे के बाद, बिलीरुबिन 25% बढ़ जाता है।

लिवर बायोप्सी से ग्लूकोरोनल ट्रांसफरेज में कमी का पता चलता है।

विभेदक निदान

विभेदक निदान अन्य रंजित हेपेटोसिस के साथ, साथ ही वंशानुगत हेमोलिटिक एनीमिया के साथ किया जाना चाहिए।

इलाज

इटियोट्रोपिक उपचार नहीं है। दिन में 4 बार भोजन और वर्ष में 1-2 बार भोजन करने की सलाह दी जाती है। सबसे गंभीर सीमाएं हेपेटोटॉक्सिक दवाओं के उपयोग में हैं। सिमिटिडाइन, साइकोट्रोपिक ड्रग्स, फराडोनिन आदि गंभीर तीव्र हेपेटाइटिस का कारण बन सकते हैं।

दवा उपचार नहीं किया जाना चाहिए। हालांकि, कुछ लेखक एजेंटों का उपयोग करते हैं जो बिलीरुबिन (फेनोबार्बिटल, ज़िक्सोरिन) के संयुग्मन को पूरा करने वाले एंजाइमों को शामिल करने के कारण रक्त सीरम में बिलीरुबिन के स्तर को कम करते हैं; फेनोबार्बिटल 0.05–0.1g x दिन में 2-3 बार

दृष्टिकोण

गिल्बर्ट के सिंड्रोम में जीवन प्रत्याशा स्वस्थ व्यक्तियों की तुलना में कम नहीं है। हाइपरबिलिरुबिनमिया जीवन के लिए बनी रहती है, लेकिन मृत्यु दर में कोई वृद्धि नहीं होती है। और जीवन बीमा के लिए, ऐसे रोगी सामान्य जोखिम समूह से संबंधित हैं।

हालांकि, ऐसे संकेत हैं कि बीमारी की शुरुआत से 5 साल में एक्सपी का गठन हो सकता है। हेपेटाइटिस या पित्त पथ की सूजन।

क्रिगलर मयार्ड सिंड्रोम

क्रिगलर-माइलार्ड सिंड्रोम एक जन्मजात क्रॉनिक नॉन-हेमोमेट्रिक न्यूक्लियर पीलिया है, जिसमें अपरिपक्व स्तर बिलोकुबिन होता है।

Criggler-Maillard सिंड्रोम में पीलिया के तंत्र में ग्लूकोरोनोक्रांसफेरस की कमी के कारण बिलीरुबिन (माइक्रोसोमल पीलिया) को संयुग्मित करने के लिए जिगर की एक पूर्ण या लगभग पूर्ण अक्षमता को कम किया जाता है। इस सिंड्रोम के 2 आनुवंशिक विषम रूप हैं।

टाइप I।

क्रिगलर - नायर सिंड्रोम के इस रूप वाले रोगियों में, बीमारी को ऑटोसोमल रिसेसिव तरीके से प्रेषित किया जाता है। कोई यूडीपी ग्लुकुरोनीक्लाफ्रेंसेज़ गतिविधि नहीं है।

महामारी विज्ञान

यह बहुत दुर्लभ है। पुरुषों और महिलाओं का अनुपात 1: 1 है।

आकृति विज्ञान

जिगर में, रूपात्मक परिवर्तन नहीं दिखाते हैं, कभी-कभी एक छोटे से फैटी हेपेटोसिस, पेरिपोर्टल फाइब्रोसिस।

यह देखते हुए कि समय के साथ, बिलीरुबिन का स्तर स्थिर हो जाता है, बिलीरुबिन के चयापचय के लिए एक वैकल्पिक मार्ग के अस्तित्व का सुझाव देता है। आणविक स्तर पर, दोष UDPHT जीन के पांच एक्सोटिक्स ^ ए -5 में से एक में स्थानीयकृत है।

क्लिनिक

पीलिया तीव्र है, जन्म के बाद पहले दिनों के दौरान विकसित होता है, और जीवन भर रहता है। सीएनएस प्रभावित होता है, पहले से ही शैशवावस्था टॉनिक या क्लोनिक ऐंठन,

ओपिथोथोनस, एथोसिस, निस्टागमस, पेशी उच्च रक्तचाप में प्रकट होता है। मानसिक और शारीरिक विकास में मरीज पिछड़ रहे हैं।

गंभीर रूपों में, केंद्रीय ग्रे नाभिक को नुकसान के संकेत पहले से ही जीवन के पहले 2 सप्ताह में दिखाई देते हैं। इन मामलों में एन्सेफैलोपैथी (परमाणु पीलिया) क्लिनिक में हावी है और कुछ हफ्तों या महीनों के भीतर मृत्यु की ओर जाता है।

निदान

प्रयोगशाला डेटा

रक्त में गंभीर हाइपरबिलिरुबिनमिया होता है, मानदंड की तुलना में अपराजित बिलीरुबिन का स्तर 10-50 गुना बढ़ जाता है, जो 324-528 µmol / l तक पहुंच जाता है।

पित्त में - बिलीरुबिन के केवल निशान, इसकी अनुपस्थिति तक।

मूत्र में कोई बिलीरुबिन्यूरिया नहीं है, यूरोबिलिन यौगिकों की संख्या बड़ी नहीं है।

संभव अचोलिया मल। ALT, fructose-1-phosphate aldolase में संभावित वृद्धि।

विशेष नैदानिक परीक्षण:
• फेनोबार्बिटल रक्त के असंयुग्मित बिलीरुबिन के स्तर को कम नहीं करता है।
जब कोलेलिस्टोग्राफी की असामान्यता का पता नहीं लगाया जाता है।

विभेदक निदान

अंतर निदान नवजात शिशुओं के शारीरिक पीलिया के साथ किया जाना चाहिए, जो यकृत के संयुग्मन प्रणाली की अपर्याप्त परिपक्वता के कारण होता है। यह इसकी विशेषता है: जीवन के 2 - 3 वें दिन पीलिया की उपस्थिति, 5 वें दिन तक अधिकतम पहुंचती है और 7-10 दिनों के लिए और 10-14 दिनों तक समय से पहले उपचार के बिना गुजरती है। बिलीरुबिन का स्तर प्रीटरम में 170 /mol / l और 250 /mol / l से अधिक नहीं होता है, केंद्रीय तंत्रिका तंत्र को कोई नुकसान नहीं होता है।

इलाज

बदली हुई रक्त आधान का उपयोग किया जाता है। फोटोथेरेपी (नीली प्रकाश चिकित्सा), फ्लोरोसेंट लैंप, सूरज की रोशनी, एल्ब्यूमिन समाधान की शुरूआत का उपयोग करें। फोटोथेरेपी के साथ, सीरम बिलीरुबिन का स्तर लगभग 50% तक कम किया जा सकता है। लिवर प्रत्यारोपण कम उम्र में किया जाता है, खासकर अगर फोटोथेरेपी संभव नहीं है। प्रत्यारोपण के बाद, बिलीरुबिन चयापचय सामान्य हो जाता है, रक्त का स्तर सामान्य हो जाता है, रोग का निदान में सुधार होता है।

दृष्टिकोण

अधिकांश रोगी जीवन के पहले वर्ष में मर जाते हैं, या न्यूरोलॉजिकल विकार बाद में दिखाई देते हैं।

टाइप II।

बीमारी को चर प्रवेश के साथ एक ऑटोसोमल प्रमुख तरीके से प्रेषित किया जाता है। कुछ लेखक एक ऑटोसोमल रिसेसिव प्रकार (शर्लक एस, 1999) का सुझाव देते हैं। संयुग्मन करने वाले एंजाइम की गतिविधि मानदंड के 10% तक कम हो जाती है और पारंपरिक तरीकों से निर्धारित नहीं होती है। यकृत द्वारा बिलीरुबिन तेज में कमी होती है। जब PDHT 1 जीन के डीएनए का विश्लेषण करते हैं, तो ज़ोन A - 5. में उत्परिवर्तन का पता लगाया गया था। हालांकि, इन उत्परिवर्ती जीनों की अभिव्यक्ति का अध्ययन करते समय, अवशिष्ट एंजाइम गतिविधि का पता लगाया गया था और यह टाइप I हाइपरबिलिरिनमिया की तुलना में कम और मूत्र में ग्लुकुरोनोइड्स की उपस्थिति और फेनोबार्बिटल उपचार की प्रभावशीलता की तुलना में कम बताता है।

महामारी विज्ञान

यह अक्सर नहीं होता है। पुरुषों और महिलाओं का अनुपात 1: 1 है।

आकृति विज्ञान

लिवर में मॉर्फोलॉजिकल रूप से पैथोलॉजिकल बदलाव का पता नहीं चलता है।

क्लिनिक

पीलिया टाइप I की तुलना में कम तीव्र है। न्यूरोलॉजिकल विकार दुर्लभ और हल्के होते हैं, वे पूरी तरह से अनुपस्थित हो सकते हैं। परमाणु मस्तिष्क के घाव अत्यंत दुर्लभ हैं।

निदान

प्रयोगशाला डेटा।

रक्त में, असंयुग्मित बिलीरुबिन की सामग्री सामान्य से 5–20 गुना अधिक है और अधिक बार 136.8-376.2 μmol / l के भीतर है।

पित्त में लगभग सामान्य बिलीरुबिन सामग्री होती है।

मल में यूरोबिलिनोजेन की एक महत्वपूर्ण मात्रा का पता लगाया जाता है।

मूत्र में कोई बिलीरुबिन्यूरिया नहीं है।

विशेष नैदानिक परीक्षण: फेनोबार्बिटल के उपयोग से सीरम बिलीरुबिन सामग्री में कमी होती है।

विभेदक निदान

अंतर निदान भी नवजात शिशुओं के शारीरिक पीलिया, साथ ही प्रकार I, और नवजात शिशुओं के पीलिया के साथ किया जाना चाहिए, जो कि हेमोलिसिस के कारण होता है। उनके साथ उन्नत हेमोलिसिस, एनीमिया, रेटिकुलोसाइटोसिस अंतर नैदानिक मानदंड हैं।

इलाज

Phenobarbital या zixorin 2-4 सप्ताह के लिए 30-180 मिलीग्राम / दिन की खुराक में निर्धारित किया जाता है। प्रति दिन 0.005 ग्राम / किग्रा शरीर के वजन की खुराक पर फेनोबार्बिटल का उपयोग करने के प्रभाव वाले नवजात शिशुओं में। इसके अलावा, नीले लैंप का उपयोग किया जाता है, जिन्हें रोजाना कई घंटों के लिए बच्चे के ऊपर 40-45 सेंटीमीटर रखा जाता है।

दृष्टिकोण

रोग का निदान आमतौर पर अच्छा है; तंत्रिका संबंधी विकार दुर्लभ हैं। टाइप I से अधिक सौम्य आगे बढ़ता है। रोगी वयस्कता तक पहुंचते हैं।

लुसी-ड्रिसकोला सिंड्रोम

1960 में वर्णित और बच्चों में माँ के दूध (माँ के दूध का पीलिया) के रूप में देखा जाता है। पीलिया का विकास बिलीरुबिन संयुग्मन को दबाने वाले पदार्थों के स्तन के दूध में उपस्थिति से जुड़ा हुआ है। यह ज्ञात है कि इस तरह के प्रतिकूल कारक हाइपोक्सिया, और दवा (हार्मोन, बार्बिटुरेट्स) नवजात शिशु के ग्लूकोरोनीट्रांसफेरेज सिस्टम पर विषाक्त या निरोधात्मक प्रभाव डाल सकते हैं। खिला की समाप्ति से कुछ दिनों के भीतर पीलिया का गायब हो जाता है।

डबिन-जॉनसन सिंड्रोम

यह अज्ञात लिवर सेल पिगमेंट के साथ अज्ञातहेतुक गैर-स्थायी पीलिया द्वारा प्रकट एक पुरानी सौम्य बीमारी है और मुख्य रूप से संयुग्मित बिलीरुबिन का एक ऊंचा स्तर है, जो हेपेटोसाइट उत्सर्जन समारोह (पोस्ट-माइक्रोसोमल हेपेटोसेलुलर पीलिया) के जन्मजात दोष पर आधारित है।
सिंड्रोम पित्त के लिए कई कार्बनिक आयनों के परिवहन के बिगड़ने पर आधारित है, जो पित्त एसिड से संबंधित नहीं हैं, जो एटीपी-निर्भर ट्यूबल परिवहन प्रणाली में एक दोष के कारण होता है। ऑटोसोमल रिसेसिव टाइप से इनहेरिट की गई। कुछ लेखक वंशानुक्रम के एक स्वत: प्रभावी प्रमुख मोड का सुझाव देते हैं।

महामारी विज्ञान

एक बहुत ही दुर्लभ बीमारी, जो मुख्य रूप से कम उम्र के पुरुषों में होती है, जन्म के बाद से कुछ मामलों में। यह सिंड्रोम मुख्य रूप से मध्य पूर्व में ईरानी यहूदियों के बीच प्रचलित है।

आकृति विज्ञान

मैक्रोस्कोपिक रूप से, यकृत में एक नीला-हरा, हरा-काला रंग होता है। हेपेटोसाइट्स की हिस्टोलॉजिकल परीक्षा में एक गहरे भूरे रंग के रंग का पता चला। जब लाइसोसोम से जुड़े घने निकायों में इलेक्ट्रॉन माइक्रोस्कोपी वर्णक का पता लगाया जाता है। वर्णक की प्रकृति पूरी तरह से स्थापित नहीं है, यह माना जाता है कि इसका आधार मेलेनिन है। वर्तमान में उपलब्ध आंकड़ों से पता चलता है कि यह टाइरोसिन, फेनिलएलनिन और ट्रिप्टोफैन के अनियोनिक मेटाबोलाइट्स के स्राव के परिणामस्वरूप बनता है।

क्लिनिक

हाइपरबिलिरुबिनमिया के अन्य रूपों की तुलना में नैदानिक लक्षण अधिक स्पष्ट हैं। रोग के पहले नैदानिक लक्षण जन्म से 25 वर्ष तक की अवधि में पाए जाते हैं। मुख्य लक्षण पीलिया है, अक्सर गंभीर, अक्सर आंतरायिक, कम अक्सर जीर्ण। पीलिया के साथ थकान, मतली और कभी-कभी पेट में दर्द हो सकता है, कभी-कभी संकटों के प्रकार से भी। प्रुरिटस विशेषता नहीं है, लेकिन शायद ही कभी गैर-तीव्र हो सकता है। जांच करने पर, श्वेतपटल आमतौर पर स्पष्ट रूप से उप-प्रकार होता है। सामान्य आकार का यकृत और प्लीहा। यकृत में 1 से 2 सेमी की वृद्धि शायद ही कभी होती है।

निदान

प्रयोगशाला डेटा

रक्त में, बिलीरुबिन की मात्रा 20-50 µmol / l तक बढ़ जाती है (शायद ही कभी 80-90 90mol / l तक) इसके मुख्य रूप से प्रत्यक्ष अंश के कारण। कुछ लेखकों ने क्षारीय फॉस्फेट में वृद्धि को नोट किया है।

मूत्र में - बिलीरुबिनुरिया, गहरे मूत्र।

अन्य नैदानिक तरीके

ब्रोमसल्फेलिन परीक्षण और रेडियो आइसोटोप हेपेटोग्राफी जिगर के उत्सर्जन समारोह के एक तेज उल्लंघन को प्रकट करते हैं। इसी समय, सीरम में ब्रोमसल्फेलिन की एकाग्रता में प्रारंभिक कमी के बाद, एक बार वृद्धि होती है, ताकि 120 मिनट के बाद एकाग्रता 45 वें मिनट में एकाग्रता से अधिक हो जाए।

रेडियोलॉजिकल परीक्षा की विशेषता है कि इसके विपरीत या बाद में कमजोर पित्त पथ के विपरीत (मौखिक cholecystography) के साथ भरने की अनुपस्थिति।

जब स्किंटिग्राफी - लिडाफेनिन का उत्सर्जन जिगर, पित्त नलिकाओं और पित्ताशय में परिवर्तन की अनुपस्थिति को इंगित करता है।

विभेदक निदान

विभेदक निदान को अन्य हेपेटोसिस और अन्य यकृत रोगों के साथ किया जाना चाहिए, साथ में वर्णक चयापचय का उल्लंघन भी हो सकता है।

इलाज

विकसित नहीं हुआ। मरीज आमतौर पर उपचार के बिना प्रदर्शन और सामान्य संतोषजनक स्थिति बनाए रखते हैं।

दृष्टिकोण

प्रज्ञा अनुकूल है।

रोटर सिंड्रोम

यह एक पुरानी पारिवारिक गैर-हेमोलिटिक पीलिया है जिसमें गैर-संयुग्मित हाइपरबिलीरुबिनमिया और सामान्य यकृत ऊतक विज्ञान होता है, बिना हेपेटोसाइट्स में अज्ञात वर्णक के।

रोटर सिंड्रोम का रोगजनन डबिन-जॉनसन सिंड्रोम के समान है, लेकिन बिलीरुबिन उत्सर्जन में दोष कम स्पष्ट है। एक ऑटोसोमल रिसेसिव प्रकार की विरासत की संभावना मान ली गई है।

महामारी विज्ञान

इसकी कम प्रसार के कारण महामारी विज्ञान का अध्ययन नहीं किया गया है। लड़कों और लड़कियों को एक ही आवृत्ति के साथ।

आकृति विज्ञान

पैथोलॉजी के बिना मैक्रोस्कोपिक रूप से। हिस्टोलॉजिकल चित्र सामान्य है। इलेक्ट्रॉन माइक्रोस्कोपी माइटोकॉन्ड्रिया और पेरोक्सीसोम में रोग संबंधी परिवर्तनों को प्रकट कर सकता है।

क्लिनिक

अक्सर गंभीर पुरानी पीलिया। अन्य व्यक्तिपरक लक्षण (थकान, सही हाइपोकॉन्ड्रिअम में दर्द, भूख न लगना) स्पष्ट नहीं हैं। यकृत बड़ा नहीं होता है, कभी-कभी थोड़ा बढ़ जाता है।

निदान

प्रयोगशाला डेटा

रक्त बिलीरुबिन में वृद्धि हुई, मुख्य रूप से संयुग्मित होने के कारण।

मूत्र बिलीरुबिन्यूरिया में, अंधेरे मूत्र, समय-समय पर यूरोबिलिन के स्राव में वृद्धि होती है।

मूत्र में कोप्रोपोरफिन का कुल स्तर कोलेस्टेसिस के रूप में बढ़ जाता है, आइसोमर I (सभी का 65%) के कारण।

अन्य नैदानिक तरीके

ब्रोमसल्फ़ेलिन को लोड करने के बाद, 45 मिनट के बाद एक बढ़ी हुई डाई प्रतिधारण देखी जाती है, और डबिन-जॉनसन सिंड्रोम में एकाग्रता में कोई माध्यमिक वृद्धि नहीं होती है।

एक एक्स-रे परीक्षा सामान्य परिणाम दिखाती है, यानी पित्ताशय की थैली मौखिक cholecystography के साथ विरोधाभास है।

लिडोफ़ेनिन यकृत के अध्ययन में, पित्ताशय की थैली और पित्त नलिकाओं की कल्पना नहीं की जाती है।

विभेदक निदान

वर्णक चयापचय के उल्लंघन के साथ अन्य हेपेटोसिस और अन्य यकृत रोगों के साथ विभेदक निदान।

इलाज

उपचार विकसित नहीं है। रोगी आमतौर पर प्रदर्शन और समग्र संतोषजनक स्थिति बनाए रखते हैं। जब विभिन्न वंशानुगत हाइपरबिलीरुबिनमिया एक परिवार के सदस्य में, और अन्य रोटर में, साथ ही एक ही रोगी में, संयुग्मित और अपराजित हाइपरबिलीरुबिमिया का विकल्प होता है, तो अवलोकन होते हैं। इसी तरह के अवलोकन इन सिंडोमों के सम्मेलनों और विरासत के तंत्र की जटिलता को दर्शाते हैं।

दृष्टिकोण

सामान्य स्थिति के महत्वपूर्ण उल्लंघन के बिना, कई वर्षों तक रोग का निदान अनुकूल है। डबिन-जॉनसन सिंड्रोम के समान कारकों के दबाव में समय-समय पर संभावित वृद्धि। ये दोनों सिंड्रेम्स पित्त पथरी रोग के विकास का कारण बन सकते हैं।

रक्तवर्णकता

हेमोक्रोमैटोसिस (यकृत, कांस्य मधुमेह का रंजित सिरोसिस) एक वंशानुगत बीमारी है जो आंत में लोहे के अवशोषण में वृद्धि और फाइब्रोसिस के विकास के साथ अंगों और ऊतकों में लोहे से युक्त रंजक (मुख्य रूप से हेमोसाइडिन के रूप में) का चित्रण है।

हेमोक्रोमैटोसिस को पहली बार 1871 में ट्रूसो द्वारा शरीर में फ़े संचय के साथ मधुमेह मेलेटस, त्वचा रंजकता, यकृत सिरोसिस द्वारा लक्षणित लक्षण के रूप में वर्णित किया गया था।

"हेमोक्रोमैटोसिस" शब्द का प्रस्ताव 1890 में रेकलिंगहॉज़ेन द्वारा किया गया था। थोड़े समय बाद, जे। एच। शेल्डन ने इस बीमारी के वंशानुगत प्रकृति का सुझाव दिया और 1972 में एम। साइमन ने हेमोक्रोमैटोसिस की आनुवंशिक प्रकृति को साबित कर दिया, हिस्टोकोम्पैटिबिलिटी एंटीजन एचएलए के साथ अपने करीबी संबंधों का खुलासा किया। और केवल 1996 में जे.एन. फेडर सह-लेखकों के साथ वंशानुगत हेमोक्रोमैटोसिस (एचएफई) के जीन की पहचान करने में कामयाब रहे, जिनमें से उत्परिवर्तन सबसे अधिक बार इस बीमारी के विकास को जन्म देते हैं। 2000-2004 में हेमोक्रोमैटोसिस के विकास के लिए अग्रणी अन्य जीनों के म्यूटेशन का वर्णन किया गया है।

वर्तमान में, "हेमोक्रोमैटोसिस" शब्द का उपयोग एक पर्यायवाची नैदानिक और रोग संबंधी सिंड्रोम के रूप में किया जाता है, जो न केवल आनुवंशिक रूप से निर्धारित लोहे के अधिभार के कारण होता है, बल्कि अन्य अधिक दुर्लभ कारणों से भी होता है जो हाल के वर्षों में वर्णित हैं।

ICD-10 में, यह कक्षा IY से संबंधित है, रुब्रिक E.80.1 - हेमोक्रोमैटोसिस से।

लोहे के अधिभार सिंड्रोम का वर्गीकरण

वंशानुगत हेमोक्रोमैटोसिस

HFE- संबद्ध (IEE1)-टाइप 1:

1. C282Y / C282Y

2. C282Y / H63D

3. अन्य एचएफई म्यूटेशन

HFE- संबद्ध नहीं:

1. जुवेनाइल हेमोक्रोमैटोसिस (HFE 2) -Type 2

• 2 ए प्रकार - हेक्सिडिन जीन का उत्परिवर्तन

• 2 बी प्रकार - हेमोज्जवलिन जीन म्यूटेशन

2. जीन के म्यूटेशन ट्रांसफरिन रिसेप्टर टाइप 2 के संश्लेषण को एन्कोडिंग करते हैं। (टीएफआर 2) -प्रभु ३

3. फेरोसपोर्टिन ट्रांसपोर्ट प्रोटीन (HFE 4) टाइप 4 के संश्लेषण को SLC40A1 जीन के म्यूटेशन के कारण ऑटोसोमल प्रमुख

4. अफ्रीकी लौह अधिभार सिंड्रोम

द्वितीयक लौह अधिभार (अधिग्रहित लौह अधिभार सिंड्रोम)

1. अप्रभावी एरिथ्रोपोएसिस के साथ एनीमिया

• थैलेसीमिया

• साइडोबलास्टिक एनीमिया

• क्रोनिक हेमोलिटिक एनीमिया

- अप्लास्टिक एनीमिया
- पाइरूवेट कीनेज कमी

2. एलिमेंट्री आयरन ओवरलोड (बैंटी सिंड्रोम)

3. पैरेंट्रल आयरन ओवरलोड
- एरिथ्रोसाइट द्रव्यमान परिवर्तन
- आयरन-डेक्सट्रान इंजेक्शन
- लंबे समय तक हेमोडायलिसिस

4. जीर्ण जिगर की बीमारी
- देर से त्वचा पोर्फिरीया
- क्रोनिक वायरल हेपेटाइटिस बी और सी
- शराबी जिगर की बीमारी
- गैर-अल्कोहल स्टीटोहेपेटाइटिस
- रक्त का पोर्टल शंटिंग

5. नवजात लोहे के अधिभार सिंड्रोम के बारे में डायस्मेबोलिक आयरन अधिभार सिंड्रोम
- एकेरुलोप्लास्मिनिमिया
- जन्मजात एट्रांसफेरिनमिया

वंशानुगत हेमोक्रोमैटोसिस

महामारी विज्ञान

प्रचलन 1: 200 - 1: 300 (यूरोपीय आबादी में) है। पश्चिमी यूरोप के उत्तर में, संयुक्त राज्य अमेरिका और कनाडा में C282U-SHE जीन उत्परिवर्तन विशेष रूप से आम है- H63D-HFE जीन। पैथोलॉजिकल जीन की हेटेरोज़ीगस गाड़ी आबादी के 10–13% में देखी जाती है। पुरुष कथित रूप से महिलाओं की तुलना में 10 गुना अधिक बीमार होते हैं, अधिक बार 40-60 वर्ष की आयु के बीच, और रजोनिवृत्ति के बाद महिलाएं। 3-8 प्रति 100 हजार की आबादी।

C282Y म्यूटेशन की औसत आवृत्ति 3.7% है, C282Y / C282Y जीनोटाइप की आवृत्ति 0.7–0.8% है, H63D म्यूटेशन की औसत आवृत्ति 15.7% है, और बेलारूस गणराज्य की आबादी के बीच H63D / H63D जीनोटाइप की आवृत्ति 3% तक है। (एल.एन. शिवित्सकया, ई.एन. कुशनेरीविच, एन.जी. डैनिलेंको, ओ.जी. डेविडडेनको, 2007)।

एटियलजि

वर्तमान में, आनुवंशिक कारकों की भूमिका साबित हुई है, एचएलए-ए - हिस्टोकोम्पैटिबिलिटी सिस्टम के साथ संबंध। इस दिशा में आगे के अध्ययनों से यह अनुमान लगाना संभव हो गया कि जीन टेलोमेयर की दिशा में HLA-A से 3-4 डेटाबेस पर D ^ 2238 और D ^ 2241 (Fedez J. N. et l, 1996) के बीच स्थित है। 1996 में, एक नया जीन,

जिसे एचएलए-एच के रूप में नामित किया गया था, तब अलग कर दिया गया था, 85% मामलों में हेमोक्रोमैटोसिस वाले रोगियों में इस जीन (सीस 282 टायर) का एक उत्परिवर्तन पाया जाता है। फिर भी, इस जीन द्वारा एन्कोड किया गया प्रोटीन और लौह चयापचय में इसकी भूमिका का अध्ययन किया जाना बाकी है।

रोगजनन

रोगजनन अच्छी तरह से समझा नहीं गया है। क्लासिक हेमोक्रोमैटोसिस एक चरणबद्ध प्रक्रिया है, जो एचएफई जीन (C282Y या H63D) के उत्परिवर्तन के साथ शुरू होती है, ट्रांसफ़रिन संतृप्ति की शिथिलता, सीरम फेरिटिन में वृद्धि और महत्वपूर्ण अंगों में लोहे के जमाव के साथ समाप्त, मुख्य रूप से जिगर में, फाइब्रोसिस और सिरोसिस के गठन के साथ।

ग्रहणी के गहरे रोने में सबसे बड़ी मात्रा में मस्तिष्क के अपवाद के साथ, सभी ऊतकों में एचएफई प्रोटीन का उत्पादन होता है। आम तौर पर, एचएफई-प्रोटीन ट्रांसफरिन रिसेप्टर 1 (टीएफआर 1) के साथ अंतःक्रिया करता है, ट्रांसफरिन के प्रति अपनी संवेदनशीलता को कम करता है, एक लौह-ले जाने वाला प्रोटीन। क्रिप्टल कोशिकाओं में एचएफई प्रोटीन की मुख्य भूमिका ट्रांसफरिन से जुड़े लोहे के तेज को संशोधित करना है, जो शरीर में लोहे के भंडार के लिए संवेदनशील रिसेप्टर्स के रूप में कार्य करते हैं। C282Y उत्परिवर्तन के मामले में, HFE-प्रोटीन पूरी तरह से TFR1 से बंधने की क्षमता खो देता है; H63D उत्परिवर्तन के साथ, TFR1 के लिए आत्मीयता कुछ हद तक कम हो जाती है। सामान्य परिस्थितियों में, सीरम आयरन के स्तर में वृद्धि से गहरी क्रिप्ट कोशिकाओं द्वारा इसकी पकड़ में वृद्धि होती है (प्रक्रिया TFR द्वारा मध्यस्थता और एचएफई द्वारा संशोधित) है। C282Y उत्परिवर्तन क्रिप्टल कोशिकाओं द्वारा टीएफआर-मध्यस्थता वाले लोहे के तेज को बाधित कर सकता है, जो शरीर में कम लौह सामग्री का एक गलत संकेत बनाता है। इंट्रासेल्युलर लोहे की सामग्री में कमी के कारण, विल्ली के शीर्ष पर पलायन करने वाले एंटरोसाइट्स डीएमटी -1 (डाइवलेंट मेटल ट्रांसपोर्टर - एक द्विध्रुवीय धातु ट्रांसपोर्टर) की एक बढ़ी हुई मात्रा का उत्पादन करना शुरू करते हैं, जिसके परिणामस्वरूप लोहे की वृद्धि होती है। नतीजतन, लोहे के अवशोषण का कोई प्रतिबंध नहीं है, कोशिकाओं में इसका अत्यधिक संचय है। विभिन्न लेखकों के अनुसार, ये उत्परिवर्तन 60-83% रोगियों में वंशानुगत हेमोक्रोमैटोसिस (एनजीएच) के साथ पाए जाते हैं।

आज तक, परिवर्तनीय (परिवर्तनशील) और गैर-परिवर्तनीय (अपरिवर्तनीय, आनुवंशिक) कारक जो लोहे के अधिभार की डिग्री निर्धारित करते हैं, पर प्रकाश डाला गया है।

हेमोक्रोमैटोसिस में लोहे के अधिभार को प्रभावित करने वाले परिवर्तनीय कारक

खून की कमी	शारीरिक (मासिक धर्म ++, गर्भावस्था +)		
	दान +		
	पैथोलॉजिकल +++		

	(हेक्सिडिन स्तर और लौह अवशोषण पर प्रभाव)	
	भोजन	भोजन में आयरन की मात्रा (हीम + +, अकार्बनिक +)
	शराब ++ (हेक्सिडिन के माध्यम से)	
	एस्कॉर्बिक एसिड +	
	phytates ↑	
	चाय ↓	
	औषधीय	प्रोटॉन पंप अवरोधक (गैस्ट्रिक अम्लता पर प्रभाव)

हेमोक्रोमैटोसिस में लोहे के अधिभार को प्रभावित करने वाले आनुवंशिक कारक

1. लिंग
2. उत्परिवर्ती जीन NGH और लोहे के अधिभार की डिग्री

- HFE +
- हेप्सिडिन +++
- हेमोयुवेलिन +++
- टाइप 2 ट्रांसफरिन रिसेप्टर +++
- फेरोपोर्टिन ++
- संयोजन संभव (जैसे HFE +/- अन्य
- जीन को संशोधित करना? TNF?

महिला सेक्स का जैव रासायनिक पैठ पर सबसे अधिक प्रभाव पड़ता है, विशेषकर प्रीमेनोपॉज़ल अवधि में। जिन महिलाओं में हिस्टेरेक्टॉमी हुई है या जो 50 वर्ष की आयु से पहले रजोनिवृत्ति तक पहुंच चुकी हैं, उनमें लीवर (एचआईसी) में लोहे की सांद्रता उन लोगों की तुलना में अधिक है, जिनकी उम्र अधिक है। जबकि गर्भधारण की संख्या और C282Y के लिए सजातीय महिलाओं के बीच लोहे के अधिभार की गंभीरता के बीच संबंध नहीं पाया गया। कुछ समय पहले तक, मासिक धर्म के दौरान मासिक शारीरिक शारीरिक हानि के संदर्भ में लोहे के अधिभार की गंभीरता पर महिला के सुरक्षात्मक प्रभाव को पूरी तरह से माना जाता था। हालांकि, आज तक, कुछ डेटा यह सुझाव देते हुए प्राप्त किए गए हैं कि इस प्रक्रिया में आनुवंशिक कारक भी शामिल हो सकते हैं। शराब के उपयोग का एक मुख्य कारक है। पशु प्रयोगों में, यह दिखाया गया है कि शराब का सेवन यकृत के ऊतकों में टीआरएनए हेक्सिडिन की अभिव्यक्ति के डाउन-रेगुलेशन

से जुड़ा हुआ है, और इन विट्रो में इस प्रभाव को अल्कोहल-मेटाबोलाइजिंग एंजाइमों को अवरुद्ध करके समाप्त किया जा सकता है। चूंकि हेक्सिडिन लोहे के चयापचय का एक नकारात्मक नियामक है, इसलिए वर्णित प्रक्रियाओं में शराब का सेवन करने वाले रोगियों में लोहे का अधिक अवशोषण हो सकता है। यह माना जाता है कि एचएफई जीन, जो मैक्रोफेज और एंटरोसाइट्स से लोहे की अनियंत्रित रिहाई को जन्म दे सकता है, हेक्सिडिन के संश्लेषण को विनियमित करने वाले तंत्र में आवश्यक है।

यकृत रोग की प्रगति के पूर्वसूचक। इसमें कोई संदेह नहीं है कि जिगर के फाइब्रोसिस और सिरोसिस का विकास लोहे के अधिभार की डिग्री पर निर्भर करता है। हालांकि, न केवल जिगर में लोहे का अत्यधिक बयान सिरोसिस के विकास को निर्धारित करता है। यह स्थापित किया गया था कि यह प्रक्रिया बाहरी (संशोधित) और आनुवंशिक (गैर-परिवर्तनीय) कारकों पर भी निर्भर करती है।

हेमोक्रोमैटोसिस में यकृत फाइब्रोसिस और सिरोसिस के विकास के लिए पुरुष सेक्स एक स्वतंत्र जोखिम कारक है। यदि पहले यह सोचा गया था कि यह परिस्थिति पुरुषों में लोहे के अधिभार की एक बड़ी डिग्री के कारण थी, तो अब इस बात के सबूत हैं कि पुरुषों में यकृत फाइब्रोसिस का जोखिम अधिक है, भले ही लिंगों के बीच शराब समान हो।

हेमोक्रोमैटोसिस में लिवर फाइब्रोसिस के विकास में साइटोकिन्स (टीजीएफपी -1, टीएनएफ-ए) की प्रोफाइब्रोजेनिक कार्रवाई की भूमिका का सक्रिय रूप से अध्ययन जारी है। साइटोकिन्स हेपाटोसाइट क्षति को भड़काऊ प्रतिक्रिया को विनियमित करते हैं और जिगर में फाइब्रोसिस को संशोधित करते हैं, दोनों विवो और इन विट्रो में (तालिका 4 देखें)।

मुक्त कणों के निर्माण के कारण हेपेटोसाइट्स पर अतिरिक्त लोहे के संचय के विषाक्त प्रभावों का अध्ययन जारी है। एंटीऑक्सिडेंट एंजाइमों (ग्लूटाथियोन-एस-ट्रांसफ़रेज़-पी 1। मायेलोपरोक्सीसिस) के आनुवंशिक बहुरूपता को हेमोक्रोमैटोसिस में यकृत फाइब्रोसिस की प्रगति में शामिल माना जाता है। यह भी दिखाया गया है कि एंटीऑक्सिडेंट एंजाइमों के आनुवंशिक बहुरूपता में फेनोटाइपिक अभिव्यक्तियाँ हैं। इस प्रकार, C282Y होमोज़ाइट्स में, 105 वीं कोडन में ग्लूटाथियोन ट्रांसफ़ेज़ जीन का उत्परिवर्तन होता है, जो एंजाइम की कार्यात्मक गतिविधि में कमी की ओर जाता है, इस विकृति से मुक्त व्यक्तियों की तुलना में जिगर के सिरोसिस के लक्षण वाले व्यक्तियों में अधिक आम है।

हेमोक्रोमैटोसिस में जिगर की क्षति की प्रगति में योगदान देने वाले बाहरी कारक:

1. अल्कोहल +++ (प्रति गांठ में इथेनॉल का 60 ग्राम 9 के कारक से लीवर के सिरोसिस के विकास के जोखिम को बढ़ाता है)।
2. लीवर की डायरिया: दो अध्ययनों के परिणामों के अनुसार osis, शायद +।
3. हेपेटाइटिस सी वायरस virus, शायद +।
4. अन्य (ड्रग्स)।

यह साबित हो गया है कि हेमोक्रोमैटोसिस वाले रोगियों में जो शराब का दुरुपयोग करते

हैं, जिगर की क्षति की एक त्वरित प्रगति नोट की जाती है। प्रति दिन 60 ग्राम से अधिक (शुद्ध इथेनॉल के रूप में) अल्कोहल की स्वीकृति हेमोक्रोमैटोसिस वाले रोगियों में सिरोसिस की घटनाओं में उल्लेखनीय वृद्धि के साथ जुड़ी हुई है - गैर-अल्कोहल उपयोगकर्ताओं के बीच 61.1% बनाम 7%। यह दिखाया गया है कि सिरोसिस पीने वाले रोगियों में कम उम्र में विकसित होता है। यह इस तथ्य के कारण है कि शराब और अतिरिक्त लोहा मुक्त कट्टरपंथी ऑक्सीकरण की प्रक्रियाओं को तेज करते हैं।

फ्लेबोटॉमी की शुरुआत से पहले और जिगर में फाइब्रोसिस की उपस्थिति से पहले histologically सत्यापित स्टीटोसिस के बीच एक महत्वपूर्ण संबंध पाया गया था।

वायरल हेपेटाइटिस सी के रोगियों के एक बड़े समूह के एक अध्ययन से पता चला है कि उनमें एचएफई उत्परिवर्तन का पता लगाने के लिए फाइब्रोसिस या सिरोसिस के साथ जुड़ा था, जो यकृत फाइब्रोसिस की प्रगति में वंशानुगत मोमोक्रोमैटोसिस के जीन की भागीदारी की पुष्टि करता है। इसके अलावा, हेमोक्रोमैटोसिस और वायरल हेपेटाइटिस सी के संयोजन के साथ, यकृत सिरोसिस का विकास बहुत कम उम्र में मनाया जाता है। यह संभावना है कि हेपेटाइटिस सी वायरस और एचएफई उत्परिवर्तन की सहक्रियात्मक बातचीत हेमोक्रोमैटोसिस में यकृत की क्षति की प्रगति को प्रभावित करती है।

हेमोक्रोमैटोसिस की एक विशिष्ट विशेषता हेमोसाइडरिन और फेरिटिन के रूप में पैरेन्काइमल कोशिकाओं में लोहे का अत्यधिक संचय है। विषाक्त संपर्क के कारण, मुक्त कण बनते हैं, जो कोशिका झिल्ली, लाइसोसोम और माइटोकॉन्ड्रिया के लिपिड पेरॉक्सिडेशन (पीओएल) का कारण बनते हैं। नतीजतन, कोशिकाएं मर जाती हैं, और लोहे के कोलेजन संश्लेषण के साथ उत्तेजित होकर लक्ष्य अंगों में संयोजी ऊतक के विकास में योगदान देता है। लक्षित अंग यकृत, हृदय, अंतःस्रावी तंत्र, त्वचा, जोड़ हैं।

आकृति विज्ञान

जहां कहीं भी लोहा जमा होता है, वह फाइब्रोसिस जैसी ऊतक प्रतिक्रिया का कारण बनता है। त्वचा और आंतरिक अंग रंग में भूरे रंग के होते हैं, यकृत विशेष रूप से रंजित होता है।

जिगर के आर्किटेक्चर को प्रारंभिक रूप से संरक्षित किया जाता है, फिर बड़े-नोड सिरोसिस अंततः विकसित होते हैं। सीपी वाले रोगियों में और जिन क्षेत्रों में ली में उपस्थिति नहीं होती है, उनमें हेपेटोसेलुलर कार्सिनोमा विकसित होने का खतरा बढ़ जाता है।

अग्न्याशय में, फाइब्रोसिस, एसीटर कोशिकाओं में Fe बयान के साथ पैरेन्काइमा का अध: पतन, लैंगरहैंस के आइलेट्स और रेशेदार ऊतकों में पाया जाता है। हृदय की मांसपेशी में विकसित परिवर्तन चिह्नित होते हैं, फाइबर अध: पतन की विशेषता नहीं होती है, कोरोनरी धमनियों की स्क्लेरोथेरेपी अक्सर देखी जाती है। महत्वपूर्ण रूप से पतली त्वचा। बालों के रोम और वसामय ग्रंथियां व्यक्त नहीं की जाती हैं। बेसल परत, और लोहे में मेलामाइन की वृद्धि से विशेषता।

एपिडर्मिस में, लोहे आमतौर पर अनुपस्थित होता है।

लोहे के जमाव का पता एंडोक्राइन ग्रंथियों में लगाया जाता है, जिसमें अधिवृक्क प्रांतस्था, पूर्वकाल पिट्यूटरी ग्रंथि और थायरॉयड ग्रंथि शामिल हैं। अंडकोष: उनके पास लोहे के जमाव के बिना जर्मिनल एपिथेलियम का शोष होता है, अंतरालीय फाइब्रोसिस, केशिकाओं की दीवारों में लोहा पाया जाता है।

प्लीहा में, 12 पी। फीट आंत की अस्थि मज्जा और उपकला का पता नहीं चला था। आमतौर पर Fe मस्तिष्क और तंत्रिका ऊतक में अनुपस्थित होता है।

क्लिनिक

हेमोक्रोमैटोसिस एक पॉलीसिंड्रोमिक बीमारी है, जो नैदानिक अभिव्यक्तियाँ विशिष्ट नहीं हैं।

हेमोक्रोमैटोसिस के नैदानिक संकेतों की उपस्थिति ऊतकों में लोहे के संचय की डिग्री के साथ निकटता से जुड़ी हुई है। लोहे की सघनता महत्वपूर्ण है, जो 10-20 बार से अधिक है। 30-40 साल बाद ऐसा अक्सर होता है। पुरुषों में, बीमारी महिलाओं की तुलना में कम उम्र में प्रकट होती है।

हेमोक्रोमैटोसिस के नैदानिक पाठ्यक्रम के 4 चरण हैं।
1. अव्यक्त - लोहे के अधिभार सिंड्रोम की उपस्थिति के बिना।
2. स्पर्शोन्मुख लौह अधिभार।
3. शुरुआती अभिव्यक्तियों के साथ आयरन ओवरलोड सिंड्रोम।
4. लक्ष्य अंगों के घाव के साथ लोहे के अधिभार का सिंड्रोम।

रोग की शुरुआत आमतौर पर धीरे-धीरे होती है। कई वर्षों के लिए, चिह्नित कमजोरी, थकान, वजन घटाने, पुरुषों में यौन कार्य में कमी की शिकायतें, शायद ही कभी - सही हाइपोकॉन्ड्रिअम में दर्द, जोड़ों में सूखापन और एट्रोफिक त्वचा परिवर्तन, वृषण की शोष। परीक्षा के दौरान, त्वचा की हाइपरपिग्मेंटेशन, हेपेटोमेगाली अक्सर नोट की जाती है।

अपने उन्नत चरण में, क्लिनिकल तस्वीर क्लासिक त्रय द्वारा विशेषता है:
1. त्वचा की रंजकता, श्लेष्म झिल्ली;
2. यकृत का सिरोसिस;
3. मधुमेह।

मुख्य नैदानिक सिंड्रोम:
1. बेसल परत में मेलेनिन की बढ़ती सामग्री और एपिडर्मिस के एट्रोफिक, सतही परतों के माध्यम से इसके संचरण के कारण त्वचा की रंजकता। त्वचा का रंग स्लेट ग्रे होता है और पिगमेंटेशन एक्सिलरी क्षेत्रों में, कमर में, बाहरी जननांग अंगों पर, पुराने निशान और खुले हिस्सों पर, मुंह में सबसे अधिक स्पष्ट होता है। शायद श्लेष्म झिल्ली और रेटिना के रंजकता की उपस्थिति।

2. बढ़े हुए जिगर, जिगर को संकुचित किया जाता है, गंभीर दर्द को नोट किया जाता है,

जिसका तंत्र स्पष्ट नहीं है, सुझाव है कि यह जिगर से फेरिटिन की रिहाई के कारण होता है, जिसमें वासोएक्टिव गुण होते हैं। हेमोक्रोमैटोसिस में सिरोसिस की एक महत्वपूर्ण विशेषता कई वर्षों तक यकृत का संतोषजनक सिंथेटिक कार्य है। हेपेटोसेल्यूलर अपर्याप्तता के लक्षण आमतौर पर अनुपस्थित होते हैं, जलोदर दुर्लभ है, और अक्सर रक्तस्राव नहीं होता है। प्लीहा बढ़े हुए है। सिरोसिस के लक्षण विकसित होते हैं। सिरोसिस के 15-30% रोगियों में प्राथमिक यकृत कैंसर विकसित होता है।

3. 25-75% रोगियों में मधुमेह विकसित होता है। इंसुलिन-निर्भर के रूप में प्रकट, इंसुलिन-प्रतिरोध कभी-कभी नोट किया जाता है। एसिडोसिस और कोमा द्वारा दुर्लभ रूप से जटिल। यह प्यास, पॉलीयुरिया, हाइपरग्लाइसीमिया, ग्लाइकोसुरिया द्वारा प्रकट होता है।

4. अन्य अंतःस्रावी विकार - हाइपोजेनिटलिज़्म (कम क्षमता, वृषण शोष, बालों के माध्यमिक विकास के स्थानों में बालों का झड़ना, महिलाओं में - अमेनोरिया, बांझपन)। हाइपोकॉर्टिकॉइडिज्म (गंभीर कमजोरी, रक्तचाप में कमी, वजन घटाने का उच्चारण)।

5. दिल की विफलता - प्रगतिशील विफलता, अतालता, कभी-कभी अचानक मृत्यु। दिल में अक्सर एक गोलाकार आकृति होती है। "आयरन हार्ट" एक कमजोर दिल है। यह गंभीर कार्डियोमायोपैथी है जो मायोकार्डियोसाइट्स में हेमोसाइडरिन के जमाव के कारण कम उम्र में मौत का मुख्य कारण है।

6. हेमोक्रोमैटोसिस के 40% रोगियों में, लगातार आर्थ्राल्जिया को मेटाकार्पोफैंगल जोड़ों में रोग प्रक्रिया के स्थानीयकरण के साथ, कम सामान्यतः घुटने, कूल्हे, कोहनी में नोट किया जाता है। रेडियोग्राफिक रूप से निर्धारित ऑस्टियोपोरोसिस, सबकोन्ड्रल स्क्लेरोसिस, संयुक्त स्थान की असमान संकीर्णता, आर्थ्रोसिस को विकृत करता है।

7. अग्न्याशय के बहिःस्रावी कार्य का उल्लंघन और छोटी आंत की शिथिलता से malabsorption syndrome (शरीर का वजन कम होना, डायरिया, स्टीटॉरिया) होता है।

हेमोक्रोमैटोसिस की नैदानिक अभिव्यक्तियों की विविधता रोग को अपने प्रारंभिक चरण में निदान करना मुश्किल बनाती है। ज्वलंत नैदानिक लक्षणों की उपस्थिति पहले से ही जटिलताओं (यकृत या मधुमेह कोमा, दिल की विफलता, अन्नप्रणाली और पेट के वैरिकाज़ नसों से रक्तस्राव, हेपेटोसेल्यूलर कार्सिनोमा) के अतिरिक्त के साथ अपरिवर्तनीय मल्टीग्रेन विफलता का परिणाम है, जो एक घातक परिणाम का कारण बन सकता है।

निदान

हेमोक्रोमैटोसिस के निदान में एक परिवार के कई सदस्यों में बीमारी के मामलों की उपस्थिति, एक ऊंचा सीरम लोहे की सामग्री, कई अंग घावों की उपस्थिति में मदद करता है।

प्रयोगशाला डेटा।

बाद के चरणों में बायोकेमिकल अध्ययनों में थोड़ा बदलाव दिखाई देता है - यकृत के सिरोसिस की विशेषता, साथ ही साथ मधुमेह मेलेटस की विशेषता भी बदलती है।

सीरम में Fe का स्तर 37 olmol / L से अधिक है। Fe सीरम मानदंड - पुरुष - 10.6–28.3 lmol / l, महिला - 6.6–26.0 lmol / l। इस सूचक का नैदानिक महत्व कम है, सामान्य मान वृद्धि हुई Fe संचय को बाहर नहीं करता है। पेशाब के साथ Fe का उत्सर्जन बढ़ता है। डेसफेरल के ०-१ ग्राम के / / मांसपेशियों के इंजेक्शन के बाद ५-१० मिलीग्राम से अधिक आयरन प्रति दिन मूत्र में उत्सर्जित होने पर, एक डिस्फेरल परीक्षण सकारात्मक माना जाता है।

लोहे के अधिभार को लोहे के साथ ट्रांसफ़रिन संतृप्ति के प्रतिशत में परिवर्तन द्वारा इंगित किया गया है (45%, आदर्श - 2040%); रक्त सीरम की कुल लौह-बाध्यकारी क्षमता (28 olmol / l।, आदर्श - 20–62 μol / l।)। फेरिटिन का स्तर (पुरुषों के लिए l 300 lg / l, महिलाओं के लिए μ 200 ing / l, मानदंड - 10–200 (g / l)।

सबसे संवेदनशील नैदानिक परीक्षण सीरम में Tsya फेरिटिन स्तर (FR)। Fr एक आवश्यक सेलुलर प्रोटीन है जो लोहे को जमा करता है। इसकी एकाग्रता शरीर के लोहे के भंडार के समानुपाती होती है। हालांकि, इसमें केवल लोहे की एक अतिरिक्त मात्रा के साथ नैदानिक मूल्य है और हेमोक्रोमैटोसिस के पूर्व-सिरोथिक चरण का मज़बूती से निदान नहीं करने देता है। गंभीर हेपेटोसाइट परिगलन में, यकृत कोशिकाओं से इसकी रिहाई के कारण सीरम फेरिटिन का स्तर बढ़ जाता है। सामान्य मूल्य लोहे के अत्यधिक संचय को बाहर नहीं करते हैं। इस सूचक का उपयोग उपचार की प्रभावशीलता की निगरानी के लिए किया जा सकता है।

हेमोक्रोमैटोसिस की एक प्रारंभिक अभिव्यक्ति ट्रांसफरिन संतृप्ति (टीएफ%) के प्रतिशत में वृद्धि है। लोहे के अधिभार की उपस्थिति के लिए टीएफ% की परिभाषा सबसे सुलभ जांच परीक्षण है। यदि Tf%> 45% है, तो अगला चरण उत्परिवर्तन C282Y / H63D की उपस्थिति के लिए आनुवंशिक परीक्षण है। यदि रोगी C282Y का एक सजातीय वाहक या C282Y / H63D का एक जटिल विषम वाहक है, तो वंशानुगत हेमोक्रोमैटोसिस के निदान को स्थापित किया जा सकता है। इन मामलों में निदान को सत्यापित करने के लिए जिगर की बायोप्सी की आवश्यकता नहीं होती है।

एक त्वचा बायोप्सी मेलेनिन जमा का पता चलता है।

लिवर पंचर बायोप्सी निदान की पुष्टि करने के लिए सबसे अच्छा तरीका है, और आपको यकृत फाइब्रोसिस या सिरोसिस की गंभीरता और लोहे के संचय की डिग्री का निर्धारण करने की भी अनुमति देता है। बायोप्सी में लोहे की मात्रा शरीर में लोहे की कुल मात्रा के साथ सहसंबद्ध होती है। वर्गों को पर्ल्स अभिकर्मक के साथ दाग दिया गया था और पैरेन्काइमल कोशिकाओं (0–100%) के धुंधला होने के प्रतिशत के आधार पर दृश्य Fe बयान (0 से 4+ तक) की डिग्री का मूल्यांकन किया गया था। हेपेटिक आयरन इंडेक्स निर्धारित किया जाता है (वर्ष में आयु के आधार पर 1 ग्राम सूखे वजन में माइक्रोमीटर में लोहे की सामग्री), जो 1.9 से अधिक बढ़ जाती है (मानक 1.9 है)। प्राथमिक हेमोक्रोमैटोसिस के मामले में, जिगर में Fe सामग्री 40 गुना बढ़ जाती है, और माध्यमिक में 3-5 गुना।

सिंगल फोटॉन एमिशन कंप्यूटेड टोमोग्राफी (सीटी) के साथ, लिवर द्वारा सिग्नल को कमजोर करने की डिग्री सीरम फेरिटिन स्तर के साथ सहसंबंधी होती है, लेकिन शोध का यह तरीका उन मामलों में लोहे के साथ जिगर के अधिभार को प्रकट नहीं करता है, जहां यह सामग्री

सामान्य (40% रोगियों) से 5 गुना अधिक है। सीटी ऊर्जा के दो स्तरों का उपयोग करके सटीकता में काफी वृद्धि हुई है।

आयरन, जो कि एक प्राकृतिक पैरामैग्नेटिक कंट्रास्ट एजेंट है, चुंबकीय अनुनाद इमेजिंग (MRI) द्वारा निर्धारित किया जा सकता है। लोहे के अधिभार के साथ, T2 मोड में जांच करने पर छूट का समय काफी कम हो जाता है।

यद्यपि सीटी और एमआरआई का उपयोग करके एक महत्वपूर्ण लोहे के अधिभार का पता लगाया जा सकता है, लेकिन ये विधियां यकृत में इसकी एकाग्रता का सटीक निर्धारण नहीं करती हैं।

हेमोक्रोमैटोसिस जीन में उत्परिवर्तन के एचएलए-टाइपिंग और पीसीआर डायग्नॉस्टिक्स सहित आणविक आनुवंशिक विश्लेषण का संचालन करने से हमें हेमोक्रोमैटोसिस की वंशानुगत प्रकृति की पुष्टि करने और लोहे के अधिभार की माध्यमिक प्रकृति को समाप्त करने की अनुमति मिलती है।

विभेदक निदान

विभेदक निदान माध्यमिक लोहे के अधिभार के अन्य रूपों के साथ किया जाता है। सिरोसिस के साथ वंशानुगत हेमोक्रोमैटोसिस से जुड़ा नहीं है (उदाहरण के लिए, शराबी यकृत रोग और हेपेटाइटिस सी वायरस के साथ), लोहे और फेरिटिन के सीरम स्तर, साथ ही लोहे के साथ ट्रांसफ़रिन संतृप्ति की डिग्री कभी-कभी बढ़ सकती है। सभी संदेह एक यकृत बायोप्सी और / या आणविक आनुवंशिक विश्लेषण के साथ हल किए जाते हैं।

इलाज

हेमोक्रोमैटोसिस वाले मरीजों को लोहे में समृद्ध खाद्य पदार्थों की खपत को सीमित करने की सिफारिश की जाती है, साथ ही पानी में घुलनशील कार्बोहाइड्रेट, मधुमेह को ध्यान में रखते हैं। आहार "पी" (मछली, अंडे, शहद, सेब आदि को छोड़कर), हालांकि, आहार प्रतिबंध कोई फर्क नहीं पड़ता।

नियमित रक्तस्राव (फेलोबॉमी) को आज हेमोक्रोमैटोसिस के उपचार की सबसे प्रभावी और सुरक्षित विधि माना जाता है। इसी समय, ऊतक डिपो से 130 मिलीग्राम / दिन तक हटा दिया जाएगा। रक्त उत्थान अत्यंत शीघ्रता से होता है, हीमोग्लोबिन का संश्लेषण मानक की तुलना में ६- compared बार तेज होता है। रक्त के बड़े संस्करणों को हटाने के लिए आवश्यक है, क्योंकि 500 मिलीलीटर रक्त से केवल 250 मिलीग्राम लोहा निकाला जाता है, और ऊतकों में 200 गुना अधिक होता है। 500 मिलीलीटर की ब्लीडिंग सप्ताह में एक बार की जाती है, और रोगी की सहमति से, सप्ताह में 2 बार, जब तक सीरम फ़ेर और फ़ेरिटिन का स्तर और ट्रांसफ़रिन फ़े संतृप्ति की सीमा कम सीमा तक कम हो जाती है। आमतौर पर यह 1-2 साल है। और फिर हर 1-3 महीनों में 500 मिली।

पहले वर्ष के लिए, 10–13 ग्राम Fe को हटा दिया जाता है और 2 वर्षों के भीतर 25

g तक हो जाता है। इससे स्वास्थ्य में सुधार होता है, जैव रासायनिक मापदंडों में सुधार होता है, यकृत और अग्न्याशय के कार्य में सुधार होता है, बलगम में कमी होती है, और आर्थ्रोपैथी का कोर्स नहीं बदलता है।

1.4 से 4.8 मिलीग्राम / दिन तक Fe संचय की दर को देखते हुए, इसके संचय को रोकने के लिए हर 3 महीने में 500 मिलीलीटर रक्त निकाला जाता है। लेकिन हमें याद रखना चाहिए कि एचबी के स्तर को 100 ग्राम / लीटर तक कम करने से लोहे का अवशोषण आधे से बढ़ जाता है - जिसके संबंध में रक्तस्राव अस्थायी रूप से बंद हो जाता है।

अमेरिकन एसोसिएशन ऑफ लिवर डिजीज की सिफारिशों के अनुसार, फेलोबोटॉमी के प्रत्येक सत्र के बाद हेमटोक्रिट में कमी 20% से अधिक नहीं होनी चाहिए। यह मानते हुए कि उपचार आजीवन होता है, आगे फ़ेलबोटॉमी को वर्ष में 4-6 बार किया जाता है जब तक कि फेरिटिन का स्तर 50 μg / l पर नहीं रखा जाता है।

एक नियम के रूप में, फेलोबॉमी की सहनशीलता संतोषजनक है। हाइपोवोल्मिया के विकास को रोकने के लिए, प्रक्रिया से पहले और बाद में पर्याप्त मात्रा में तरल (लगभग 2 लीटर) का उपभोग करने की सिफारिश की जाती है, और शराब और कैफीन के उपयोग से भी बचना चाहिए।

सुधार की एक अन्य विधि, कभी-कभी प्राथमिक हेमोक्रोमैटोसिस के साथ, दवा का उपयोग होता है Desferal (deferoxamine)। **दवा लोहे के साथ एक कॉम्प्लेक्स बनाती है, जिसे फेरिटिन और हेमोसाइडरिन से मुक्त किया जाता है, और इसे मूत्र के साथ निकाल दिया जाता है।** Desferal **हीमोग्लोबिन, मायोग्लोबिन, ट्रांसफरिन और आयरन युक्त एंजाइमों में लोहे को नहीं बांधता है। दवा को** 10% **समाधान** (25-50 **मिलीग्राम / किग्रा प्रति दिन) इंट्रामस्क्युलर, उपचर्म या अंतःशिरा, ड्रिप में निर्धारित किया गया है। कोर्स की अवधि** 20-40 **दिन। रक्तस्राव की तुलना में, डिस्फ़राल** 10 **गुना कम लोहे को प्रदर्शित करता है और इसमें महत्वपूर्ण प्रतिक्रियाएं होती हैं (एलर्जी प्रतिक्रियाएं, हाइपोटेंशन, ऐंठन, अपच संबंधी लक्षण, थ्रोम्बोसाइटोपेनिया, दृश्य तीक्ष्णता में कमी)। इससे आगे बढ़ने पर, डिसफेरल थेरेपी का संकेत केवल तब दिया जाता है जब रक्तस्राव असंभव हो जाता है, एनीमिया के रोगियों में, दिल की क्षति के साथ (लोहे के उत्सर्जन में तेजी लाने के लिए), और हाइपोएल्ब्यूमिनमिया।**

नई कॉम्प्लेक्सिंग दवाओं में 20 **मिलीग्राम / किग्रा प्रति दिन की खुराक पर फेरेसीरोक्स हैं।**

हेपेटोसाइट्स की कार्यात्मक स्थिति में सुधार करने के लिए, एक उपयुक्त उपचार का उपयोग किया जाता है (यकृत के हेपेटाइटिस और सिरोसिस के साथ)।

उपचार की प्रभावशीलता का मूल्यांकन नैदानिक और प्रयोगशाला मापदंडों की

गतिशीलता द्वारा किया जाता है - एस्थेनिक सिंड्रोम में कमी, हेपेटोमेगाली, कार्बोहाइड्रेट चयापचय के अपघटन, हाइपरफेरमिमिया, त्वचा रंजकता। इसी समय, यकृत का सिरोसिस, विनाशकारी गठिया, इंसुलिन-आश्रित मधुमेह मेलिटस संभावित अपरिवर्तनीय रहता है।

विघटित सिरोसिस और हेपैटोसेलुलर कार्सिनोमा (प्रतिरोध के अधीन) की उपस्थिति में हेमोक्रोमैटोसिस के टर्मिनल चरणों वाले रोगियों के लिए उपचार का एकमात्र तरीका ऑर्थोटोपिक यकृत प्रत्यारोपण (ओएलटी) है। अन्य यकृत रोगों के लिए पीआरपी की तुलना में हेमोक्रोमैटोसिस वाले रोगियों में पीआरपी के परिणाम जीवित रहने का कम प्रतिशत दर्शाते हैं। ओएलटी के बाद, हेमोक्रोमैटोसिस वाले रोगियों के लिए मृत्यु का सबसे आम कारण फंगल संक्रमण और दिल की विफलता है।

हाल के वर्षों में, हेमोक्रोमैटोसिस वाले रोगियों के इलाज के लिए आनुवंशिक तरीकों का उपयोग करने की संभावना पर चर्चा की गई है।

दृष्टिकोण

प्रैग्नेंसी मोटे तौर पर लोहे के अधिभार की डिग्री और अवधि से निर्धारित होती है। इसलिए, प्रारंभिक निदान और उपचार महत्वपूर्ण हैं। उन रोगियों की 10-वर्ष की जीवित रहने की दर जिनके पास लिबोस सिरोसिस या डायबिटीज मेल्लिटस नहीं है, जो फेलोबॉमी की शुरुआत से पहले 70% या उम्र और लिंग के स्वस्थ लोगों से अलग नहीं है।

अल्कोहल सिरोसिस वाले रोगियों की तुलना में हेमोक्रोमैटोसिस वाले रोगियों में रोगनिरोध बेहतर है जिन्होंने शराब पीना बंद कर दिया है। हालांकि, हेमोक्रोमैटोसिस वाले रोगियों में रोग की गंभीरता शराब का दुरुपयोग करने पर काफी बढ़ जाती है। यकृत सिरोसिस की उपस्थिति में हेमोक्रोमैटोसिस वाले रोगियों में एचसीसी विकसित करने का जोखिम लगभग 200 गुना बढ़ जाता है और शरीर से लोहे को हटाने पर कम नहीं होता है।

विल्सन-कोनोवलोव रोग

पर्यायवाची - हेपेटोकेरेब्रल डिस्ट्रोफी, हेपेटोलेंटिक अध: पतन

यह एक दुर्लभ वंशानुगत बीमारी है, जो कि सेरुलोप्लास्मिन और कॉपर ट्रांसपोर्ट के बिगड़ा हुआ बायोसिंथेसिस द्वारा विशेषता है, जिससे ऊतकों और अंगों में तांबे की सामग्री में वृद्धि होती है, विशेष रूप से यकृत और मस्तिष्क में।

इस रोग का वर्णन पहली बार 1912 में अंग्रेजी न्यूरोलॉजिस्ट विल्सन (एस। विल्सन) ने "प्रोग्रेसिव लेंटिक्युलर डिजनरेशन: लिवर सिरोसिस (नर्वस सिस्टम ऑफ लीवर सिरोसिस)" (लैटिन लिटिरिसिस लेंटिक्यूलर) के साथ किया था।
ICD-10 में, यह कक्षा IY के अंतर्गत आता है, रुब्रिक E.83 के लिए। विल्सन-कोनोवलोव रोग।

महामारी विज्ञान

विश्व के विभिन्न क्षेत्रों में विल्सन-कोनोवालोव रोग की व्यापकता औसतन 1:30 000 है, जिसमें लगभग 1% की विषम वाहक दर है। रोग की आवृत्ति अलग-अलग लेखकों द्वारा अलग-अलग होती है। बीमारी अक्सर यहूदियों, पूर्वी यहूदी मूल, अरबों के साथ-साथ दक्षिणी इटली, जापान, भारत में भी पाई जाती है, खासकर उन क्षेत्रों में जहां रिश्तेदारों के बीच शादियां आम हैं। अधिक बार पुरुष बीमार होते हैं, औसतन औसत उम्र 11-25 वर्ष होती है।

एटियलजि

रोग एक ऑटोसोमल-रिसेसिव तरीके से प्रेषित होता है। उत्परिवर्ती जीन गुणसूत्र के ql4.13-q21.1 क्षेत्र में मैप किया जाता है। 6 पी-बाइंडिंग क्षेत्रों (एटीपी 7 बी) वाले पी-टाइप तांबा-परिवहन एटीपीसेस में से एक में वंशानुगत दोष के कारण रोग होता है।

रोगजनन

आनुवंशिक दोष का परिणाम बिगड़ा हुआ इंट्रासेल्युलर कॉपर ट्रांसपोर्ट फ़ंक्शन की बदलती गंभीरता है। इससे तांबा और पित्त के उत्सर्जन में कमी होती है और हेपेटोसाइट्स में इसका संचय होता है।
प्रति दिन भोजन के साथ तांबे का 2-5 मिलीग्राम आता है। यह आंत में अवशोषित होता है, यकृत में प्रवेश करता है, जहां यह यकृत द्वारा संश्लेषित सेरुलोप्लास्मिन को बांधता है, रक्त सीरम में घूमता है, चुनिंदा अंगों द्वारा कब्जा कर लिया जाता है और पित्त में उत्सर्जित होता है। आमतौर पर, विल्सन-कोनोवालोव रोग के लिए पित्त के साथ तांबे का उत्सर्जन प्रति दिन 2 मिलीग्राम है, केवल 0.2–0.4 मिलीग्राम, जो शरीर में तांबे के बढ़ते संचय की ओर जाता है, मूत्र के बढ़े हुए उत्सर्जन के बावजूद - 1 ग्राम / दिन तक।
सेरुलोप्लास्मिन में तांबे का समावेश हेपेटोकेरेब्रल डिस्ट्रोफी जीन की भागीदारी के साथ गोल्गी तंत्र में होता है। कॉपर का एक छोटा सा हिस्सा रक्त में आयनित रूप में

एल्ब्यूमिन के साथ एक तरल परिसर के रूप में होता है और मूत्र में उत्सर्जित होता है। विल्सन-कोनोवलोव रोग में, आंत में तांबे का अवशोषण बढ़ जाता है, और पित्त के साथ तांबे का उत्सर्जन कम हो जाता है। तांबे के उत्सर्जन में कमी हेपेटोकेरेब्रल डिस्ट्रोफी के एक जीन दोष के साथ जुड़ा हुआ है, जो तांबे के परिवहन को गोल्गी तंत्र और पित्त में लाइसोसोम के बाद के रिलीज को निर्धारित करता है। Ceruloplasmin में तांबे को शामिल करने की प्रक्रिया को बाधित किया। तांबे के अपर्याप्त उपयोग के कारण, यह यकृत, मस्तिष्क, गुर्दे और कॉर्निया में जमा होता है। लीवर में जमा तांबा फिर से सेरुलोप्लास्मिन के संश्लेषण को रोकता है।

सीरम में ceruloplasmin के स्तर का निदान है, लेकिन रोगजनक महत्व नहीं है। 5% रोगियों में, ceruloplasmin का सामान्य स्तर निर्धारित किया जाता है।

यकृत बायोप्सी के दौरान, इन रोगियों में तांबे की अधिक मात्रा होती है, रक्त और ऊतकों में तांबे की सामग्री भी बढ़ जाती है, और यह मूत्र में उत्सर्जित होता है।

कॉपर, प्रो-ऑक्सीडेंट होने के कारण, शरीर पर विषैला प्रभाव डालता है। इसके संचय से मुक्त हाइड्रॉक्सिल रेडिकल्स के उत्पादन में वृद्धि होती है। जब विल्सन-कोनोवलोव के रोगियों और प्लाज्मा में प्रायोगिक तांबे के अधिभार के साथ जानवरों की जांच करते हैं, तो विटामिन ई के स्तर में कमी, लिपिड पेरोक्सीडेशन उत्पादों को प्रसारित करने में वृद्धि निर्धारित की जाती है; कम ग्लूटाथियोन और विटामिन ई का स्तर जिगर में कम हो जाता है। लिवर मिटोकोंड्रिया ऑक्सीडेंट गतिविधि का लक्ष्य है।

श्वसन श्रृंखला हानि और कमी

साइकोक्रोम सी ऑक्सीडेज गतिविधि श्वसन श्रृंखला से इलेक्ट्रॉन रिसाव के कारण मुक्त कणों के उत्पादन को बढ़ाती है। फ्री कॉपर, ऊतकों में जमा होकर, रेडॉक्स प्रतिक्रियाओं में शामिल एंजाइमों के एसएच-समूहों को अवरुद्ध करता है। यह ऊर्जा भुखमरी की ओर जाता है, जिसके लिए केंद्रीय तंत्रिका तंत्र सबसे संवेदनशील है।

रोग की शुरुआत में, जब नैदानिक संकेत अनुपस्थित होते हैं (चरण I), यकृत कोशिकाओं के साइटोसोल में तांबा जमा होता है। साइटोसोलिक प्रोटीन के एसएच-समूहों से बंधा तांबा हेपेटोसाइट्स के लिए प्रोटीन और ट्राइग्लिसराइड्स को स्रावित करना मुश्किल बनाता है। हेपाटोसाइट स्टीटोसिस शुरू होता है और मैलोरी टॉरस की उपस्थिति होती है।

द्वितीय चरण में, कॉपर को साइटोसोल से हेपेटोसाइट्स के लाइसोसोम में पुनर्वितरित किया जाता है। इसका एक हिस्सा रक्त में प्रवेश करता है। लाइसोसोम की कम विशिष्ट गतिविधि के कारण, तांबे का पित्त उत्सर्जन कम हो जाता है। कॉपर लिपिड पेरोक्सीडेशन और लाइसोसोमल झिल्ली को नुकसान का कारण बनता है, इसके बाद

साइटोप्लाज्म में हानिकारक एसिड हाइड्रॉलिस की रिहाई होती है। हेपेटोसाइट्स के परिगलित परिगलन, पुरानी हेपेटाइटिस और हेमोलिटिक एनीमिया का विकास। चरण III में, जिगर में तांबे के संचय में वृद्धि से फाइब्रोसिस और सिरोसिस होता है। लक्ष्य अंगों (मस्तिष्क, यकृत, कॉर्निया, डिस्टल रीनल ट्यूबल्स) में तांबे के संचय में वृद्धि से रोग की एक विस्तारित तस्वीर होती है।

आकृति विज्ञान

यकृत के ऊतकों में परिवर्तन की डिग्री अलग हो सकती है - पेरिपोर्टल फाइब्रोसिस से लेकर गंभीर बड़ी साइट सिरोसिस तक। यकृत ऊतक में तांबे की सांद्रता, आम तौर पर सूखे ऊतक के 1 ग्राम प्रति 16-30 ग्राम का एक घटक, रोगियों में रोग के नैदानिक और रोग संबंधी लक्षणों की शुरुआत से पहले भी 3000 gg / g तक पहुंच जाता है। यकृत में कॉपर का संचय, किसी भी एटियलजि के कोलेस्टेसिस में स्वाभाविक रूप से मनाया जाता है, कभी भी 200 andg / g से अधिक नहीं होता है, और इनमें से अधिकांश रोगियों में ceruloplasmin प्लाज्मा का स्तर सामान्य है।

गुर्दे में - वसा और हाइड्रोनिक परिवर्तन, समीपस्थ कन्टुबेल ट्यूब में तांबे का निक्षेपण।

केंद्रीय तंत्रिका तंत्र में तांबे के संचय के साथ मस्तिष्क के ऊतक के सममितीय नरमपन के साथ होता है, जो कि सिफिलिक नाभिक के खोल के क्षेत्र में होता है, अक्सर सिस्टिक गुहाओं के गठन के साथ, कभी-कभी कैरेट के नाभिक, थैलेमस और सेरेब्रल कॉर्टेक्स के नरम होने के साथ।

कैसर-फ़्लीसेर रिंग तब बनती है जब एक तांबे युक्त वर्णक को कॉर्निया की पीछे की सतह की परिधि के चारों ओर एक desment झिल्ली में जमा किया जाता है। यदि सीरम में सेरुलोप्लास्मिन 20 मिलीग्राम / डीएल से कम है, तो एक अंगूठी है, अगर 20 मिलीग्राम / डीएल से अधिक है, तो कोई अंगूठी नहीं है।

क्लिनिक

नैदानिक तस्वीर विविधता की विशेषता है, नैदानिक अभिव्यक्तियाँ किसी भी उम्र में दिखाई दे सकती हैं, लेकिन अधिक बार किशोरावस्था के दौरान।

बच्चों में, जिगर मुख्य रूप से प्रभावित होता है और आगे न्यूरोलॉजिकल लक्षण शामिल होते हैं। यदि बीमारी 20 साल बाद दिखाई देती है, तो न्यूरोलॉजिकल लक्षण भी नोट किए जाते हैं।

प्रमुख नैदानिक संकेत

यकृत - सिरोसिस, पुरानी सक्रिय हेपेटाइटिस, फुलमिनेंट यकृत विफलता। प्रारंभिक चरण में, यकृत में परिवर्तन गैर-विशिष्ट होते हैं - छोटे और मध्यम दानेदार वसायुक्त अध: पतन, एकल हेपेटोसाइट्स के परिगलन, परिधीय फाइब्रोसिस। इसके अलावा, पीलिया के साथ

उच्च गतिविधि के साथ क्रोनिक हेपेटाइटिस का एक क्लिनिक, अमीनोट्रांसफेरस के उच्च स्तर, और हाइपरगामेग्लोबुलिनमिया विकसित होता है। प्रगति के साथ - पोर्टल उच्च रक्तचाप और यकृतकोशिकीय अपर्याप्तता के साथ यकृत का सिरोसिस। फुलमिनेंट लीवर की विफलता हेपेटोकेरेब्रल डिस्ट्रोफी की एक दुर्लभ अभिव्यक्ति है। किशोरों और युवाओं में विकसित होता है। विशेषता विशेषताएं जो इसे वायरल एटियलजि के फुलमिनेंट हेपेटाइटिस के साथ विभेदित करने की अनुमति देती हैं: ट्रांसएमिनेस गतिविधि में थोड़ी वृद्धि (एएसटी गतिविधि में एक प्रमुख वृद्धि के साथ), क्षारीय फॉस्फेट का निम्न स्तर, रक्त सीरम में एल्बुमिन का एक निम्न स्तर, प्रत्यक्ष और अप्रत्यक्ष बिलीरुबिन (इंट्रावास्कुलर हेमोलिसिस) का एक उच्च स्तर जिगर के सीरम में तांबे का एक उच्च स्तर और मूत्र में इसका उत्सर्जन होता है। अक्सर हेमोलिटिक एनीमिया के साथ जिगर से बड़े पैमाने पर तांबे की रिहाई से जुड़ा होता है। लगभग सभी रोगियों को सिरोसिस की पृष्ठभूमि पर हेपेटाइटिस विकसित होता है। एकमात्र प्रभावी उपचार यकृत प्रत्यारोपण है।

केरा का एक उदर रूप है - जिगर की क्षति पूरे रोग के दौरान होती है और यकृत की विफलता से जल्दी जटिल होती है। डेब्यू में - एडेमेटस-एसिटिक सिंड्रोम का विकास, जिसकी गंभीरता पोर्टल हाइपरटेंशन के अन्य संकेतों की गंभीरता के अनुरूप नहीं है। रक्त सीरम और इसके बढ़े हुए जमाव में न केवल लिवर में, बल्कि अन्य अंगों में बड़ी मात्रा में अनबाउंड कॉपर की निरंतर उपस्थिति से मस्तिष्क, कॉर्निया, किडनी, कंकाल, लाल रक्त कोशिकाओं के हेमोलिसिस को नुकसान होता है।

न्यूरोलॉजिकल - एक्स्ट्रीरिपैमिडल, अनुमस्तिष्क, स्यूडोबुलबार विकार, दौरे।

रोग के दो मुख्य रूप हैं - कठोर-अतालता-हाइपरकिनेटिक, या जल्दी, और कंपकंपी - उनके नैदानिक अभिव्यक्तियों में काफी भिन्नता है।

पहले को सामान्य कठोरता के तेजी से विकास और गैर-लयबद्ध एटेटोइड या मरोड़-स्पस्टी हाइपरकिनेसिस की उपस्थिति की विशेषता है। बीमारी का यह रूप बचपन में शुरू होता है - 7 से 15 साल तक। आंत संबंधी विकार पहले हो सकते हैं - 3-5 वर्ष की आयु में। एक नियम के रूप में, यकृत विकृति के संकेत व्यक्त किए जाते हैं, जो अक्सर न्यूरोलॉजिकल लक्षणों के विकास से पहले होते हैं।

व्यापक flexor कांपना। इसकी गंभीरता हाथ के बमुश्किल बोधगम्य कांपने से लेकर पूरे शरीर के कंपन तक होती है। उत्साह और उद्देश्यपूर्ण कार्यों से तनाव बढ़ता है। कई रोगियों में मध्यम झटके का एक तरफ जोर हो सकता है। बाहर निकले हुए हाथों की उंगलियों का कम्पन विशिष्ट है, "स्पंदन"।

मांसपेशियों के डिस्टोनिया सभी रोगियों में मनाया जाता है। विभिन्न अभिव्यक्तियों के थरथराते-कठोर रूप का प्रकट रूप। हाइपोमिमिया, हाइपरसैलिपेशन, कठिन नीरस भाषण, घटी हुई बुद्धि निर्धारित होती है।

विभिन्न मांसपेशियों के समूहों को प्रभावित करने वाले एक स्पष्ट कठोर सिंड्रोम के साथ एकैनेटिक-कठोर रूप होता है। विकसित चरण में, "बीटिंग विंग्स" के प्रकार के हाइपरकिनेसिस का पता चलता है, जिससे जानबूझकर घटक, डिसरथ्रिया, डिस्फेगिया, सेरेबेलर विकार और मायोक्लेनिअस शामिल हो सकते हैं। विशिष्ट चिकित्सा के बिना, लक्षणों में वृद्धि से स्पष्ट

संकुचन, गतिहीनता और गंभीर मनोभ्रंश होता है।

एक्स्ट्रामाइराइडल पैथोलॉजी वाले रोगियों में, पिरामिडल मोनो- और हेमिपेरेसिस विकसित हो सकते हैं। इस तरह के मामले हेपेटोकेरेब्रल डिस्ट्रोफी के एक्सट्रपैमाइडल कॉर्टिकल फॉर्म से संबंधित हैं, जो अन्य से अलग है सेरेब्रल कॉर्टेक्स का एक महत्वपूर्ण घाव बनाता है। मरीजों में अक्सर एक सामान्य और विशेष रूप से जैकसोनियन प्रकृति के मिरगी के दौरे होते हैं, सकल व्यक्तित्व विकारों के साथ गंभीर बौद्धिक हानि।

रोग के अन्य रूपों वाले रोगियों में मानसिक विकार भी हो सकते हैं। उन्हें भावनात्मक-आंचलिक क्षेत्र में परिवर्तन, मानसिक गतिविधि और बुद्धिमत्ता में कमी की विशेषता है।

इसके साथ ही, हेपेटोकेरेब्रल डिस्ट्रोफी के सौम्य पाठ्यक्रम के मामले हैं, जब रोगियों में एक लंबे न्यूरोलॉजिकल लक्षण अनुपस्थित होते हैं या बहुत हल्के लक्षण होते हैं जो काम करने की उनकी क्षमता का उल्लंघन नहीं करते हैं। इस तरह के रोगियों, एक नियम के रूप में, बीमारी की विस्तृत तस्वीर के साथ रोगियों के परिवारों की जांच करते समय संयोग से पता लगाया जाता है।

गुर्दे - ट्यूबलर विकार (ग्लाइकोसुरिया, यूरिकोसुरिया, अमीनोसिड्यूरिया, हाइपरलकसीमिया), ग्लोमेरुलर निस्पंदन में कमी, डिस्टल रीनल ट्यूबलर एसिडोसिस नेफ्रोलिथियासिस के विकास की ओर जाता है। गुर्दे की क्षति परिधीय शोफ, माइक्रोमाट्यूरुरिया, माइनर प्रोटीनुरिया और बढ़ी हुई सीरम क्रिएटिनिन एकाग्रता द्वारा प्रकट होती है। एक प्रारंभिक लक्षण के रूप में, मैक्रो- और माइक्रोमैटूरिया मनाया जा सकता है। मूत्र में अक्सर थ्रेओनीन, टायरोसिन, लाइसिन, वेलिन, फेनिलएलनिन पाए जाते हैं। अक्सर गुर्दे की ट्यूबलर एसिडोसिस होती है, जिससे पथरी बन सकती है।

ऑप्थेल्मिक - कैसर-फ्लेशर रिंग, मोतियाबिंद (लेंस कैप्सूल में तांबे के जमाव युक्त)। बीमारी के बाद के चरणों में, एक कैसर-फ्लीशेर अंगूठी दिखाई देती है, कॉर्निया की परिधि के चारों ओर एक हरे-भूरे रंग की अंगूठी। प्रारंभ में, यह ऊपरी ध्रुव पर दिखाई देता है। यदि सीरम में सेरुलोप्लास्मिन 20 मिलीग्राम / डीएल से कम है, तो एक अंगूठी है, अगर 20 मिलीग्राम / डीएल से अधिक है, तो कोई अंगूठी नहीं है।

एक भट्ठा दीपक के साथ पता लगाया - जब एक ऑक्यूलिस्ट द्वारा देखा गया।

विल्सन रोग के लक्षणों के साथ एक मरीज में कैसर-फ्लीचर की अंगूठी - कोनोवलोव रोग।

अन्य परिवर्तन:

1. डर्मेटोलॉजिकल - नाखून बिस्तर में नीले छेद, संवहनी परपूरा, त्वचा हाइपरपिग्मेंटेशन, एसेंटोसिस नाइग्रिकन्स।

2. मस्कुलोस्केलेटल - अस्थि विसंक्रमण, प्रारंभिक ऑस्टियोआर्थराइटिस, सबटाइटल सिस्ट और पेरिआर्टिकुलर हड्डी के ऊतकों का विखंडन। रिंग पाइरोफॉस्फेट डाइहाइड्रेट के जमाव के कारण रीढ़ का संशोधन।

3. हेमटोलोगिक - तीव्र संवहनी हेमोलिसिस; हेमोलिसिस पित्त पथरी के निर्माण में योगदान देता है।

4. एंडोक्रिनोलॉजिकल - एमेनोरिया, सहज गर्भपात, यौन विकास में देरी, गाइनोकोमास्टिया, हिर्सुटिज़्म, मोटापा, हाइपोपैरथीओइडिज़्म।

5. कार्डियोवस्कुलर - कार्डियोमायोपैथी, अतालता।

6. गैस्ट्रोइंटेस्टाइनल - कोलेलिथियसिस, अग्नाशयशोथ, सहज जीवाणु पेरिटोनिटिस।

कोर्स प्रगतिशील है, जिसमें छूट और छूट की अवधि है। चरणों में, विल्सन-कोनोवलोव की बीमारी को प्रीक्लिनिकल और क्लिनिकल में विभाजित किया जा सकता है: हेपेटिक और / या प्रीन्यूरोलॉजिकल और न्यूरोलॉजिकल। 1960 में एन। वी। कोनोवलोव ने हेपेटोलेंटिक अध: पतन के 5 रूपों की पहचान की: उदर (यकृत), कठोर-अतालतापूर्ण (प्रारंभिक), कांपना-कठोर, कंपकंपी, और बाह्य-गर्भनाल। अंतिम 4 रूपों में, हेपेटाइटिस अव्यवस्थित रूप से हो सकता है, अर्थात्, जिगर की क्षति के दृश्यमान नैदानिक लक्षण के बिना।

निदान

निदान तांबे के चयापचय के उल्लंघन के लक्षण और नैदानिक लक्षणों पर आधारित है।

विल्सन-कोनोवलोव रोग के निदान के लिए मुख्य परीक्षण:

1. कैसर-फ्लीशनेर अंगूठी का पता लगाने;

2. ser 20 mg / dl (20–40 mg / dl, 1,523.31 μmol / l का मान) के स्तर तक रक्त सीरम में ceruloplasmin की सीरम सामग्री में कमी का पता लगाना: ≤ 5 mg / dl विल्सन-कोनोवलोव रोग का पूर्ण प्रमाण है। एक मध्यम कमी एक अलग एटियलजि के यकृत सिरोसिस में, हेटेरोज़ीगस जीन वाहक में, malabsorption सिंड्रोम, नेफ्रोटिक सिंड्रोम, आदि में हो सकती है। 10-15% रोगियों में पेट के रोग के रूप में, सेरुलोप्लास्मिन का स्तर सामान्य सीमा के भीतर हो सकता है;

3. प्रति दिन 100 एमसीजी से अधिक मूत्र में तांबे के उत्सर्जन में वृद्धि (आदर्श 20-50 एमसीजी प्रति दिन है);

4. अंगों में वृद्धि हुई तांबे की सामग्री, विशेष रूप से, यकृत बायोप्सी नमूनों में (250 ग्राम / जी से अधिक सूखा वजन);

5. डी-पेनिसिलिन परीक्षण - तांबे के दैनिक उत्सर्जन में 1500 μg के स्तर तक वृद्धि, आदर्श रूप में मूत्र में तांबे के उत्सर्जन में उल्लेखनीय वृद्धि नहीं देखी जाती है;

6. सेरुलोप्लास्मिन में कॉपर आइसोटोप शामिल करने का उच्च स्तर - सामान्य - 48 घंटे के बाद समावेश का कोई शिखर नहीं; परीक्षण नैदानिक रूप से केवल रोगियों में सामान्य स्तर के सेरुलोप्लास्मिन के लिए महत्वपूर्ण है;

7. आनुवांशिक अध्ययन: भाई-बहन और प्रोबेंड परिवार के अन्य सदस्यों के लिए महत्वपूर्ण।

हेपटोलेंटिकुलर डिजनरेशन के डीएनए डायग्नॉस्टिक्स भी किए जाते हैं; हालांकि, गुणसूत्र 13 पर एटीपी 7 बी जीन की उत्परिवर्तन (300 से अधिक) की एक बड़ी संख्या, रोग के लिए अग्रणी है, इसे सभी आवश्यक मामलों में करने की अनुमति न दें।

मस्तिष्क क्षति की डिग्री की पहचान करने और मूल्यांकन करने के लिए, सीटी स्कैन, एमआरआई और मस्तिष्क के इलेक्ट्रोएन्सेफैलोग्राफी आवश्यक हैं। एमआरआई विल्सन-कोनोवलोव रोग के लिए विशिष्ट परिवर्तन प्रकट कर सकता है: बेसल गैन्लिया और लेंटिक्यूलिक नाभिक की संरचना का शोष और संघनन।

अन्य अंगों को नुकसान की सीमा की पहचान करने और मूल्यांकन करने के लिए, अतिरिक्त प्रयोगशाला और वाद्य अध्ययन की पूरी श्रृंखला का संचालन करना आवश्यक है, जिसमें शामिल हैं: रक्त और मूत्र परीक्षण, पेट के अंगों और गुर्दे का अल्ट्रासाउंड, ईसीजी और इकोकार्डियोग्राफी, रेडियोग्राफी या हड्डी और संयुक्त प्रणाली का एमआरआई।

विभेदक निदान

विल्सन-कोनोवलोव रोग की नैदानिक तस्वीर की विशेषताओं के आधार पर, एक विभेदक निदान किया जाना चाहिए:

1. एक अलग एटियलजि के तीव्र और पुरानी यकृत रोगों के साथ - वायरल, ऑटोइम्यून, चयापचय (स्टीटोहेपेटाइटिस, हेमोक्रोमैटोसिस);
2. ऑटोइम्यून हेमोलिटिक एनीमिया के साथ;
3. आमवाती रोगों के साथ (संधिशोथ, पॉलीमायोसिटिस, स्क्लेरोडर्मा);
4. तंत्रिका तंत्र के रोगों (एकाधिक काठिन्य) और मानसिक बीमारी के साथ।

इलाज

उपचार का उद्देश्य शरीर से अतिरिक्त तांबे को हटाने के लिए इसके विषाक्त प्रभाव को कम करना है।

एक आहार "पी" असाइन करें, प्रोटीन में समृद्ध। हालांकि एक कम तांबे की सामग्री वाला आहार आवश्यक नहीं है, किसी को तांबे में उच्च्व खाद्य पदार्थ खाने से बचना चाहिए: चॉकलेट, मूंगफली, मशरूम, यकृत, क्रस्टेशियंस; भेड़ का बच्चा, मुर्गियाँ, बत्तख, सॉसेज, मछली, क्रेस, गेहूं प्याज, मूली, फलियाँ, नट, prunes, गोलियां, कोको, शहद, काली मिर्च। उन विटामिन / खनिजों के सेवन की निगरानी करें जिनमें कॉपर नहीं होना चाहिए। शराब पर प्रतिबंध। पीने के पानी में बहुत अधिक तांबा (विशेष रूप से तांबे के पाइप का पहला सुबह का हिस्सा) हो सकता है, पानी को तांबे की सामग्री के लिए परीक्षण किया जाना चाहिए।

रोगजनक उपचार

दवाओं से उपचार जो शरीर से तांबा को बांधते हैं और निकालते हैं। पसंद की दवा, डी-पेनिसिलिन (1960 में प्रस्तावित), तांबे के साथ एक जटिल यौगिक बनाती है, जिसे ग्लोमेरुली

के माध्यम से आसानी से फ़िल्टर किया जाता है और मूत्र में तांबे का उत्सर्जन 1000-3000 एमसीजी तक बढ़ जाता है। १-२ खुराक में १२०-५०० मिलीग्राम / दिन, 12 महीने, फिर ०.1५-१.२५ ग्राम / दिन, जीवन के लिए। 25 मिलीग्राम / दिन के अंदर पाइरिडोक्सिन के साथ एक साथ उपयोग किया जाता है, जीवन के लिए, चूंकि तांबे की अधिक मात्रा इसकी गतिविधि को रोकती है।

डी-पेनिसिलिन चिकित्सा की जटिलताओं:

1. हेमटोलोगिक - घातक एग्रानुलोसाइटोसिस, क्षणिक घनास्त्रता और ल्यूकोपेनिया अक्सर उपचार के पहले 6 हफ्तों में मनाया जाता है, नियंत्रण रक्त परीक्षण सप्ताह में पहले 3 बार किया जाता है, फिर महीने में एक बार।

2. रीनल - नेफ्रोटिक सिन्ड्रोम आमतौर पर इलाज शुरू होने के 2 महीने से 2 साल की अवधि के दौरान पता चलता है। यह अनायास या ग्लुकोकोर्टिकोइड्स का उपयोग करते समय गायब हो सकता है।

3. त्वचा - स्थानीय या सामान्यीकृत एरिथेमा, पित्ती संबंधी चकत्ते, रक्तस्रावी त्वचा पर चकत्ते।

4. एलर्जी - खत्म करने के लिए प्रेडनिसोन का उपयोग करें।

यदि पेनिसिलिन के साथ उपचार संभव नहीं है, तो ट्राइएंटिन का उपयोग किया जाता है, जो मूत्र में तांबे को कम प्रभावी ढंग से हटाता है, लेकिन एक नैदानिक प्रभाव देता है। मौखिक रूप से खाली पेट 1-2 ग्राम / दिन 3 विभाजित खुराकों पर लागू करें, जीवन के लिए।

BAL - ब्रिटिश एंटी-लिसुइटिस - 10-25 दिनों के लिए दिन में 1.25–2.5 मिलीग्राम / किग्रा 2 बार इंट्रामस्क्युलर रूप से प्रशासित किया जाता है, पाठ्यक्रमों के बीच का अंतराल 20 दिन है। आवेदन की एक अन्य विधि: प्रभाव प्राप्त करने के लिए कई महीनों के लिए 200-300 मिलीग्राम 2 बार एक दिन की शुरूआत। इंजेक्शन के दर्द और लंबे समय तक उपचार के साथ नशा के लक्षण दिखाई देने के कारण दवा का उपयोग सीमित है।

यूनीथिओल / इन / मांसपेशी 5-10 मिलीलीटर 5% समाधान के दैनिक, उपचार का कोर्स 25-30 इंजेक्शन है। 2-3 महीने में बार-बार।

कॉपर अवशोषण निषेध

1. टेट्रायटोमोलीबैटैट - आंत से तांबे के अवशोषण को अवरुद्ध करता है, और एक चयापचय रूप से निष्क्रिय रूप में भी ऊतकों में तांबे को बांधता है। जीवन के लिए 120-200 मिलीग्राम / दिन के अंदर आवेदन करें। साइड इफेक्ट्स: अस्थि मज्जा हेमटोपोइजिस का दमन, हड्डियों का विनाश - यह बच्चों में इसके उपयोग को सीमित करता है।

2. जिंक सल्फेट - आंत में तांबे के अवशोषण को रोकता है। खुराक: 150 मिलीग्राम / दिन, - भोजन से 30 मिनट पहले 2-3 खुराक। यह जठरांत्र संबंधी मार्ग और सिरदर्द के सबसे अधिक बार होने वाले दुष्प्रभावों में से अपेक्षाकृत सुरक्षित है।

हेपेटोप्रोटेक्टर्स का उपचार सहवर्ती हेपेटाइटिस
डिस्पैगिया उपचार। तरल और अर्ध-तरल भोजन। आंत्र पोषण के साथ गैस्ट्रोस्टोमी।
अन्य न्यूरोलॉजिकल और मनोरोग लक्षणों का इलाज करना

लीवर प्रत्यारोपण

यह हेपेटिक (फुलमिनेंट) फॉर्म के लिए संकेत दिया गया है। पहले वर्ष के अंत तक जीवन रक्षा 79% है। कुछ ने न्यूरोलॉजिकल लक्षणों को कम किया है।

प्रारंभिक यकृत अभिव्यक्तियों के मामले में, हल्के और मध्यम यकृत अपर्याप्तता के मामले में, पसंद की दवा जिंक और / या ट्राईनटिन है; डी-पेनिसिलिन और जिंक, टेट्राथिओमोलिबेट और जस्ता का संयोजन जब वे अप्रभावी होते हैं, तो उपयोग किया जाता है।

दृष्टिकोण

उपचार के बिना, विल्सन-कोनोवलोव रोग बढ़ता है और मृत्यु की ओर जाता है। प्रैग्नेंसी शुरुआती निदान पर निर्भर करती है। D-penicillamine के उपयोग से प्रैग्नेंसी में सुधार होता है। देर से निदान के मामलों में, रोग का निदान महत्वपूर्ण अंगों को नुकसान की गंभीरता से निर्धारित होता है। विल्सन-कोनोवलोव रोग वाले रोगियों में तीव्र यकृत विफलता का विकास यकृत प्रत्यारोपण के लिए एक संकेत है।

पुरानी अग्नाशयशोथ

क्रोनिक अग्नाशयशोथ (सीपी) अग्न्याशय की एक भड़काऊ बीमारी है, जो अपरिवर्तनीय रूपात्मक परिवर्तनों की विशेषता है, आमतौर पर दर्द और / या स्थायी शिथिलता के विकास के लिए अग्रणी।

कभी-कभी वे इस विकृति की एक व्यापक परिभाषा का उपयोग करते हैं।

ICD-10 **में, पुरानी अग्नाशयशोथ कक्षा** XI, **श्रेणी** K 86 - **अग्न्याशय के अन्य रोगों को संदर्भित करता है।**

क्रोनिक अग्नाशयशोथ (सीपी) विभिन्न एटियलजि के जीर्ण अग्नाशय के रोगों का एक समूह है, जो मुख्य रूप से सूजन, द्वारा विशेषता है:

1. **चरण-प्रगतिशील सेग्मल या फैलाना अपक्षयी भाग के अपक्षयी, विनाशकारी परिवर्तन;**
2. **ग्रंथियों के तत्वों (अग्नाशय) का शोष और संयोजी (रेशेदार) ऊतक के साथ उनका प्रतिस्थापन;**
3. **अल्सर और पत्थरों के गठन के साथ अग्न्याशय की नलिका प्रणाली में परिवर्तन;**
4. **अग्न्याशय के बिगड़ा हुआ एक्सोक्राइन और अंतःस्रावी कार्यों की बदलती डिग्री।**

प्राचीन यूनानी डॉक्टरों ने अग्न्याशय को "अग्न्याशय" कहा - "सभी मांस।"

महामारी विज्ञान

सीपी सामान्य रूप से गैस्ट्रोएंटरोलॉजी और दवा दोनों की सबसे अधिक दबाव वाली समस्याओं में से एक है। विशेषज्ञ हेपेटोलॉजिस्ट की परिभाषा के अनुसार, "पुरानी अग्नाशयशोथ अस्पष्ट रोगजनन, अप्रत्याशित नैदानिक तस्वीर और अस्पष्ट उपचार के साथ एक रहस्यमय प्रक्रिया है।" क्रोनिक अग्नाशयशोथ की आवृत्ति, नैदानिक आंकड़ों के अनुसार, सामान्य आबादी में 0.2 से 0.6% तक होती है। पाचन अंगों के रोगों के बीच सीपी की आवृत्ति 5-9% है। जापान में किए गए अध्ययनों में, सीपी की घटना पुरुषों के लिए 45.4 प्रति 100 हजार और महिलाओं के लिए 12.4 प्रति 100 हजार थी।

हाल के वर्षों में, अग्नाशय के रोगों की संरचना में पुरानी अग्नाशयशोथ की घटनाओं में तेजी से वृद्धि देखी गई है। एक वर्ष में, क्रोनिक अग्नाशयशोथ के a-१० नए मामले प्रति १००० जनसंख्या में दर्ज किए जाते हैं। पिछले 30 वर्षों में पुरानी अग्नाशयशोथ की घटनाओं को 2 गुना बढ़ाने की वैश्विक प्रवृत्ति को नोट किया गया है। यह शराब की वृद्धि, जठरांत्र संबंधी रोगों और पित्त पथ के रोगों की वृद्धि में जुड़ा हुआ है।

www.ingramcontent.com/pod-product-compliance
Lightning Source LLC
Chambersburg PA
CBHW072137170526
45158CB00004BA/1411
* 9 7 8 1 0 9 3 2 2 0 8 9 6 *